2025 国家执业药师职业资格考试

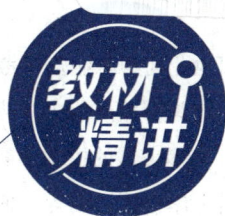

教材精讲

中药学综合知识与技能

主　编　袁卫玲　蒋桂华

副主编　王　栋　兰志琼　刘晓芬　高利东
　　　　唐　梅　梁丽金　尹显梅

编　委　（以姓氏笔画排序）
　　　　于宗强　王自敏　牛　漫　任志程
　　　　汤　敏　李凤超　李翎滋　李惠敏
　　　　杨书瑜　张丽娟　陈　玲　陈瑞鑫
　　　　郑　雯　郑雨青　屈涵嵘　赵文琪
　　　　赵宗艺　徐　微　徐子涵　陶　静
　　　　黄　凤　康点点　梁红红　甄　芸

中国健康传媒集团
中国医药科技出版社 ·北京

内 容 提 要

本书由从事执业药师职业资格考试考前培训的专家根据新版国家执业药师职业资格考试大纲及考试指南的内容要求精心编写而成。书中内容精炼、重点突出，便于考生在有限的时间内抓住考试重点及难点，进行高效复习，掌握考试的主要内容。随书附赠配套数字化资源，包括历年真题、考生手册、思维导图、高频考点、飞升上岸修炼计划等，使考生复习更加高效、便捷；赠2套线上模拟试卷，方便考生系统复习后自查备考。本书是参加2025年国家执业药师职业资格考试考生的辅导用书。

图书在版编目（CIP）数据

中药学综合知识与技能 / 袁卫玲, 蒋桂华主编.

北京：中国医药科技出版社，2025.3（2025.6重印）. --（2025国家执业药师职业资格考试教材精讲）. -- ISBN 978-7-5214

-5027-9

Ⅰ. R28

中国国家版本馆CIP数据核字第20250KW504号

美术编辑　陈君杞
责任编辑　高延芳
版式设计　友全图文

出版　**中国健康传媒集团** | 中国医药科技出版社
地址　北京市海淀区文慧园北路甲22号
邮编　100082
电话　发行：010-62227427　邮购：010-62236938
网址　www.cmstp.com
规格　787×1092mm $^1/_{16}$
印张　20
字数　459千字
版次　2025年3月第1版
印次　2025年6月第3次印刷
印刷　北京盛通印刷股份有限公司
经销　全国各地新华书店
书号　ISBN 978-7-5214-5027-9
定价　**69.00元**

获取新书信息、投稿、为图书纠错，请扫码联系我们。

数字资源编委会

主　编　袁卫玲　蒋桂华　李晶晶

编　委（以姓氏笔画排序）

王　林　王成朋　牛　漫　尹显梅

杨书瑜　杨高婷　张丽娟　郑雨青

费永彪　徐子涵　陶　静

出版说明

执业药师职业资格作为药学技术人员的一种职业资格，需要通过职业资格考试才能获得。执业药师职业资格考试实行全国统一大纲、统一命题、统一组织的考试制度，一般每年10月举办一次。

为帮助考生在有限的时间里抓住重点、高效复习，我们组织工作在教学一线、有着丰富考前培训经验的专家教授依据新版考试大纲编写了本套《国家执业药师职业资格考试教材精讲》丛书。

本丛书特点如下：

1.全面覆盖新版大纲的要点内容，用一颗至三颗星标注考点分级，重要考点用双色突出标示。

2.用精准而简洁的文字高度凝练考试指南内容，通过对比记忆、联想记忆和分类记忆为考生理出清晰的记忆思路，在有限的片段时间里掌握考试重点。

3.为使考前复习更加高效、便捷，随书附赠配套数字化资源，包括历年真题、考生手册、思维导图、高频考点、飞升上岸修炼计划等，并赠2套线上模拟试卷，便于考生熟悉题型，模拟考场，自查备考。获取步骤详见图书封底。

国家执业药师职业资格考试从执业药师岗位职责和实践内容出发，以培养具备在药品质量管理和药学服务方面的综合性职业能力、自主学习和终身学习的态度和意识、较好地服务于公众健康素质的人才为目标。希望考生通过对本丛书的学习领会考试重点难点，顺利通过考试。

为不断提升本套考试用书的品质，欢迎广大读者在使用过程中多提宝贵意见和建议，我们将在今后的工作中不断修订完善。

在此，祝愿各位考生复习顺利，考试成功！

中国医药科技出版社

2025年3月

目录

第一章　执业药师与中药药学服务

现代药学的发展历程主要经历了三个阶段：以药品供应为中心的阶段—临床药学阶段—药学服务阶段，体现"以人为本"的宗旨。

第一节　中药药学服务及其模式

考点 1 中药药学服务的内涵与对象

（一）中药药学服务的内涵★

中药药学服务是指中药师运用中医药专业知识，提供与中药相关的服务，以解决医疗、保健、预防中遇到的中药用药问题，提高中药治疗的安全、有效、经济与适宜性。其服务宗旨是"以人为本"，服务目标是促进临床合理使用中药、保障人民群众的身体健康，改善和提高人类生活质量。

（二）中药药学服务的对象★★

服务对象	广大公众，包括患者及其家属、医护人员和健康人群
服务的重点人群	①用药周期长的慢性病患者，需长期或终生用药者 ②病情和用药复杂，患有多种疾病，需同时合并应用多种药品者 ③特殊人群，如特殊体质者、肝肾功能不全者、过敏体质者、儿童、老年人、妊娠期及哺乳期妇女、血液透析者、听障者、视障者以及特殊职业者（如驾驶员）等 ④用药效果不佳，需要重新选择药品或调整用药方案、剂量、方法者 ⑤用药后易出现明显的药品不良反应者 ⑥应用特殊剂型者，以及特殊给药途径者

考点 2 中药药学服务的模式与内容★

（一）中药药学服务模式及转变

1. 中药药学服务模式　建立起以病人为中心的中药药学服务模式，为患者提供安全、有效的药学服务，为医护人员提供有关药物治疗及其相互作用、配伍禁忌、不良反应等方面问题的咨询服务。

2. 药学服务转变

药学服务转变前	药学服务转变后
以药品为中心	以病人为中心
以保障药品供应为中心	在保障药品供应的基础上，以重点加强药学专业技术服务、参与临床用药为中心

（二）中药药学服务的内容★

包含与患者用药相关的全部需求，除了传统的中药调剂工作，还包括中药处方点评、用药咨询与药学门诊、中药处方和医嘱审核、参与临床查房、开展药学查房、开展药学监护、参与临床会诊、患者用药教育、大众健康宣教、个体化药学服务及用药安全性监测等多个环节。

（三）中药药学服务新进展

1. 药物重整。
2. 开展中药药物警戒工作。
3. 中药临方炮制和临方制剂。
4. 中药知识科普与药学信息服务。
5. 中药调剂智能化建设。

考点 3 中药药学服务对执业药师的要求 ★★

提供中药药学服务的执业药师必须具有药学专业背景，具备扎实的中医药学专业知识以及开展药学服务工作的实践经验和能力，并具备与药学服务相关的药事管理与法规知识、医学人文知识、沟通技巧及高尚的职业道德。

（一）职业道德

执业药师必须遵守职业道德，同时必须要有良好的人文道德素养，遵循社会伦理规范；并尊重患者隐私，严守伦理道德。

（二）专业知识

必须具备特定的知识结构和较高的实践能力，同时药学相关的背景和扎实的专业知识也是执业药师提供药学服务的基础。

（三）专业技能

执业药师的基本技能是指在提供药学服务的各个环节所必须具备的专业技术方法与工作能力。主要包括：

（1）中药处方审核、调配与复核、处方点评、医嘱审核、提供用药咨询和健康宣教等通科药学服务技能。

（2）阅读医疗文书、问诊及常规查体、辨析中医常见病证并提供用药方案、利用临床药学思维分析药学问题；对特殊人群进行治疗药物监测，设计中医药治疗个体化给药方案；中药信息检索、书写公众宣传材料和为住院患者提供出院用药安全教育；收集、整理、分析并反馈中药安全信息，开展中药药物评价等专科药学服务技能。

（四）沟通技能

良好的沟通技能是顺利开展药学服务的重要前提之一，实现良好沟通的四大原则为相互尊重、相互理解、以诚相待、关爱包容。同时可以根据沟通对象、场景及目的的不同，采取恰当的沟通技巧。

第二节　药学服务常用文献信息

药学信息是指通过印刷品、光盘或网络等载体传递的有关药学方面的各种知识。中医药信息作为药学信息的重要组成部分，涉及中医药的研究、生产、流通和使用领域的各个方面。

考点1 中医药文献信息特点与来源 ★

（一）中医药文献特点

①历史与现代并重；②多学科相互交融；③数量迅速递增；④质量良莠不齐。

（二）中医药文献来源

①图书；②专业期刊；③报纸；④会议文献；⑤学位论文；⑥专利文献；⑦药品说明书；⑧产品样本。

考点2 常用古代典籍文献 ★★★

（一）主要医学典籍

书名	作者	主要特点及历史意义
《黄帝内经》又称《内经》	不详，约成书于春秋战国至秦汉时期	①是最早的一部中医典籍 ②分《素问》和《灵枢》两部分 ③《素问》是现存最早、最为系统的医学经典著作，确立了因时、因地、因人制宜的辨证施治原则，形成了独具特色的中医学理论体系，并为其发展奠定了坚实的基础 ④《灵枢》侧重于经络理论和针刺方法，是全面系统总结我国汉代以前中医学理论、经络学说和针刺技术的经典著作，为针灸学的发展奠定了坚实的基础，故又有《针经》之称
《伤寒论》简称《伤寒》	汉·张机（字仲景）	①将六经作为辨证论治的纲领——六经辨证体系，奠定了中医学辨证论治的基础 ②"众方之祖" ③创药物与针灸并用之法
《金匮要略方论》简称《金匮要略》《金匮》	汉·张机（字仲景）	以《内经》理论为指导，理论联系实际，开创了内伤杂病辨证论治的体系
《巢氏诸病源候论》又名《诸病源候论》，简称《巢氏病源》	隋·巢元方等撰	是我国第一本证候学专著，继承和发展了中医病因病机学理论。
《温疫论》	明·吴又可	为中医史上第一部论温疫的专著，创立了辨治温疫温病的新理论

（二）主要本草典籍

书名	作者	主要特点及历史意义
《神农本草经》简称《本经》《本草经》《神农本草》	不详，约成书于东汉时期	载药365种，按三品分类原则，分上品120种，中品120种，下品125种。是最早的本草学专著，为我国医药学四大经典著作之一
《本草经集注》	南朝·陶弘景	系统整理了南北朝以前的药物学资料，药物按自然属性分类，创设了"诸病通用药"专项。记载了对药物性能的认识，药物产地、形态与鉴别经验。重视药物的炮制与配制前的加工，强调了通过炮制能减轻药物的毒副反应
《新修本草》	唐代长孙无忌、李勣领衔，苏敬等人重修	在《本草经集注》一书的基础上重修而得。中国历史上第一部官修本草。开创了图文对照编纂药学专著的先例。是我国历史上第一部药典性本草，也被誉为世界上第一部药典
《经史证类备急本草》简称《证类本草》	宋·唐慎微	是我国现存的内容完整的本草书中最早的一部

续表

书名	作者	主要特点及历史意义
《本草纲目》简称《纲目》	明·李时珍	分52卷，16部，全书引据历代本草凡84家，古今医书目277种，参考文献800余种。收载药物1892种，方剂11096首，附有药物图谱1109幅
《本草纲目拾遗》简称《纲目拾遗》	清·赵学敏	全书10卷，载药921种，本书除补《本草纲目》之遗以外，又对《本草纲目》所载药物备而不详的，加以补充，错误之外予以订正
《植物名实图考》	清·吴其濬	共载植物1714种，分12类，附图1805幅，收有新增品519种

（三）主要方书典籍

书名	作者	主要特点及历史意义
《肘后备急方》又名《肘后救卒方》，简称《肘后方》	东晋·葛洪	①全书共8卷，73篇，第1~72篇为内、外、五官、妇、儿各科急症的治疗；第73篇为治疗牛、马等六畜疾病，属兽医学内容②属急症手册，在急症的病因、病理上时有发明
《备急千金要方》简称《千金要方》	唐·孙思邈	①首重医德，序例中著有"大医习业""大医精诚"两篇专论②论病首重妇婴病的防治与护理③论中风有"凡此风之发也，必由热盛"的新观点④在伤科、"养性"方面有许多独到之处，强调食疗的重要性⑤强调针药并用，认为"知针知药，固是良医"
《千金翼方》	唐·孙思邈	为《千金要方》的续编，与《千金要方》相辅相成
《外台秘要》	唐·王焘	继《备急千金要方》后又一部综合性医学巨著，收集许多民间单方验方
《太平圣惠方》	宋·王怀隐等	首详诊脉辨阴阳法
《太平惠民和剂局方》简称《和剂局方》《局方》	宋·太医局	宋代官府颁行，是我国第一部成药典
《普济方》	明·朱橚等	是中国古代收方最多的方书

（四）主要炮制典籍

书名	作者	主要特点及历史意义
《雷公炮炙论》	南北朝刘宋·雷敩	我国第一部炮制专著，第一次系统总结了中药炮制技术，初步奠定了炮制学基础
《炮炙大法》	明·缪希雍	是继《雷公炮炙论》之后的第二部炮制专著，归纳总结了雷公炮炙十七法
《修事指南》	清·张仲岩	收录药物232种，为我国第三部炮制专著。总结了炮制的作用、炮制的基本方法、炮制先人经验，并对炮制辅料、炮制器具系统论述

考点❸ 常用现代中医药工具书和文献检索数据库★

药品标准	《中华人民共和国药典》《中华人民共和国卫生部药品标准》（部颁标准）《国家食品药品监督管理局标准》
常用中医药工具书与文献	《中药大辞典》《中国医籍大辞典》《中医方剂大辞典》《中医大辞典》《中国医学文摘——中医》
常用药品集和专著	《中华人民共和国药典临床用药须知》《中华本草》《中国中药资源志要》《中国常用药品集》《中国药品使用手册·中成药专册》（2002年版）《全国中草药汇编》《中华临床中药学》（第一版）
常用文献检索数据库	中国知网、万方数据库、维普网、中医药在线、中国生物医学文献数据库

第二章　中医理论基础

第一节　中医学的基本特点

中医学理论体系的主要特点：一是整体观念，二是辨证论治。

考点1 整体观念★★

人是一个有机的整体	五脏一体观	以五脏为中心，构成了心、肝、脾、肺、肾五个生理系统
	形神一体观	形体结构和物质基础与精神意识思维活动的结合与统一
	物质与功能一体观	物质为功能活动提供必要的给养，功能活动又能调节物质的新陈代谢
人与自然环境的统一性		自然界存在着人类赖以生存的必要条件，同时又直接或间接地影响人体
人与社会环境的统一性		社会环境因素影响着人体的各种生理、心理活动和疾病变化

考点2 辨证论治★★★

（一）症、证、病的区别

症	指疾病的外在表现，即症状和体征
证	指机体在疾病发展过程中某一阶段的病机概括，包括病变的部位、原因、性质以及邪正关系等，是指机体对致病因素做出的反应状态，是对疾病当前本质所做的结论
病	指有特定的致病因素、发病规律和病机演变的异常生命过程，具有特定的症状和体征

（二）辨证与论治的关系

1. 辨病与辨证的关系

辨证	将四诊（望、闻、问、切）所收集的症状和体征，通过分析、综合，辨清疾病的原因、性质、部位，以及邪正之间的关系，从而概括、判断为某种性质的证的过程
论治	根据辨证分析的结果，确定相应的治疗原则和治疗方法
辨病和辨证的关系	中医学临床认识和治疗疾病，既辨病又辨证，并通过辨证而进一步认识疾病

2. "同病异治"与"异病同治"　"证同治亦同，证异治亦异"，是"同病异治"或"异病同治"的依据。

同病异治（证异治亦异）	同一种疾病，由于发病的时间、地区及患者机体的反应不同，或处于不同的发展阶段，所表现的证不同，因而治法就各异
异病同治（证同治亦同）	不同的疾病，在其发展过程中，由于出现了相同的病机，因而也可以采用同一种方法来治疗

第二节 阴阳学说

考点1 阴阳的属性

（一）阴阳属性的划分

阳	①自然界：天、火、剧烈运动的、外向的、上升的、温热的、明亮的、无形的 ②医学：推动、温煦、兴奋
阴	①自然界：地、水、相对静止的、内守的、下降的、寒冷的、晦暗的、有形的 ②医学：凝聚、滋润、抑制

（二）阴阳属性的特点★

事物的阴阳属性不是绝对的，而是相对的。具体表现在：

内容	含义	举例
阴阳的可分性	阴阳双方中的任何一方又可以再分阴阳，即阴中有阳，阳中有阴	上午为阳中之阳，下午为阳中之阴；前半夜为阴中之阴，后半夜为阴中之阳
阴阳的相互转化性	在一定条件下，阴阳可以发生相互转化	重阳必阴，重阴必阳；寒极生热，热极生寒

考点2 阴阳的相互关系★★

对立制约	①阴阳对立制约：指事物或现象中阴与阳两个方面，具有阴阳相反、相互抑制的关系 ②阴阳制约：指阴与阳相反的两个方面，相互抑制、相互约束，以维持事物或现象的动态平衡，即"阴平阳秘"
互根互用	①阴阳互根：即"阳根于阴，阴根于阳"，阴和阳互为根本，任何一方都不能脱离另一方而单独存在，每一方都以其相对另一方的存在为自己存在的前提和条件 ②阴阳互用：即阴阳相互资生、相互促进的关系 ③阴阳的互根互用，是阴阳转化的内在根据
消长平衡	①指在一定的限度内，阴或阳的运动变化出现减少或增加的量变形式 ②病理状态：形成阴或阳的偏盛或偏衰，即"阴胜则阳病，阳胜则阴病" ③阴阳的消长平衡是事物运动变化的"量变"形式，以对立互根为基础 ④基本形式：此消彼长、此长彼消、此消彼消、此长彼长
相互转化	①指在一定的条件下，阴或阳可以各自向其相反方向转化的质变形式，即由阴转阳、由阳转阴 ②阴阳相互转化的条件，一般都表现在事物变化的"物极"阶段 ③阴阳的消长是转化的前提，而阴阳的转化是消长发展的结果

考点3 阴阳学说的临床应用

（一）在疾病诊断中的应用★

诊法	阳	色泽鲜明，语声高亢洪亮，多言，躁动，呼吸有力，声高气粗，寸脉，脉数、浮大洪滑
	阴	色泽晦暗，语声低微无力，少言，沉静，呼吸微弱，声低气怯，尺脉，脉迟、沉小细涩

续表

辨证	阳	表证、实证、热证；疔、痈、丹毒、脓肿等，表现为红、肿、热、痛
	阴	里证、虚证、寒证；结核性感染、肿瘤等，表现为苍白、平塌、不热、麻木、不痛或隐痛

（二）在疾病治疗中的应用

治疗的基本原则是调整阴阳，即补其不足，损其有余，恢复阴阳的相对平衡。

1. 确定治疗原则 ★★★

项目		含义	治则
阴阳偏盛	阴偏盛	阴盛则寒属实寒证，宜用温热药以制其阴，治寒以热，即"寒者热之"	损其有余 实则泻之
	阳偏盛	阳盛则热属实热证，宜用寒凉药以制其阳，治热以寒，即"热者寒之"	
阴阳偏衰	阴偏衰	阴虚不能制阳而致阳亢者，属虚热证。治疗以"壮水之主，以制阳光"，即用滋阴壮水之法以抑制阳亢火盛。又称"阳病治阴"	补其不足 虚则补之
	阳偏衰	阳虚不能制阴而造成阴盛者，属虚寒证。治疗以"益火之源，以消阴翳"，即用扶阳益火之法以消退阴盛。又称"阴病治阳"	
	阴中求阳	在用补阳药时，可佐用补阴药	发挥互根互用 的生化作用
	阳中求阴	在用补阴药时，可佐用补阳药	

2. 归纳药物的性能 ★★

药性	阳	具有减轻或消除寒证作用的中药，一般具有温性或热性。如附子、干姜
	阴	具有减轻或消除热证作用的中药，一般具有寒性或凉性。如黄芩、栀子
五味	阳	辛、甘、淡
	阴	酸、苦、咸
升降浮沉	阳	升浮：具有升阳、发表、祛风、散寒、涌吐、开窍功效的药物
	阴	沉降：具有泻下、清热、利尿、重镇安神、潜阳息风、消导积滞、降逆、收敛等功效的药物

第三节 五行学说

考点 1 五行与五行学说

（一）五行的特性 ★

木	"木曰曲直"：具有生长、升发、条达、舒畅等作用的事物
火	"火曰炎上"：具有温热、升腾等作用的事物
土	"土爰稼穑"：具有生化、承载、受纳等作用的事物
金	"金曰从革"：具有清洁、肃降、收敛等作用的事物
水	"水曰润下"：具有寒凉、滋润、向下运行等作用的事物

（二）五行的分类

1. 五行归类的方法

项目	含义	举例
取象比类法	将事物的性质和作用与五行的特性相类比，推演得出事物的五行属性	以五脏配属五行，肝主条达，归属于木；心阳主温煦，归属于火等
推演络绎法	根据已知某些事物的五行属性，推演至其他相关的事物，以得知这些事物的五行属性	心属于火，则"脉"和"舌"亦属于火；脾属于土，则"肉"和"口"亦属于土等

2. 事物属性的五行归类表 ★★★

自然界							五行	人体						
五音	五味	五色	五化	五气	方位	季节		五脏	五腑	五官	形体	情志	五声	变动
角	酸	青	生	风	东	春	木	肝	胆	目	筋	怒	呼	握
徵	苦	赤	长	暑	南	夏	火	心	小肠	舌	脉	喜	笑	忧
宫	甘	黄	化	湿	中	长夏四时	土	脾	胃	口	肉	思	歌	哕
商	辛	白	收	燥	西	秋	金	肺	大肠	鼻	皮	悲	哭	咳
羽	咸	黑	藏	寒	北	冬	水	肾	膀胱	耳	骨	恐	呻	栗

考点2 五行的生克乘侮

（一）五行的相生相克 ★★★

内容	含义	举例
五行相生（正常）	①指木、火、土、金、水之间存在着有序的资生、助长、促进的作用 ②次序：木生火，火生土，土生金，金生水，水生木 ③相生关系又称"母子"关系。"生我"者为"母"，"我生"者为"子"	以火为例：木生火，火生土，故"生我"者为木；"我生"者为土
五行相克（正常）	①指木、土、水、火、金之间存在着有序的克制、制约的作用 ②次序：木克土，土克水，水克火，火克金，金克木 ③"克我"者为"所不胜"，"我克"者为"所胜"	以火为例：水克火，火克金，故"克我"者为水，"我克"者为金

（二）五行的相乘相侮 ★★★

内容	含义	举例
五行相乘（异常）	①五行的某一行对所胜一行克制太过，从而引起一系列的异常相克反应，又称为"过克" ②次序：木乘土，土乘水，水乘火，火乘金，金乘木 ③原因：所不胜一行过于强盛（太过）；所胜一行虚弱不及（不及）	①太过：木旺乘土 ②不及：土虚木乘
五行相侮（异常）	①五行的某一行对所不胜一行进行反向克制，又称"反侮"或"反克" ②次序：土侮木，水侮土，火侮水，金侮火，木侮金 ③原因：所胜一行过于强盛（太过）；所不胜一行过于虚弱（不及）	①太过：木亢侮金 ②不及：木虚土侮

考点 3 五行学说的临床应用

（一）在疾病诊断中的应用

1. 阐释疾病传变★★

内容	分类	举例
相生关系传变	母病及子	①肾精亏虚不能资助肝血而致的肝肾精血亏虚证 ②肾阴不足不能涵养肝木而致的肝肾阴虚、肝阳上亢证
	子病及母	①心血不足累及肝血亏虚而致的心肝血虚证 ②心火旺盛引动肝火而形成心肝火旺证等
相克关系传变	相乘	①太过：肝气郁结或肝气上逆，影响脾胃的运化功能，即"木旺乘土" ②不及：脾胃虚弱，不能耐受肝气的克伐，而致肝脾不调或肝胃不和证，即"土虚木乘"
	相侮	①太过：暴怒而致肝火亢盛，肺金不仅无力制约肝木，反遭肝火之反向克制，即"木火刑金" ②不及：脾土虚衰不能制约肾水，出现全身水肿，即"土虚水侮"

2. 指导疾病诊断★★★

辨识本脏病	肝病：面见青色，喜食酸味，脉见弦象 心火亢盛：面见赤色，口味苦，脉象洪
辨识疾病传变	脾(土)虚患者，脉见缓(土)象，而面见青(木)色——木(肝)乘土(脾) 心(火)病患者，脉见洪(火)象，而面见黑(水)色——水(肾)乘火(心)
判断疾病预后	肝(木)病 面色青(木)

判断疾病预后	肝(木)病 面色青(木)	色脉相符	弦脉(肝，木)	
		色脉不符	沉脉(肾，水)：相生之脉	预后良好，为顺
			浮脉(肺，金)：相胜之脉	预后不良，为逆

（二）在疾病治疗中的应用

1. 根据相生规律确定的治则治法★★★

（1）治则

补母	虚则补其母，适用于母子关系失调的虚证
泻子	实则泻其子，适用于母子关系失调的实证

（2）治法

滋水涵木法	又称滋肾养肝法、滋补肝肾法。通过滋补肝肾之阴，以涵敛潜制肝阳。适用于肾阴亏虚，不能涵养肝木，而致肝阴不足，阴不制阳，肝阳偏亢之"水不涵木"证
金水相生法	又称补肺滋肾法、滋养肺肾法。滋补肺肾阴虚的治法。适用于肺阴虚不能布津以滋肾，或肾阴亏虚，不能上荣于肺，而致肺肾阴虚的病证
培土生金法	又称补养脾肺法。通过补脾益气而补益肺气。适用于脾胃气虚，生化减少，而致肺气失养的肺脾气虚证
益火补土法	又称温肾健脾法（火：指命门之火）。温肾阳以补脾阳的治法。适用于肾阳衰微而致脾阳不振的脾肾阳虚证

2. 根据相克关系确定的治则治法 ★★★

（1）治则

抑强	泻其乘侮之太过，适用于相克太过引起的相乘和相侮
扶弱	补其乘侮之不及，适用于相克不及引起的相乘和相侮

（2）治法

抑木扶土法	又称疏肝健脾法、调和肝胃法。疏肝健脾或平肝和胃的治法。适用于木旺乘土或土虚木乘之证
培土制水法	又称敦土利水法。健脾利水以制约水湿停聚的治法。适用于脾虚不运、水湿泛溢而致水肿胀满的证候
佐金平木法	又称滋肺清肝法。滋肺阴、清肝火的治法。适用于肺阴不足、肝火上逆犯肺之证
泻南补北法	又称泻火补水法、滋阴降火法。泻心火、补肾水的治法。适用于肾阴不足，心火偏旺，水火未济，心肾不交之证

第四节　藏　象

藏象，指藏于体内的脏腑及其表现于外的生理病变征象及与外界环境相通应的事物和现象。五脏主藏精气，以藏为主，藏而不泄；六腑传化水谷，传化物而不藏。奇恒之腑具有似脏非脏、似腑非腑的特点。

藏象学说的特点：一是五脏功能系统观，二是五脏阴阳时空观。

考点1 五脏的生理功能

（一）心的生理功能 ★★★

"神之居，血之主，脉之宗"；"五脏六腑之大主"；"所以任物者谓之心"。

心主血脉	①心有推动血液在脉管内运行的作用：心脏的正常搏动，有赖于心气、心阳的推动和温煦作用，以及心血、心阴的营养和滋润作用 ②心对血液的生成有一定的作用：饮食物经过脾胃的消化吸收，经过肺的气化作用，化赤而形成血液	血液是神志活动的物质基础；精神活动能调节和影响血液循环
心主神明 （心藏神）	①广义之神：主宰生命活动 ②狭义之神：主宰意识、思维、情志等精神活动	
【附】心包络	保护心脏，代心受邪	

（二）肺的生理功能 ★★★

"华盖"；"娇脏"；"肺为水之上源"；"肺主行水"。

肺主气，司呼吸	主呼吸之气	是体内外气体交换的场所
	主一身之气	①肺吸入的清气与脾胃运化的水谷精气，在胸中相合生成宗气，贯心脉以行心血 ②对全身气机有调节作用

肺主宣发与肃降	宣发：指肺气具有向上、向外、升宣、发散的生理功能	①排出体内的浊气 ②将脾转输的津液和水谷精微布散周身，外达皮毛 ③宣发卫气，调节腠理开阖，将津液化为汗液，排出体外
	肃降：指肺气具有向下、向内、肃降、收敛的生理功能	①吸入自然界清气，下纳于肾 ②将脾转输至肺的水谷精微向下布散于其他脏腑，并将津液下输于肾 ③清肃呼吸道的异物，保持呼吸道的通畅
肺主通调水道	肺气宣发和肃降对体内津液代谢具有疏通和调节作用	①肺气宣发，将津液和水谷精微布散于周身，主司腠理的开阖，调节汗液的排泄 ②肺气肃降，将体内的水液不断地向下输送，经肾和膀胱的气化作用，生成尿液而排出体外
肺朝百脉，主治节	朝百脉	全身的血液，都通过经脉会聚于肺，通过肺的呼吸进行气体交换，然后再输布到全身；肺气具有辅心行血的作用
	主治节	①治理调节呼吸运动 ②治理调节一身之气的生成和运动 ③治理调节血液的运行 ④治理调节津液的输布代谢

（三）脾的生理功能★★★

"后天之本，气血生化之源"；"脾寄旺于四时"。

脾主运化	运化水谷精微	脾对饮食物的消化和水谷精微的吸收、转输、布散的作用。脾主升清，并具有升举作用
	运化水液	脾对水液的吸收、转输、布散作用
脾主统血		脾能统摄、控制血液，使之正常地循行于脉内，而不逸出于脉外，与气对血液的固摄作用密切相关

（四）肝的生理功能★★★

"刚脏"；"血海"。

肝主疏泄	肝气具有疏通、畅达全身气机的作用，中心环节是调畅全身气机	①调畅情志：肝的疏泄功能正常，气机调畅，气血平和，则心情舒畅，情志活动才能正常 ②协调脾胃升降：肝调畅气机，协调脾之升清与胃之降浊 ③促进胆汁生成与排泄：胆汁由肝之余气而生，在肝的疏泄作用下，排泄至小肠，以助消化 ④促进血液运行和津液代谢：气运行通利，则血行通畅，通利三焦，疏通水道，维持津液代谢的平衡 ⑤调畅排精、行经：男子的排精、女子的排卵与月经来潮等，皆与肝气疏泄密切相关
肝主藏血	肝具有贮藏血液、调节血量、防止出血的功能	①贮藏血液：制约肝阳上亢，维护疏泄功能 ②调节血量：调节人体各部分的血量分配 ③防止出血：肝气充足，能固摄肝血而不致出血

（五）肾的生理功能★★★

"腰为肾之府"；"先天之本"；"脏腑阴阳之本"。

肾藏精，主生长、发育与生殖	主生长、发育	人体的生、长、壮、老、已的生命过程，与肾中精气的盛衰密切相关
	主生殖	①肾藏先天之精，其携带遗传物质，促进人体胚胎发育 ②肾精化生"天癸"，能促进人体生殖器官发育成熟和维持生殖功能
	肾中阴阳为各脏阴阳之根本	肾中精气化生肾精、肾气（包括肾阴、肾阳）。肾阴对脏腑有滋养和濡润作用；肾阳对脏腑有温煦和推动作用
肾主水	主宰全身水液代谢	肾中阳气对参与津液代谢的其他脏腑，如肺、脾、肝、三焦等有促进和调节作用
	生成尿液	肾之阳气的蒸腾气化，使水液中清者上升，复归于肺，布散周身；浊者下降注入膀胱而为尿
肾主纳气		摄纳肺吸入的清气，保持吸气的深度，防止呼吸表浅

考点 2 五脏之间的关系 ★★★

心与肺	心主血与肺主气、心主行血与肺主呼吸。联结心之搏动和肺之呼吸的中心环节是"宗气"
心与脾	血液生成和血液运行
心与肝	血液与神志方面的依存与协同
心与肾	心肾相交（水火既济）和精神互用
肺与脾	气的生成(宗气)和津液的输布代谢
肺与肝	气机的调节
肺与肾	津液代谢、呼吸运动和阴液互滋。"肺为气之主，肾为气之根"
肝与脾	饮食物消化和血液生成、贮藏及运行
肝与肾	精血同源(肝肾同源，乙癸同源)、藏泄互用和阴阳互资
脾与肾	先天后天相辅相成和津液代谢

考点 3 五脏与志、液、体、华、窍的关系 ★★

心	在志为喜；在液为汗；在体合脉，其华在面；在窍为舌
肺	在志为悲(忧)；在液为涕；在体合皮，其华在毛；在窍为鼻，喉为肺之门户
脾	在志为思；在液为涎；在体合肌肉，主四肢；在窍为口，其华在唇
肝	在志为怒；在液为泪；在体合筋，其华在爪（爪为筋之余）；在窍为目
肾	在志为恐；在液为唾；在体合骨（齿为骨之余），其华在发；在窍为耳及二阴（肾主二便）

考点 4 六腑的生理功能 ★★

六腑	功能	含义
胆（既属六腑之一，又属奇恒之腑）	贮藏和排泄胆汁	以助饮食物的消化，是脾胃运化功能得以正常进行的重要条件，并与肝的疏泄功能密切相关
	胆主决断	对事物进行判断、做出决定

续表

六腑	功能	含义
胃	主受纳腐熟（"太仓""水谷之海"）	①受纳：饮食入口，容纳于胃 ②腐熟：初步消化，形成食糜，而下传小肠
	主通降，以降为和	食糜必须下行而入小肠，有利于小肠、大肠之气的通降
小肠	主受盛和化物	依赖脾的运化功能实现 ①受盛：接受经胃初步消化的食糜，食糜必须在小肠内停留相当长的时间 ②化物：进一步对食糜进行消化，并吸收水谷之精微
	泌别清浊	①食糜经过小肠消化，泌别为水谷精微和食物残渣 ②将清者(水谷精微)吸收，浊者(食物残渣)传输于大肠 ③吸收大量水液（小肠主液）
大肠	传化糟粕	接受经过小肠泌别清浊后传输而来的食物残渣
	吸收部分水液	吸收食物残渣中多余的水液（大肠主津），形成粪便排出体外
膀胱	贮尿和排尿	膀胱可贮留一定量的尿液。膀胱的开合有度依赖于肾气的推动和固摄作用
三焦（孤府）	主持诸气，总司气机和气化，为元气运行的通路和水液运行的通道	上焦如雾：形容心肺输布营养至全身的作用
		中焦如沤：形容脾胃等脏腑腐熟水谷、运化精微的作用
		下焦如渎：形容肾、膀胱、大肠等脏腑排泄二便的作用

考点5 奇恒之腑

（一）奇恒之腑的内容★

奇恒之腑，即脑、髓、骨、脉、胆、女子胞，功能"以藏为主"，类似于五脏贮藏精气；似脏非脏，似腑非腑，不同于一般的五脏六腑。

（二）脑的生理功能及与五脏的关系★

生理功能	主宰和调节人体的生理活动；主管人的思维、意识和情志活动等。"脑为元神之府"
与五脏的关系	心、脑主管思维、意识及情志活动等，又分属于五脏，"心藏神，肺藏魄，肝藏魂，脾藏意，肾藏志"。精神情志活动的认识与心、肝、肾三脏的联系更为密切

（三）女子胞的生理功能及影响其功能的生理因素★

生理功能	发生月经和孕育胎儿
影响女子胞功能的生理因素	①肾中精气和天癸的作用：肾的精气阴阳能促进天癸生成，天癸又可促进生殖器官的发育成熟 ②肝气、肝血的作用：女子以肝为先天 ③冲任二脉的作用：冲为血海；任主胞胎

考点6 五脏与六腑的关系★★

脏属阴，腑属阳，脏为里，腑为表，一脏一腑，一阴一阳，一表一里，相互配合，并有经脉相互络属，从而构成了脏腑之间的密切联系。

心与小肠	①小肠泌别清浊，其清者转化为心血 ②心主血脉，将气血输送于小肠，有利于小肠的受盛和化物
肺与大肠	①肺主肃降，肺气的下降可以推动大肠的传导，有助于糟粕下行 ②大肠传导正常，腑气通畅，有利于肺气的下降
脾与胃	①纳运协调：胃主受纳，为脾的运化提供物质基础；脾主运化，为胃的受纳创造条件 ②升降相因：脾气上升，水谷精微得以输布，胃气下降，饮食水谷及糟粕得以下行 ③燥湿相济：脾属阴喜燥而恶湿；胃属阳喜润而恶燥。两脏燥湿相合，相互为用而协调共济
肝与胆	①胆汁的正常排泄和发挥作用，依赖肝的疏泄功能 ②肝主疏泄，调畅情志；胆主决断，与人之勇怯相关
肾与膀胱	①膀胱的贮尿和排尿功能，依赖于肾的气化 ②肾气充足，则固摄有权，膀胱开合有度

第五节 气血津液

考点1 气

（一）气的生成★★★

分类	来源
先天之气	先天之精所化生：依赖于肾藏精的生理功能
后天之气	水谷之精气：依赖于脾胃的运化功能
	自然界的清气：依赖于肺的呼吸功能

（二）气的分类与分布★★★

分类	别称	生成	分布	功能
元气	"原气"；人体生命活动的原动力	由先天之精化生而来，受后天水谷之精气的不断补充和培育	根于肾，通过三焦流行全身	①推动和促进人体的生长发育 ②温煦和激发各脏腑、经络等组织器官的生理活动
宗气	—	由肺吸入的清气和脾胃运化产生的水谷精气相互结合而生成	聚集于胸中，向上分布于肺与息道，向下贯注于心脉，布散全身（在胸中聚集之处称作"气海"，又称"膻中"）	①上走息道以行呼吸 ②贯注心脉以行气血 ③凡语言、声音、呼吸的强弱，气血的运行，肢体的寒温和活动能力，视听功能，心搏的强弱及其节律等，皆与宗气盛衰有关
营气	"荣气""营阴"	由水谷精气中的精华部分所化生	全身血脉之中	①营养人体 ②化生血液
卫气	"卫阳"	水谷精气化生	皮肤、分肉之间，全身内外上下	①护卫肌表，防御外邪入侵 ②温养脏腑、肌肉、皮毛等 ③调节控制汗孔开合和汗液排泄，以维持体温的相对恒定

（三）气的生理功能★★★

推动作用	激发和推动人体生长发育、各脏腑组织器官的功能活动、血液的循行、津液的生成输布和排泄等
温煦作用	①维持体温恒定 ②为各脏腑组织器官、经络的功能活动提供热量 ③为血和津液的正常运行提供热量
防御作用	①护卫肌表，防止外邪侵入 ②与侵入体内的各种邪气进行斗争，驱邪外出
固摄作用	①固摄血液，防止逸出脉外 ②固摄汗液、尿液、唾液、胃液、肠液等正常物质分泌和排泄，防止其无故外泄和流失 ③维持脏腑位置的稳定 ④维持胎儿在胞宫内的安定和带下正常
气化作用	精、气、血、津液等物质的新陈代谢及相互转化
营养作用	气对脏腑、经络、形体、官窍等具有营养作用

（四）气的运动★

气的运动，称作"气机"，"升降出入"是气运动的基本形式。

考点2 血

（一）血的生成★★★

水谷精微和肾精是血液化生的物质基础。由水谷之精化生的营气和津液是化生血液的主要物质。肾精化血。肾藏精，精生髓，髓化血。

（二）血的运行★★★

心主血脉	心气的推动，是血液循行的基本动力
肺朝百脉	全身的血液，汇聚于肺，依赖肺气作用合成宗气，助心行血，分布全身
肝主疏泄	调畅气机，气行则血行
脾主统血、肝主藏血	依赖气的固摄作用，使血液运行于脉中而不逸于脉外

（三）血的生理功能★★★

营养和滋润作用；精神活动的主要物质基础。

（四）气与血的关系★★★

内容		生理作用	临床意义
气为血之帅	气能生血	血的组成及其化生过程，均离不开气和气化功能	治疗血虚病证时，常于补血药中配用补气药物
	气能行血	血的循行，有赖于气的推动，即有赖于心气的推动，肺气的宣发布散，肝气的疏泄条达	治疗血行失常的病证时，常分别配合降气、理气或补气等药物
	气能摄血	气对血液的统摄作用，主要依赖脾统血、肝藏血的摄血功能，使血液循行于脉中，而不逸出脉外	气虚不能统摄血液，导致各种出血病证，治疗时，必须用补气摄血的方法
血为气之母	血能载气	气必须依附于血和津液，存在于体内	治疗大出血时，采用益气固脱法
	血能生气	血足则气旺，血虚则气虚，血脱则气脱	治疗气虚病证时，常于补气药中，配用补血药物

考点 3 津液

（一）津液的生成与分布 ★★★

生成		来源于饮食，有赖于脾胃运化功能，以及小肠主液、大肠主津的功能活动而生成
分布	津	质地较清稀，流动性大，布散于体表皮肤、肌肉、孔窍，渗注于血脉，起滋润作用
	液	质地较稠厚，流动性小，灌注于骨节、脏腑、脑、髓等组织，起濡养作用

（二）津液的代谢 ★★★

津液的输布和排泄，主要是通过脾的转输、肺的宣降和肾的蒸腾气化，以三焦为通道而输布于全身的。

生成	胃	"游溢精气"
	小肠	"分清别浊""上输于脾"
输布和排泄	肺	宣发：将津液输布于全身体表，发挥津液的营养和滋润作用，津液经过气化形成汗液而排出体外
		肃降：将津液输送到肾和膀胱，生成尿液而排出体外
		呼气：排出一定量的水分
	脾	将津液输布到全身以滋润和灌溉脏腑组织
		将津液上输于肺，由肺再宣发到全身
	肾	胃、脾、肺以及小肠在水液代谢中的作用都需要依靠肾的蒸腾气化而实现
		全身的津液都要通过肾的蒸腾气化、升清降浊来环流
	三焦	水液运行的通道

（三）津液的生理功能 ★

滋润和濡养、化生血液及运输代谢废料。

第六节 经 络

考点 1 经络与经络系统 ★★

经脉	正经	手三阴：手太阴肺经、手厥阴心包经、手少阴心经	人体气血运行的主要通道
		手三阳：手阳明大肠经、手少阳三焦经、手太阳小肠经	
		足三阴：足太阴脾经、足厥阴肝经、足少阴肾经	
		足三阳：足阳明胃经、足少阳胆经、足太阳膀胱经	
	奇经	任脉、冲脉、督脉、带脉、阳跷脉、阴跷脉、阳维脉、阴维脉	统率、联络和调节十二经脉
	经别	从十二经脉别行分出的重要支脉	加强十二经脉中相为表里的两经之间的联系

续表

络脉	别络	络脉系统中较大的和主要的络脉	沟通表里两经和渗灌气血
	浮络	循行于人体浅表部位而常浮现	—
	孙络	最细小的络脉	"溢奇邪""通荣卫"
连属部分	经筋	十二经脉之气"结、聚、散、络"于筋肉，关节的体系，是十二经脉的附属部分	联缀四肢百骸、主司关节运动
	皮部	十二经脉及其络脉所分布的皮肤部位	受十二经脉及其络脉气血的濡养滋润而维持正常生理功能

考点2 十二经脉

(一)走向和交接规律★★★

走向规律	①手三阴经，从胸走手 ②手三阳经，从手走头 ③足三阳经，从头走足 ④足三阴经，从足走腹（胸）
交接规律	①相为表里的阴经与阳经在指趾端相交接 ②同名的手、足阳经在头面部相交接 ③手、足阴经在胸部交接

(二)分布规律★★

四肢部位	上肢	内侧	前缘：手太阴肺经
			中间：手厥阴心包经
			后缘：手少阴心经
	上肢	外侧	前缘：手阳明大肠经
			中间：手少阳三焦经
			后缘：手太阳小肠经
四肢部位	下肢	内侧	前缘：足太阴脾经*
			中间：足厥阴肝经*
			后缘：足少阴肾经
		外侧	前缘：足阳明胃经
			中间：足少阳胆经
			后缘：足太阳膀胱经
头面部位	手、足阳明经：面部、额部		
	手、足太阳经：面颊、头顶及头后部		
	手、足少阳经：头侧部		

续表

躯干部	手三阳经：肩胛部		
	手三阴经：从腋下走出		
	足三阳经	阳明经：前（胸、腹面）	
		太阳经：后（背面）	
		少阳经：侧面	
	足三阴经：腹面 循行于腹面的十二经脉，排列顺序自内向外为足少阴肾经、足阳明胃经、足太阴脾经、足厥阴肝经		

注：*提示下肢内侧的经脉分布是内踝上八寸以下，足厥阴肝经在前，足太阴脾经在中，足少阴肾经在后；至内踝八寸以上，则足太阴脾经在前，足厥阴肝经在中，足少阴肾经在后。

（三）流注次序★★

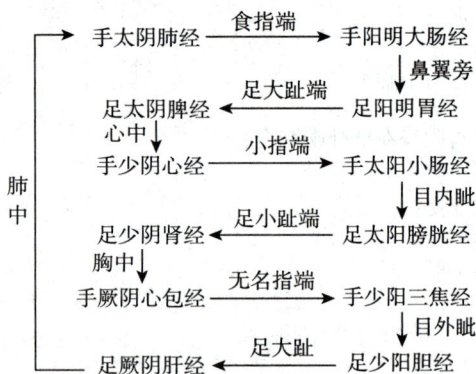

记忆歌诀：肺大胃脾心小肠，膀肾包焦胆肝循。

考点3 奇经八脉

奇经八脉指在十二经脉之外"别道而行"的八条经脉，包括督脉、任脉、冲脉、带脉及阴跷脉、阳跷脉、阴维脉、阳维脉。

（一）奇经八脉的特点和作用★

特点	①分布和走向不像十二经脉那样规则 ②与奇恒之腑和部分脏腑有一定的联系 ③与五脏六腑无直接络属关系 ④无表里相配关系
作用	①进一步密切了十二经脉之间的联系 ②调节十二经脉之气血 ③参与人体生殖及脑髓功能的调节

（二）督脉、任脉、冲脉、带脉的基本功能★★★

督脉	调节阳经气血，称"阳脉之海"
	与脑、髓和肾的功能有关
任脉	调节阴经气血，称"阴脉之海"
	主持妊养胞胎

续表

冲脉	调节十二经气血，称"十二经之海"
	冲为"血海"，促进生殖，与月经有密切联系
带脉	约束纵行诸经
	主司妇女带下

考点 **4** 经络的生理功能 ★★★

沟通联络、运输气血、感应传导及调节平衡。

第七节　体　质

体质是人体在先天禀赋和后天获得的基础上表现出来的形态结构、生理功能和心理状态方面综合的相对稳定的个性化特性。

考点 **1** 体质的构成要素与分类

（一）体质的构成要素★

体质由形态结构、生理功能和心理状态三个方面的差异性所构成，其中的形态结构、生理功能决定着体质的特性。

（二）体质的分类★★★

类型	特点
阴阳平和质	①身体强壮，胖瘦适度，体形匀称健壮 ②面色与肤色虽有五色之偏，但都红黄隐隐，明润含蓄，头发稠密有光泽 ③鼻色明润，嗅觉通利；食量适中，二便调畅 ④目光有神，性格开朗、随和 ⑤夜眠安和，精力充沛，反应灵活，思维敏捷，能耐寒暑，自身调节和对外适应能力强 ⑥唇色红润，舌质淡红、润泽，苔薄白，脉象缓匀有神 ⑦不易感受外邪，平素患病较少，即使患病，易于治愈，康复也快，有时不药而愈，易获长寿
偏阳质	①形体适中或偏瘦，较结实 ②面色多略偏红或微苍黑，或呈油性皮肤，皮肤易生疮疖 ③食量较大，消化吸收功能健旺，大便易干燥，小便易黄赤 ④平素畏热喜冷，耐冬不耐夏，体温略偏高 ⑤动则易出汗，口渴喜冷饮；精力旺盛，动作敏捷，反应灵敏，性欲较强，喜动好强 ⑥性格外向，易急躁；唇、舌偏红，苔薄易黄，脉象多数或细弦 ⑦阳气偏亢，多动少静，对风、暑、热、燥等邪具有易感性，外感发病后多表现为热证、实证，易从阳化热伤阴；在用药上宜凉润，忌用辛香燥热
偏阴质	①形体适中或偏胖，肌肉不壮 ②面色偏白而欠华，口唇色淡；毛发易落；食量较小，消化吸收功能一般 ③平素畏寒喜热，手足不温，耐夏不耐冬，体温偏低 ④大便溏薄，小便清长；精力偏弱，容易疲劳，睡眠偏多 ⑤动作迟缓，反应较慢，喜静少动，性欲偏弱 ⑥性格内向，或胆小易惊；舌质偏淡，脉多迟缓 ⑦对寒、湿等阴邪具有易感性，受邪发病后多表现为寒证、虚证；在用药上宜温，忌用苦寒

考点2 体质学说的应用★

（一）指导养生防病

对于不同的体质，应当采用不同的养生方法。如：阳盛体质宜凉忌热，阴盛体质宜温忌寒。

（二）指导辨证治疗

一般而言，某一体质易感受某种邪气而形成相应的证候。例如，素体阳弱之质，多有阳虚，故易感受寒邪，证候多为寒证；素体阴弱之质，多有虚火，故易感温热之邪，证候多为热证。

第八节 病 因

病因，即引起人体疾病的原因，又称致病因素、病邪。

考点1 外感病因

外感病因，是指来源于自然界的致病因素。外感病因包括六淫、疠气两类。

六淫，即风、寒、暑、湿、燥、火六种外感病邪的统称。六淫致病具有外感性、季节性、地域性和相兼性的共同特点。

（一）风邪的性质及致病特点★★★

凡致病具有善动不居、轻扬开泄等特点的外邪，称为风邪。

性质及致病特点		临床表现
风为阳邪，其性开泄，易袭阳位	①阳邪：善动而不居，具有升发、向上、向外的特性 ②开泄：易使腠理疏松开张而汗出 ③阳位：常伤及人体的上部(头面)、肌表、阳经	头痛、口眼㖞斜、恶风
风邪善行而数变	①善行：病位游移，行无定处 ②数变：变幻无常，发病迅速	发病多急，传变较快
风为百病之长	常为外邪致病的先导，多兼他邪同病	外感风寒、风热、风湿

（二）寒邪的性质及致病特点 ★★★

凡致病具有寒冷、凝结、收引等特点的外邪，称为寒邪。

性质及致病特点		临床表现
寒为阴邪，易伤阳气	①阴邪：阴盛则寒 ②易伤阳气：阴盛则阳病	各种寒象
寒性凝滞，主痛	阴气偏盛，阳气受损，经脉气血因寒邪凝滞而不通，不通则痛	多见疼痛症状
寒性收引	气机收敛，腠理、经络、筋脉收缩挛急	恶寒发热、无汗；头身疼痛、脉紧；肢体屈伸不利，或冷厥不仁

（三）暑邪的性质及致病特点 ★★★

凡致病具有炎热、升散、兼湿特性的外邪，发病于夏至之后，立秋以前，称为暑邪。

性质及致病特点		临床表现
暑为阳邪，其性炎热	阳邪：夏季火热之气所化，火热属阳	阳热亢盛症状
暑性升散，耗气伤津	暑性升发，多直入气分，使腠理开泄	多汗
	暑热之邪，易于扰乱心神	心烦闷乱、神不安宁
	气随津泄而气虚	气短乏力、突然昏倒、不省人事
暑多夹湿	暑邪致病多夹湿邪，暑邪湿邪合而致病	发热、心烦、口渴、四肢困倦、胸闷恶心、大便溏泄或不爽

（四）湿邪的性质及致病特点 ★★★

凡致病具有重浊、黏滞、趋下特性的外邪，称为湿邪。

性质及致病特点		临床表现
湿为阴邪，易阻遏气机，损伤阳气	气机升降失常，经络阻滞不畅	胸闷脘痞、小便短涩、大便不爽
	脾喜燥而恶湿，湿邪常先困脾，使脾阳不振，水湿停聚	腹泻、尿少、水肿、腹水
湿性重浊	重：感受湿邪，出现沉重的症状	头重如裹、周身困重、四肢酸懒沉重 湿痹（着痹）：肌肤不仁、关节疼痛重着等
	浊：分泌物、排泄物秽浊不清	面垢眵多、大便溏泻、下利黏液脓血、小便浑浊、妇女白带过多、湿疹浸淫流水
湿性黏滞	临床表现多黏滞不爽	排出物及分泌物黏腻滞涩而不畅
	病多缠绵难愈，病程较长或反复发作	湿温、湿痹、湿疹等不易速愈
湿性趋下，易伤阴位	湿邪伤人，其病多见于下部	下肢水肿明显；淋浊、带下、泄利等病证，亦多由湿邪下注所致

（五）燥邪的性质及致病特点 ★★★

凡致病具有干燥、收敛等特性的外邪，称为燥邪。

性质及致病特点		临床表现
燥性干涩，易伤津液	燥邪最易耗伤人体的津液，造成阴津亏虚的病变	口鼻干燥、咽干口渴、皮肤干涩、皲裂、毛发不荣、小便短少、大便干结等
燥易伤肺	肺喜润恶燥，燥邪伤人，多从口鼻而入，伤损肺津，影响肺的宣发肃降功能	干咳少痰，或痰液胶黏难咳，或痰中带血，及喘息胸痛

（六）火（热）邪的性质及致病特点 ★★★

凡致病具有炎热升腾等特性的外邪，称为火热之邪。

火邪与热邪的主要区别：热邪致病，临床多表现为全身性弥漫性发热征象；火邪致病，临床多表现为某些局部症状，如肌肤局部红、肿、热、痛，或口舌生疮，或目赤肿痛等。

性质及致病特点		临床表现
火热为阳邪，其性炎上	火热属于阳邪	高热、烦渴、汗出、脉洪数
	炎上：阳主动而向上，火热之性，升腾上炎	心烦、失眠、狂躁妄动、神昏谵语
火易伤津耗气	伤津：最易迫津外泄，消灼津液	高热、口渴喜冷饮、口舌咽干、小便短赤、大便干结
	耗气：火热亢盛，极易损伤正气	全身功能减弱，"壮火食气"
火热易生风动血	生风：燔灼肝经，耗伤阴津，筋失滋养濡润。引起"肝风内动""热极生风"	高热、神昏谵语、四肢抽搐、目睛上视、颈项强直、角弓反张
	动血：加速血行，灼伤脉络，迫血妄行，逸出脉外，导致各种出血	吐血、衄血、便血、尿血、皮肤紫斑、妇女月经过多及崩漏
火热易发肿疡	火热之邪入于血分，聚于局部，腐蚀血肉，发为痈肿疮疡	局部红、肿、热、痛

（七）疠气的性质及致病特点★

疠气，即疫疠邪气，是一类具有强烈传染性的外感致病邪气。具有发病急骤、病情较重；一气一病、症状相似；传染性强、易于流行的致病特点。

考点2 内伤病因

内伤病因主要包括七情内伤、饮食失宜、劳逸失度等。

（一）七情内伤的致病特点★★★

致病特点	病机		临床表现
直接伤及内脏	怒伤肝、喜伤心、思伤脾、悲（忧）伤肺、（惊）恐伤肾		各种情志刺激都与心有关，情志所伤，以心、肝、脾多见
影响内脏气机	怒则气上	过度愤怒，使肝气疏泄太过，气机上逆，甚则血随气逆，并走于上	头胀头痛、面红目赤、呕血，甚则昏厥猝倒
	喜则气缓	过喜或暴喜，使心气涣散，神不内守	精神不集中，甚则神志失常、狂乱，或见心气暴脱的大汗淋漓、气息微弱、脉微欲绝
	悲则气消	过度悲忧，使肺气抑郁，意志消沉，肺气耗伤	精神不振、气短胸闷、乏力懒言
	恐则气下	恐惧过度，伤及肾气，肾气不固	二便失禁或骨酸痿厥、遗精
	惊则气乱	突然受惊，以致心无所倚，神无所归，虑无所定	精神不安、惊慌失措，或遇事犹豫不决
	思则气结	思虑劳神过度伤脾，使脾不健运，运化无力，气血化生无源，心血亏虚，心神失养	心悸、健忘、失眠、多梦；食欲减退、脘腹胀满、腹泻便溏
影响病情变化	有利于疾病康复：精神保持愉悦恬淡		
	加重病情：情绪消沉，悲观失望，或七情异常波动，不能及时调解		

（二）饮食失宜的致病特点★

饮食失宜		病理变化	临床表现
饮食不节	过饥	气血化生无源	脏腑功能衰弱或正气不足，抗病无力，继发他病
	过饱	损伤脾胃之气	脘腹胀痛拒按、厌食、嗳腐吞酸、泻下臭秽
饮食不洁	胃肠疾病	—	吐泻、腹痛、下利脓血
	寄生虫病	—	腹痛、嗜食异物、面黄肌瘦、肛门瘙痒
饮食偏嗜	寒热偏嗜	多食生冷寒凉，损伤脾胃阳气，使寒湿内生	腹痛、泄泻
		多食油煎辛热，损伤脾胃阴液，使肠胃积热	口渴、口臭、嘈杂易饥、便秘
	五味偏嗜	多食肥甘厚味	易生痰、化热，发生眩晕、胸痹、昏厥、痈疡
		嗜好饮酒，或恣食辛辣	损伤脾胃之阴液
		缺乏某些必要的营养	脚气病、瘿瘤、夜盲、佝偻病

（三）劳逸失度的致病特点★

劳逸失度		病理变化	临床表现
过劳	劳力过度	耗气伤血，积劳成疾	少气乏力、神疲消瘦、自汗
	劳神过度	耗伤心血，损伤脾气	心悸、健忘、失眠、多梦、纳呆、腹胀、便溏
	房劳过度	耗伤肾精	腰膝酸软、眩晕耳鸣、精神萎靡、性功能减退，或遗精、早泄、阳痿
安逸过度		脾胃之气呆滞，功能减弱，气血化生不足，运行不畅	食少乏力、精神不振、肢体软弱、痰湿内停，或形体臃肿发胖，动则心悸、气短、自汗等，继发他病

考点3 病理产物性病因

病理产物性病因主要包括痰饮、瘀血、结石等。

（一）痰饮的形成和致病特点

痰饮是人体水液代谢障碍所形成的病理产物，较稠浊者称为痰，较清稀者称为饮。

1. 痰饮的形成★

病理变化		临床表现
水液代谢障碍	有形	视之可见，触之可及，闻之有声，如咳痰喘鸣、肌肤痰核等
	无形	主要根据症状来辨证求因，并通过使用祛除痰饮的中药获效而得到验证

2. 痰饮的致病特点★★★

内容	病理变化
阻滞气血运行	痰饮为实邪，可随气流行全身，或停滞于经脉，或留滞于脏腑，阻滞气机，妨碍气血运行

続表

内容	病理变化
影响水液代谢	痰饮形成之后，作为继发性致病因素反过来作用于人体，进一步影响肺、脾、肾、三焦等脏腑的功能活动，影响水液代谢
易于蒙蔽心神	痰浊为病，随气上逆，尤易蒙蔽清窍，扰乱心神，使心神活动失常
致病广泛，变幻多端	痰饮随气流行，内而五脏六腑，外而四肢百骸、肌肤腠理，无处不到，可停滞而引发多种疾病，因而其致病异常广泛。故有"百病多由痰作祟"之说

（二）瘀血的形成和致病特点

瘀血，指体内局部血液的停滞，包括离经之血积存体内，或血行不畅，阻滞于经脉、脏腑及其他部位的血液。

1. 瘀血的形成★★★　一是由于气虚、气滞、血寒、血热等原因，使血行不畅而瘀滞。二是由于内外伤，或气虚失摄，或血热妄行等原因，引起血离经脉，积存于体内而形成瘀血。

2. 瘀血共同致病特点★★★

病理变化	临床表现
疼痛	刺痛，痛处固定不移，拒按，夜间痛甚
肿块	青紫肿胀，或积于体内，久聚不散，形成癥积，按之痞块，固定不移
出血	血色多呈紫暗色，并伴有血块
望诊	面色黧黑、肌肤甲错、唇甲青紫、舌色紫暗或有瘀点、瘀斑，或舌下静脉曲张等
切诊	脉细涩、沉弦或结代

（三）结石的形成和致病特点

1. 结石的形成★

原因	病理变化
饮食不当	饮食偏嗜，喜食肥甘厚味，影响脾胃运化，蕴生湿热
情志内伤	情志不遂，肝气郁结，疏泄失职，致胆气不达，胆汁郁结，排泄受阻
服药不当	长期过量服用某些药物，致使脏腑功能失调，或药物代谢产物沉积于局部
体质差异	由于先天禀赋及后天因素引起的体质差异，导致对某些物质的代谢异常

2. 结石的致病特点★　气机不畅为各种结石的基本病机，疼痛是各种结石的共同症状。

内容	病理变化
多发于肝、胆、肾、膀胱等脏腑	肝主疏泄，影响胆汁的生成和排泄；肾气的蒸腾气化，影响尿液的生成和排泄，肝肾功能失调易生成结石；胆、膀胱等管腔性器官，结石易于停留
病程较长，病情轻重不一	结石多为湿热内蕴，日渐煎熬而成，形成过程缓慢。大小不等，停留部位不一，临床表现差异很大
阻滞气机，损伤脉络	结石为有形实邪，停留体内，阻滞气机，影响气血津液运行，引起局部胀痛、水液停聚等

· 24 ·

考点4 其他病因

主要有外伤、诸虫、毒邪、药邪、医过、先天因素等。

（一）毒邪的形成和致病特点

1.毒邪的形成★

分类	原因
外来之毒	来源于自然界，多为天时不正之气所感，或起居接触，或外伤感染等侵入人体所致。形成与时令、气候、环境有关，具有外感性特点
内生之毒	来源于饮食失宜、七情内伤、痰饮瘀血、治疗不当等；或脏腑功能失调，毒邪郁积所致，具有内生病邪和病理产物性病因的特点

2.毒邪的致病特点★

特点	病理变化
毒性剧烈，损脏伤形	多发病较急，传变较快，扰及神明，病势危重，常损伤正气，导致脏腑阴阳气血失调、生理功能异常和形态结构破坏；或伤及肌肤、筋骨、血脉等形体
致病广泛，复杂多变	常兼夹其他病邪，侵犯部位广泛，外至形体、经络、官窍，内至脏腑，涉及多脏腑、多部位发病；邪气蕴结，形成毒邪后，又作为新的病因，多因素交互作用，使病情更加复杂多变
症状秽浊，顽固难愈	毒邪蕴积，易成痼疾，反复发作，病程较长；迁延日久，则病多缠绵，难以治愈

（二）药邪的形成和致病特点

1.药邪的形成★　用药过量、炮制不当、配伍不当及用法不当。

2.药邪的致病特点★

特点	病理变化
中毒	误服或过量服用有毒药物则易致中毒，且其中毒症状与药物的成分、用量有关
加重病情，变生他疾	药物使用不当，非助邪即伤正，不仅可使原有的病情加重，还可引起新的病变发生

第九节　发病与病机

考点1 发病原理★★

内容	病机变化
正气不足是发病的内在根据	人体正气强弱，决定疾病的发生与否，并与发病部位、程度轻重有关
邪气是发病的重要条件	在一定条件下，甚至可能起主导作用
邪正相搏的胜负决定发病与否	正气充足，机体不受邪气的侵害；邪气亢盛，致病力强，或内生病邪亢盛，造成机体阴阳失调，或脏腑功能异常，或心理活动障碍，或脏腑组织的形质损伤

考点 2 基本病机

基本病机主要包括邪正盛衰、阴阳失调、气血失常、津液代谢失常等。

（一）邪正盛衰

邪正盛衰是指在疾病的发生、发展过程中，机体正气的抗病能力与致病邪气之间相互斗争所发生的盛衰变化。

1. 虚与实 ★★

内容	病机变化	
实	邪气亢盛，以邪气盛为矛盾主要方面的病机变化。临床上可出现一系列病变反应比较剧烈的、亢盛有余的证候	常见于外感病证的初期和中期，或由于痰、食、水、血等滞留于体内而引起的病证
虚	正气不足，以正气虚损为矛盾主要方面的病机变化。临床上可出现一系列虚弱、衰退和不足的证候	多见于素体虚弱，或外感病证的后期及多种慢性病证

2. 虚实错杂 ★★

内容	病机变化	举例
实中夹虚	以邪实为主，兼见正气虚损的病机变化	实热伤津、气阴两伤证：高热、烦渴欲饮、尿少便干
虚中夹实	以正虚为主，兼夹邪实的病机变化	脾阳不振，运化无权之水肿病

3. 虚实转化的病机 ★

内容	病机变化	举例
由实转虚	因疾病失治或治疗不当，病邪久留，损伤人体正气	实热证大量耗伤阴液，可转化为虚热证
因虚致实	因正气不足，无力驱邪外出，或正虚而内生水湿、痰饮、瘀血等病变产物的凝结阻滞	肺肾两虚的哮证，肺卫不固，复感风寒，哮喘复发，而见寒邪束表，痰涎壅肺证

4. 虚实真假 ★★★

内容	病机变化	举例
真实假虚（大实有羸状）	邪气亢盛，结聚体内，阻滞经络，气血不能外达	热结肠胃出现腹痛硬满拒按、大便秘结、潮热、谵语等实性症状，同时出现下利清水，色纯青等状似虚的假象
真虚假实（至虚有盛候）	正气虚弱，脏腑经络气血不足，功能减退，气化无力	①脾气虚弱，运化无力，见脘腹胀满、疼痛等假实征象 ②老年人或大病久病者，因气虚推动无力而出现的便秘

（二）阴阳失调

1. 阴阳偏盛 ★★★　又称"阴阳偏胜"，阴或阳的偏盛，主要是指"邪气盛则实"的实证。

阴阳偏盛	含义	病因	病机	临床表现
阳盛（阳偏盛）	机体在疾病过程中出现的阳邪偏盛、功能亢奋、热量过剩的病机变化	①感受温热阳邪②感受阴邪，从阳化热③情志内伤、五志过极化火④气滞、血瘀、食积等郁而化热	阳盛则阴未虚	以热、动、燥为其特点，出现热象。如壮热、面红、目赤
		阳盛而耗伤机体的阴液	阳盛则阴虚（阳胜则阴病）	从实热证转为虚热证或实热兼阴亏证
阴盛（阴偏盛）	机体在疾病过程中所出现的一种阴邪偏盛、功能障碍或减退、产热不足，以及病变性代谢产物积聚的病机变化	①感受寒湿阴邪②过食生冷，寒滞中阻	阴盛而阳未虚	以寒、静、湿为其特点，出现寒象。如形寒、肢冷、舌淡
		阴盛而耗伤机体的阳气	阴盛则阳虚（阴胜则阳病）	由实寒证转为虚寒证或实寒兼阳虚证

2. 阴阳偏衰★★★　指"精气夺则虚"的虚证。

阴阳偏衰	含义	病因	病机	临床表现
阳虚（阳偏衰）	机体阳气虚损、功能减退或衰弱、热量不足的病机变化	①先天禀赋不足②后天饮食失养和劳倦内伤③久病损伤阳气	机体阳气不足，阳不制阴，阴相对亢盛的虚寒证。以脾肾之阳虚为主	面色白、畏寒肢冷、舌淡、脉迟、喜静蜷卧、小便清长、下利清谷
阴虚（阴偏衰）	机体精、血、津液等物质亏耗，以及阴不制阳，导致阳相对亢盛、功能虚性亢奋的病机变化	①阳邪伤阴②五志过极、化火伤阴③久病耗伤阴液	机体阴液不足，滋养、宁静功能减退，以及阳气相对偏盛的虚热证。以肝肾之阴虚为主	五心烦热、骨蒸潮热、颧红消瘦、盗汗、咽干口燥、舌红少苔、脉细数无力

3. 阴阳互损★★★　指阴或阳任何一方虚损到相当程度，病变发展影响到相对的一方，形成阴阳两虚的病变机制。

阴阳互损	病因	病机
阴损及阳	阴气亏损，累及阳气生化不足，或阳气无所依附而耗散	以阴虚为主的阴阳两虚
阳损及阴	阳气虚损，无阳则阴无以生	以阳虚为主的阴阳两虚

4. 阴阳格拒★★★　在病变过程中阴或阳的一方偏盛至极，或阴和阳的一方极端虚弱，双方盛衰悬殊，盛者壅遏于内，将虚弱、不足的一方排斥格拒于外，迫使阴阳之间不相维系，从而出现真寒假热或真热假寒的复杂病变现象。

阴阳格拒	病机	临床表现
阴盛格阳	阴寒之邪壅盛于内，逼迫阳气浮越于外，使阴阳之气不相顺接、相互格拒，表现为真寒假热的病机变化	①真寒：四肢厥逆、下利清谷、脉微欲绝②假热：身热反不恶寒（但欲盖衣被）、面颊泛红

续表

阴阳格拒	病机	临床表现
阳盛格阴	邪热过盛，深伏于里，阳气被遏，郁闭于内，不能外透布达于肢体，从而形成阴阳排斥，而格阴于外，表现为真热假寒的病机变化	①真热：身热、面红、气粗、烦躁 ②假寒：突然出现四肢厥冷（但身热不恶寒）、脉象沉伏（但沉数有力）

5. 阴阳亡失★★★ 是机体的阴液或阳气突然大量地亡失，导致生命垂危的一种病变状态。

阴阳亡失	病因	病机	临床表现
亡阳	①外邪过盛，正不敌邪 ②素体阳虚，正气不足，疲劳过度 ③过用汗法 ④慢性消耗性疾病	机体的阳气发生突然性脱失，而致全身功能突然严重衰竭	冷汗淋漓、肌肤手足逆冷、精神疲惫、神情淡漠，甚则见昏迷、脉微欲绝
亡阴	①外感温热，热邪炽盛 ②邪热久留，大量煎灼阴液 ③大出血，或吐泻过度 ④疾病快速消耗阴液	机体由于阴液发生突然性的大量消耗或丢失，而致阴精亏竭，滋养濡润功能丧失，全身功能严重衰竭	汗出不止、汗热而黏、手足温热、喘渴烦躁，或昏迷谵妄、身体干瘪、皮肤皱褶、目眶深陷、脉疾躁无力

（三）气血失调

1. 气失调★★★ 包括气虚和气机失调两方面的病机变化。

气失调	含义	病因	病机
气虚	元气耗损，功能失调，脏腑功能衰退，抗病能力下降的病机变化	①先天禀赋不足 ②后天失养 ③肺脾肾的功能失调 ④劳倦内伤，久病不复	推动、营养、防御等功能减弱
气机失调	气的升降出入运行失常，而引起多种气行失常病变的病机变化	①外感、内伤 ②痰食中阻	①气滞；②气逆；③气陷；④气闭；⑤气脱

2. 血失调★★★ 指血虚和血行失常的病机变化。

内容		含义	病因病机
血虚		血液不足或血的濡养功能减退的病机变化	①失血过多，新血来不及生成 ②脾胃虚弱，饮食营养不足，化生血液的功能减弱或化源不足 ③久病不愈、慢性消耗
血行失常	血寒	血脉受寒，血流滞缓，乃至停止不行	—
	血热	热入血脉，使血行加速，脉络扩张，或灼伤血脉，迫血妄行	—
	出血	血液不循常道，流出脉外	①外伤出血；②气不摄血；③血热妄行
	血瘀	血液循行迟缓和不流畅	①气滞血行受阻；②气虚血行迟缓；③痰浊阻于脉络；④寒邪入血；⑤邪热煎熬血液

（四）津液失调★★

津液失调是指津液代谢障碍所产生的津液不足和输布、排泄障碍的病机变化。

内容	含义	病因病机
津液不足	津液在数量上的亏少，导致内则脏腑，外而孔窍、皮毛，失其濡润滋养作用，因之产生一系列干燥失润的病机变化	①燥热之邪 ②五志化火 ③发热、多汗、吐泻、多尿、失血 ④过用、误用辛燥之剂
津液输布、排泄障碍	输布障碍：指津液得不到正常的输布，导致津液在体内环流迟缓，或在体内某一局部发生滞留，津液不化，水湿内生，酿痰成饮	①肺的宣发肃降 ②脾的运化和散精 ③肝的疏泄条达 ④肾的蒸腾气化 ⑤三焦的水道通利 以上脏腑功能失常
	排泄障碍：指津液转化为汗液和尿液的功能减退，而致水液潴留，上下溢于肌肤而为水肿	

第十节　防治原则

防治原则是预防和治疗疾病的基本原则，包括治未病与治则治法。

考点1 治未病

治未病是指采取相应的措施，防止疾病的发生发展，包括未病先防、既病防变、愈后防复三方面。

（一）未病先防的原则和方法★★★

未病先防是指在疾病未发生之前，采取各种预防措施，增强机体的正气，消除有害因素的侵袭以防止疾病的发生。

原则	方法
扶助机体正气	①顺应自然 ②调畅情志 ③饮食有节 ④起居有常 ⑤锻炼身体
防止病邪侵害	①避其邪气 ②药物预防

（二）既病防变的原则和方法★★★

既病防变是指在疾病发生之后，早期诊断，早期治疗，见微知著，防微杜渐，以防止疾病的发展和传变。

原则	方法
早期诊治	外感病初期，邪气尚未深入，脏腑气血未伤，正气未衰，病情轻浅，传变较少，诊治越早，疗效越好
防止传变	①阻截病传途径 ②先安未受邪之地

（三）愈后防复的原则和方法★

原则	方法
调整阴阳平衡	病愈或病情稳定之后，采取综合措施，调整阴阳平衡，促使脏腑经络气血功能尽快恢复正常
避免诱因	如热病初愈，注意饮食调护和禁忌，促进疾病痊愈，健康恢复

考点2 治疗原则

基本治则包括扶正祛邪、正治反治、标本缓急、调整阴阳、调和脏腑、调理气血津液、三因制宜等。

（一）扶正祛邪★★★

1.扶正与祛邪的概念

内容	含义	相互关系
扶正	即扶助正气、增强体质、提高机体抗邪能力	①两者相互为用，相反相成
	多用补虚之法，及针灸、气功、体育锻炼、精神调摄和饮食营养补充等	②扶正使正气增强，有助于机体抵御和祛除病邪；祛邪使邪去正安，有利于正气的保存和恢复
祛邪	即祛除病邪	
	多用泻实之法	

2.扶正与祛邪的运用

内容	适用证	具体应用
扶正	以正气虚为主要矛盾，邪气也不盛	补气、助阳、滋阴、养血等
祛邪	以邪实为主要矛盾，正气未衰	汗法、吐法、下法、清法、消法等
扶正与祛邪兼用（攻补兼施）	虚实错杂证	扶正不留邪，祛邪不伤正 ①虚中夹实证：扶正为主，兼顾祛邪 ②实中夹虚证：祛邪为主，兼顾扶正
先祛邪后扶正	邪盛正虚，正气尚能耐攻，或同时兼顾扶正反会助邪	积聚癌毒浸淫，气滞血瘀痰结，邪气亢盛患者，虽有正气不足，但尚可耐攻，则先采用解毒散结，行气活血之法以祛除邪气，后用扶正抗癌治法
先扶正后祛邪	正虚邪实，以正虚为主	虚为主癌症患者，晚期或患病日久，正气太过虚弱，先补益扶正，后抗癌祛邪

（二）正治反治★★★

1.正治　又称逆治，是指采用方药性质与疾病证候性质相反的治疗法则。逆，即相反。适用于临床表现与疾病证候本质相一致的病证。

常用治法	含义	举例
寒者热之（以热治寒）	寒性病证出现寒象，用温热方药进行治疗	表寒证用辛温解表方药，里寒证用辛热温里方药等

常用治法	含义	举例
热者寒之 （以寒治热）	热性病证出现热象，用寒凉方药进行治疗	表热证用辛凉解表方药，里热证用苦寒清里方药
虚则补之	虚损性病证出现虚象，用补益方药进行治疗	阳虚用温阳方药，阴虚用滋阴方药，气虚用补气方药，血虚用补血方药
实则泻之	实性病证出现实象，用攻逐邪实的方药进行治疗	气滞用理气行滞方药，食滞胃脘用消食导滞方药，水饮停留用逐水方药，瘀血用活血化瘀方药

2. 反治　又称从治，是指顺从疾病证候的外在假象而治的治疗法则。从，即顺从。适用于临床表现与疾病证候本质不完全一致的病证。

常用治法	含义	举例
热因热用 （以热治热）	针对假热的临床表现，用热性药物进行治疗。适用于阴寒内盛、格阳于外，反见假热之象的真寒假热证	—
寒因寒用 （以寒治寒）	针对假寒的临床表现，用寒性药物进行治疗。适用于里热盛极、阳盛格阴，反见假寒之象的真热假寒证	—
寒因塞用 （以补开塞）	针对闭塞不通的临床表现，用补虚药物进行治疗。适用于因虚而出现闭塞不通假象的真虚假实证	脾虚腹胀、血虚经闭
通因通用 （以通治通）	针对通泄的临床表现，用通利药物进行治疗。适用于因实而出现通利假象的真实假虚证	热结旁流、湿热淋证、瘀血崩漏

（三）标本缓急★★★

是指针对疾病过程中各种矛盾的主次关系、轻重缓急的复杂病变，所采取的治疗法则。

内容	含义	举例
急则治标	在疾病过程中出现某些急重症状、病情严重，不及时救治可能危及生命，必须要采取紧急措施进行治疗	①急性大出血的患者，先止血以治其标，并及时探究出血原因，治其本病 ②鼓胀患者先利水、逐水，再调理肝脾，治其本病
缓则治本	在病情缓和、病势迁延、暂无急重症状的情况下，抓住疾病的本质进行治疗	肺痨咳嗽应滋养肺肾之阴以治其本
标本兼治	在标本俱急或标本俱缓时，当标本同时进行治疗	①身热、腹硬满痛、大便燥结、口干渴、舌燥苔焦黄等，邪热里结为标，阴液耗伤为本，标本俱急 ②素体气虚，反复外感，益气为治本，解表为治标

（四）调整阴阳★★★

内容	适用范围	举例
损其有余 （实则泻之）	阴阳偏盛，即阴邪或阳邪过盛有余的病证	阳热亢盛（实热证）：热者寒之
		阴寒内盛（实寒证）：寒者热之
	在阴阳偏盛的病变中，一方的偏盛可能导致另一方的不足	阴盛伤阳（阴胜则阳病）：祛寒配合扶阳
		阳盛伤阴（阳胜则阴病）：清热配合益阴

内容	适用范围		举例
补其不足（虚则补之）	对于阴阳偏衰，即阴液或阳气的一方虚损不足的病证		
	根据阴阳对立制约理论	针对阳虚而阳不制阴，阴气偏盛的虚寒证	阴病治阳（益火之源，以消阴翳）
		针对阴虚而阴不制阳，阳气偏亢的虚热证	阳病治阴（壮水之主，以制阳光）
	根据阴阳互根互济理论	在补阳时适当配用补阴药，使阳得阴助而生化无穷	阴中求阳
		在补阴时适当配用补阳药，使阴得阳生而泉源不竭	阳中求阴
	阴阳两虚证		阳损及阴：以治疗阳虚为主，在补阳的基础上辅以滋阴
			阴损及阳：以治疗阴虚为主，在滋阴的基础上辅以补阳
	阴阳亡失证		亡阳：回阳以固脱
			亡阴：救阴以固脱

（五）调和脏腑 ★★

内容	分类	含义	举例
顺应脏腑生理特性	实则泻腑	六腑之实应泻腑以逐邪	阳明腑实证之胃肠热结，承气汤荡涤胃肠之实热
		五脏之实应泻腑以祛邪	心火上炎，清泻小肠，使热从小便而出
	虚则补脏	五脏之虚应补虚以扶正	脾气虚证，四君子汤补脾益气
			肾阳虚证，金匮肾气丸温阳补肾
		六腑之虚可补脏以扶正	膀胱气化无权，小便频多，遗溺，多补肾固摄而治
			小肠泌别清浊功能低下，多从温补脾肾而治
	脏腑同治	脏腑病变，多脏腑同治	脾病必及胃，胃病必累脾，常脾胃同治
调理脏腑阴阳气血	虚则补之；实则泻之寒者热之；热者寒之		肝藏血而主疏泄，以血为体，以气为用，治疗肝病重在调气、补血、和血，结合清肝、滋肝、平肝
调理脏腑相互关系	补母泻子	治则：虚则补其母，实则泻其子	治法：滋水涵木法；益火补土法培土生金法；金水相生法
	抑强扶弱	治则：抑强，扶弱	治法：抑木扶土法；培土制水法佐金平木法；泻南补北法
调理脏腑相互关系	脏腑相合理论	脏病治腑	—
		腑病治脏	—
		脏腑同治	—

（六）调理气血津液★★

内容	分类	临床应用
调气	气虚宜补	主要是补脾肺之气，尤以培补中气为重
	气滞宜疏	多与肺、肝、脾、胃等脏腑功能失调有关
	气陷宜升	宜用益气升提之法
	气逆宜降	宜用益气降气之法
	气脱宜摄	①暴脱：回阳敛阴 ②虚脱：补气固本之中加入收涩之品
	气闭宜开	开窍通闭。有温开、凉开之分
调血	血虚宜补	多结合补脏治疗
	血瘀宜行	以活血祛瘀为要
	血寒宜温	以温经散寒为主
	血热宜凉	以清热凉血为主
	出血宜止	①收敛止血 ②凉血止血 ③温经止血 ④化瘀止血
调津液	滋养津液	①津液不足：滋阴生津润燥 ②实热伤津：清热生津
	祛除水湿痰饮	①湿盛者：祛湿、化湿或利湿 ②水肿或腹水者：利水消肿 ③痰饮：化痰逐饮
调理气血津液的关系	气病治血	①气虚顾其血弱 ②气郁顾其血滞 ③气逆顾其血乱
	血病治气	①血虚：补其气而血自生 ②血瘀：行其气而血自调 ③出血：调其气而血自止
	调理气与津液的关系	①气虚致津液化生不足：补气以生津 ②气不行津致水湿痰饮：补气、行气以行津 ③气不摄津致津液丢失：补气以摄津
	利水行气	治疗水湿痰饮所致病证，在利水祛湿、祛痰化饮的同时，兼以行气

（七）三因制宜★★★

即因时、因地、因人制宜，是指根据季节、地域以及人的体质、性别、年龄等不同而制定适宜治法的治疗原则。

内容	含义		临床应用
因时制宜	根据不同季节、气候特点，来考虑治疗用药的原则	用温远温	春季，气候由温渐热，阳气升发，应避免过用辛温发散药物，以免发泄太过
		用热远热	夏季，气候炎热，人体腠理疏松，阳气偏盛，应避免过用热性药物，以免耗伤气阴
		用凉远凉	秋季，阴长阳消，气候转凉，人体腠理致密，避免过用凉性药物，以免伤及阳气
		用寒远寒	冬季，气候由凉变寒，阴盛阳衰，阳气内敛，应避免过用寒性药物，以防伤阳
因地制宜	根据不同地域的地理特点，来考虑治疗用药的原则		外感风寒证，西北严寒地区，用辛温解表药量较重，常用麻桂；东南温热地区，用辛温解表药量较轻，多用荆防
因人制宜	根据患者年龄、性别、体质、生活习惯等不同特点，来考虑治疗用药的原则	年龄	小儿：忌投峻剂，少用补益，用药量宜轻
			老年人：虚证宜补；实邪者攻邪慎重
		性别	妊娠期：禁用或慎用峻下、破血、滑利、走窜伤胎或有毒药物
			产后：考虑气血亏虚及恶露有无等
		体质	阳盛或阴虚之体，慎用温热之剂
			阳虚或阴盛之体，慎用寒凉伤阳之药
			注意某些慢性病或职业病，以及不同的情志内伤、不良生活方式的影响

考点 3 治法

治法是从属于一定治则的治疗大法、具体治法及治疗措施。

（一）汗法 ★★

概念	又称"解表法"，是针对外邪袭表、邪在肺卫病机拟定的治法		
适应证	表证		
分类	辛温解表法	适用于外感风寒表证	症见恶寒重，发热轻，无汗，头痛身疼，鼻塞，流清涕，咳嗽，痰白清稀。舌苔薄白，脉浮紧
	辛凉解表法	适用于外感风热表证	症见发热重，恶寒轻，咽干，口渴，鼻塞，流黄涕，咳嗽，痰黏或黄。舌苔薄黄，脉浮数
	透疹解表法	适用于表邪外束，疹毒内陷，麻疹不透证	症见发热恶风，麻疹透发不出，或出而不畅。舌苔薄黄，脉浮数
	扶正解表法	适用于体虚外感表证	
		益气解表法 适用于气虚外感表证	症见恶寒发热，无汗，头痛鼻塞，倦怠无力，气短懒言。舌淡苔白，脉浮无力
		养血解表法 适用于血虚外感表证	症见头痛身热，微寒无汗，面色不华，唇甲色淡，心悸头晕。舌淡苔白，脉细

续表

分类	扶正解表法	滋阴解表法	适用于阴虚外感表证	症见恶寒发热，头痛，干咳少痰，手足心热，心烦，口渴，咽干。舌红，脉细数
		助阳解表法	适用于阳虚外感表证	症见恶寒发热，无汗，头身痛等表证外，兼见形寒肢冷，面白声微。舌淡苔白，脉浮无力
应用注意事项	①多选用辛散轻扬的药物，不宜过煮 ②服药后，以遍身微汗为宜，不宜汗出过多 ③发汗之时，避风寒，并忌食油腻厚味及辛辣食物 ④以汗出邪去为度，避免损伤津液，耗散元气 ⑤表邪已解、麻疹已透、疮疡已溃；半表半里证、里证、虚证以及自汗、盗汗、失血、吐泻、热病后期津亏、妇女月经期，不宜使用汗法 ⑥体质虚弱而感受外邪，发汗解表时，应配合益气、养血、滋阴、助阳等			

（二）吐法★★

概念	又称"涌吐法"，是针对停蓄在咽喉、胸膈、胃脘的痰涎、宿食、毒物而拟定的治法		
适应证	中风、癫狂、喉痹之痰涎壅盛、阻塞咽喉；或宿食停滞胃脘；或误食毒物，为时不久，毒物尚留胃中者等		
分类	峻吐法	适用于体壮邪实、痰食停蓄在咽喉、胸膈、胃脘的病证	痰涎壅滞胸中，症见痰涎壅盛，胸中痞硬，心中烦闷，气上冲咽喉不得息，寸脉浮且按之紧
			宿食内停上脘，症见胸闷脘胀，时时欲吐而不得吐
			中风实证之闭证，症见不省人事，不能言语，痰涎壅盛
			癫痫发作，症见痰浊壅塞
			误食毒物，尚在胃脘
	缓吐法	适用于虚证催吐	邪盛正虚，痰涎、宿食、毒物之邪在上焦
应用注意事项	①多饮温水并以鹅翎或手指探吐、催吐 ②得吐即止 ③呕吐不止，可用生姜汁或冷粥、冷开水止吐 ④注意调养胃气，用稀粥调养，忌食不易消化的食物 ⑤病势危笃、年老体弱、气血不足、孕妇、产后、幼儿以及各种血证、喘证、脾胃虚弱、阴液不足等病证，不宜使用吐法		

（三）下法★★

概念	又称"泻下法"，是运用具有泻下作用的药物，通泻大便，逐邪外出的治疗方法		
适应证	胃肠实热内结或寒积、宿食积滞、水饮、痰湿、瘀血等停留体内的里实证		
分类	寒下法	适用于热结便秘证	症见高热谵语，大便秘结，腹胀腹痛，口舌干燥。舌红，苔黄或黄燥，脉滑数
	温下法	适用于寒积便秘证	症见大便秘结，脘腹冷痛，喜温拒按，畏寒肢冷，甚或手足厥逆。舌淡，苔白滑或白腻，脉沉紧或沉弦
	润下法	适用于血虚津枯、肠燥便秘证	症见大便秘结，脘腹痞满，不思饮食，口唇干燥，面色无华。舌淡红，少苔，脉细涩

分类	泻下逐水法	适用于水饮邪热壅实、形气俱实之胸腹水肿	症见胸腹水肿，口渴，气粗，腹坚，二便不通。舌苔白腻，脉沉实有力
	攻补兼施法	适用于里实积滞、邪实正虚之便秘证	里热实结、气血虚弱者，症见大便秘结，下之不通，身热口渴，气短乏力等
			里实热结、津液损伤者，症见大便秘结，下之不通，口唇干燥
			寒实内结、气虚阳衰者，症见大便秘结，腹痛得温则缓，或久利赤白，手足不温等
应用注意事项	①以邪去为度，不可过量或久用，以防正气受损 ②邪在表者、邪在半表半里者、阳明病腑未实者，不可使用下法 ③表邪未解而里实证已具时，宜先解表后攻里，或表里双解 ④高龄津枯便秘，或素体虚弱、阳气衰微者，以及新产后营血不足而大便难下者，皆不宜用峻下法。妇人行经期、妊娠期及脾胃虚弱者，均应慎用或禁用下法		

（四）和法★★

概念	又称"和解法"，是通过调和、和解的方法，使半表半里之邪，或脏腑、阴阳、表里失和之证得以解除的治法		
适应证	半表半里的少阳证		
分类	和解少阳法	适用于邪犯少阳证	症见寒热往来，胸胁苦满，不欲饮食，心烦喜呕，口苦，咽干，目眩。舌苔薄白，脉弦
	调和肝脾法	适用于肝气郁结，横犯脾胃，或脾虚不运，肝失疏泄，肝脾不和证	症见胸闷胁痛，脘腹胀痛，不思饮食，大便溏泻，或妇女乳房胀痛，月经不调及痛经等
	调和肠胃法	适用于肠胃不和证	症见心下痞硬，满闷不舒，欲呕不食，或肠鸣下利等
应用注意事项	①使用不当，能助邪或伤正 ②凡病邪在表而尚未入少阳者，或邪气入里、阳明热盛之实证者，或三阴寒证者，均不宜使用		

（五）温法★★

概念	又称"温里法"，是使用温热药治疗寒证的治法		
适应证	里寒证		
分类	温中祛寒法	适用于中焦虚寒证	症见脘腹冷痛，肢体倦怠，手足不温，恶心呕吐，腹痛泄泻，口淡不渴。舌苔白滑，脉沉迟
	回阳救逆法	适用于阳气衰微、阴寒内盛证	症见四肢厥逆，恶寒蜷卧，吐利腹痛，下利清谷。脉沉细或沉微
分类	温经散寒法	适用于寒滞经脉证	症见腰、腿、足等部位冷痛，手足不温。舌淡，苔白，脉沉细
	另有，温肺化饮法、温化寒痰法、温肾利水法、温经暖肝法、温胃理气法等		
应用注意事项	①寒证较重，温之应峻；寒证轻浅，温之宜缓 ②温热之药，性多燥烈，久用或用量较大时，应避免耗血伤津 ③凡素体阴虚、血虚以及血热妄行的出血证；内热火炽，阴虚火旺，夹热下痢，神昏液脱，以及热盛于里而见手足厥冷的真热假寒证，均不宜使用温法；孕产妇应慎用温法		

（六）清法★★

概念	又称"清热法"，是运用寒凉性质的方药，通过其泻火、解毒、凉血等作用，以解除热邪的治法		
适应证	里热证		
分类	清热泻火法	适用于气分实热证	症见壮热面赤，烦躁，口渴，汗出。舌红，苔黄，脉洪大有力
	清热凉血法	适用于热入营血证	症见身热夜甚，心烦失眠，神昏谵语。舌质绛，脉细数
	清热燥湿法	适用于湿热内蕴证	湿热蕴积胃肠所致泄泻、痢疾
			湿热蕴结肝胆所致黄疸
			湿热下注膀胱而致淋证
			湿热蕴结下焦而致带下
			湿热蕴积肌肤而致湿疹、湿疮等
	清热解毒法	适用于热毒壅盛证	三焦火毒热盛：症见身热烦躁，口燥咽干，错语不眠，脉数有力等
			热毒壅聚中焦：症见壮热口渴，腹胀腹痛，恶心呕吐，便秘溲黄。舌红，苔黄，脉滑数等
			热毒壅于上焦：症见头面红肿，腮颐肿大，咽喉肿痛等
			热毒壅结于肌肤：症见疮痈肿毒，局部红肿热痛
			热毒蕴于大肠：症见热毒泻痢，腹痛腹泻，里急后重，下利赤白，肛门灼热。舌红，苔黄，脉滑数等
	清退虚热法	适用于阴虚发热证	症见午后或夜间发热，手足心热，或骨蒸潮热，心烦少寐，颧红，盗汗，口干咽燥。舌红，少苔，脉细数
	另有，清泄脏腑法、清热解暑法、清热生津法、清热养阴法、清热开窍法、清热止血法等		
应用注意事项	①避免寒凉用药过量，以免损伤脾胃之气，或损伤人体阳气 ②凡体质阳虚、脏腑本寒者，表邪未解、阳气被郁而发热者，气虚或血虚导致虚热者，以及阴寒内盛、格阳于外的真寒假热证，均不宜使用清法		

（七）消法★★

概念	又称"消导法"，是消散体内有形积滞以祛除病邪的治法		
适应证	气、血、痰、湿、食等壅滞而形成的积滞痞块		
分类	消食导滞法	适用于食积停滞证	症见脘腹痞满，恶心呕吐，嗳腐吞酸，厌食纳呆，大便泄泻。舌苔厚腻，脉滑
	消痞散积法	适用于气滞血瘀痰凝等所致的癥积痞块证	症见两胁癖积，脘腹癥结，攻撑作痛，饮食少进，肌肉消瘦等
	软坚散结法	适用于痰浊瘀血等结聚有形的瘰疬、瘿瘤、癥瘕、久疟等	症见下颌、颈部、乳房、两胁、脘腹等部位按之较硬，推之不移的有形肿块
应用注意事项	①病邪郁滞不同部位，须准确辨证，不致诛伐无辜 ②虚实夹杂证，应补法与消法同时应用 ③纯虚无实之证应禁用 ④气滞中满之鼓胀、脾虚失于健运之腹痛腹胀、妇人血枯经闭等，不宜使用消法		

（八）补法★★

概念	又称"补益法"，是用补益药物补养人体气血阴阳不足、改善衰弱状态，治疗各种虚证的治法			
适应证	脏腑、气血、阴阳等各种虚证			
分类	补气法	适用于气虚证	脾气虚证	症见食欲不振，脘腹虚胀，大便溏薄，体倦神疲，面色萎黄，消瘦等
			肺气虚证	症见气少喘促，动则益甚，咳嗽无力，声音低怯，甚或喘促等
			心气虚证	症见心悸怔忡，胸闷气短，活动后加重
			肾气虚证	症见腰膝酸软，头晕耳鸣，神疲乏力等
	补血法	适用于血虚证		症见面色苍白或萎黄，唇爪苍白，眩晕耳鸣，心悸怔忡，失眠健忘，或月经量少色淡，甚则闭经。舌淡，脉细等
	补阴法	适用于阴虚证	心阴虚证	症见心悸心烦，五心烦热，潮热盗汗等
			肺阴虚证	症见干咳无痰，或痰少而黏，口燥咽干，形体消瘦，潮热盗汗，声音嘶哑等
			肝阴虚证	症见头晕耳鸣，两目干涩，胁肋灼痛，五心烦热，潮热盗汗等
			肾阴虚证	症见腰膝酸痛，眩晕耳鸣，失眠多梦，遗精，五心烦热，潮热盗汗等
			脾胃阴虚证	症见胃脘隐痛，饥不欲食，口燥咽干，大便干结等
	补阳法	适用于阳虚证		症见畏寒肢冷，腰膝酸软，性欲淡漠，阳痿早泄，宫寒不孕，五更泄泻等
	另有，补心、补肝、补肺、补脾、补肾等治法			
应用注意事项	①进补要注意"辨证施补"，须因人、因地、因时、因病、因证而异，针对病情轻重缓急、体质强弱而进行 ②虚实夹杂的病证，采用补法与祛邪各法配合 ③无虚之人，不可妄用补益之法 ④邪气有余而正气不虚者，不可妄补；邪实正虚而以邪气偏盛者，应慎用补法 ⑤真实假虚证，不宜使用补法			

第三章　中医诊断基础

第一节　中医诊断学概述

考点 中医诊断学要点

（一）主要内容

中医诊断学的主要内容，包括四诊、八纲、辨证、疾病诊断、症状鉴别和病案撰写。

（二）基本原则★

审内察外，整体统一	人是一个有机的整体；整个机体又与外界环境相互通应
四诊合参	从不同角度来检查病情和收集临床资料，四诊不能相互取代
辨证求因，审因论治	根据患者一系列的具体表现，加以分析综合，求得疾病发生的本质、症结、原因等，并依据辨证所得的原因，确立治疗所采用的方药

第二节　四　诊

考点1 望诊

临床应用主要有望神、望面色、望舌、望形体和望分泌物的变化等。

（一）望神的临床表现及意义★★★

内容		临床表现	病机
有神（得神）		两眼灵活，明亮有神，鉴识精明，神志清楚，反应灵敏，语言清晰	正气未伤，脏腑功能未衰，即使病情较重，预后亦多良好
失神（无神）		目光晦暗、瞳仁呆滞、精神萎靡、反应迟钝、呼吸气微、甚至神识昏迷、循衣摸床、撮空理线，或猝倒而目闭口开，手撒、遗尿等	正气已伤，病情严重，预后不良
假神		患者原来不欲言语、语声低弱、时断时续，突然转为言语不休；原来精神极度衰颓、意识不清，突然精神转"佳"；原来面色十分晦暗，忽然两颧发红如妆	阴阳格拒，阴不敛阳，欲将离决，又称"回光返照"或"残灯复明"。见于久病、重病、精气极度衰弱者。正气大伤，病情严重又复杂，预后不良
神乱（神志异常）	癫病	表情淡漠、寡言少语、闷闷不乐，继则精神呆滞、哭笑无常	痰气凝结，阻蔽心神
	狂病	烦躁不宁、登高而歌、弃衣而走、呼号怒骂、打人毁物、不避亲疏	痰火扰心
	痫病	突然跌仆、昏不知人、口吐涎沫、四肢抽动	痰迷心窍，肝风内动

（二）望面色的临床表现及意义 ★★★

望面色，是指望面部的颜色与光泽。一般国人的正常面色，为微黄红润而有光泽。

内容	病机	主证	举例
白色	阳气虚衰，气血运行无力，或耗气失血，致使气血不充	主虚寒证、失血证	①白而虚浮：多属阳气不足 ②淡白而消瘦：多为营血亏损 ③急性病突然面色苍白：常属阳气暴脱 ④里寒证剧烈腹痛或虚寒战栗时见面色苍白：阴寒凝滞、经脉拘急
黄色	脾失健运，而气血不充，或水湿不化	主虚证、湿证	①面色淡黄，枯槁无泽，称萎黄：多属脾胃气虚、营血不能上荣 ②面色黄而虚浮，称为黄胖：多是脾气虚衰、湿邪内阻 ③面、目、身俱黄，称黄疸：黄而鲜明如橘色为阳黄，多属湿热；黄而晦暗如烟熏为阴黄，多属寒湿
赤色	热盛而致脉络血液充盈	主热证	①满面通红：多属外感发热，或脏腑阳盛的实热证 ②颜面部潮红：多属阴虚而阳亢的虚热证 ③久病、重病面色苍白却时而泛红如妆：多为戴阳证，是虚阳上越的危重证候
青色	寒盛而留于经脉，经脉拘急不舒，阻碍气血的运行，或气滞而凝，或血阻而瘀	主寒证、痛证、瘀血证、惊风证	①心腹疼痛，面色苍白而带青：阴寒内盛 ②面色青灰，口唇青紫：多为气虚血瘀（心气不足，推动无力，血行不畅） ③小儿高热，面部青紫，以鼻柱、两眉间及口唇四周最易察见：惊风先兆
黑色	肾为水火之脏，阳气之根。阳虚火衰，则水寒内盛，血失温养，经脉拘急，血行不畅	主肾虚、水饮证、瘀血证	①目眶周围见黑色：多见于肾虚水泛的水饮病，或寒湿带下的带下证 ②面黑而干焦：多为肾精久耗

（三）望形体、头面的主要内容及临床意义

1. 望形体强、弱、肥、瘦的主要内容及临床意义 ★

临床表现	临床意义
形体肥胖、肤白无华、精神不振（形盛气虚）	阳气不足
形瘦肌削，面色苍黄，胸廓狭窄，皮肤干焦	阴血不足
瘦削已至大肉脱失	精气衰竭
鸡胸、龟背	多属先天禀赋不足；后天调养失节，是肺气耗散、脾胃虚弱、肾精亏损的病变

2. 望姿态异常的主要内容及临床意义 ★

临床表现	临床意义
卧位、身轻自能转侧、面常向外	多为阳、热、实证

临床表现	临床意义
身重难于转侧、面常向里、精神萎靡	多为阴、寒、虚证
卧时仰面伸足、常揭去衣被、不欲近火	多属热证
卧时蜷缩成团、喜加衣被或向火取暖	多属寒证
坐而仰首	多为痰涎壅盛的肺实证
坐而俯首、气短懒言	多属肺虚或肾不纳气之证
坐而不得卧、卧则气逆	多是心阳不足，水气凌心
咳逆倚息不得卧，每发于秋冬	多是内有伏饮
眼睑、口唇或手指、足趾不时颤动	见于急性热病，则为动风发痉的先兆；见于虚损久病，则为气血不足，经脉失养
四肢抽搐	多见于风病，如痫证、破伤风、小儿急惊风、小儿慢惊风等
手足拘挛、屈伸不利	属肝病的筋急，或为寒凝筋脉，或为血脉损伤、筋膜失养
足或手软弱无力、行动不灵	多属于痿证
一侧手足举动不遂，或麻木不仁	多为中风偏瘫
一侧手足疼痛而肌肉萎缩	多为风邪耗血，正虚邪留
项背强直、角弓反张、四肢抽搐	为痉病

3. 望头形与头发的主要内容及临床意义★★ 望头与发，可以了解肾和气血的盛衰情况。

（1）望头形：主要观察头的形状及动态。

临床表现	临床意义
小儿头形过大或过小，伴有智力发育不全	多属肾精亏损
囟门下陷	多属虚证
囟门高突	多属热证
囟门迟闭，头项软弱不能竖立	多为肾气不足，发育不良
头摇不能自主	皆为风证

（2）望头发：主要望发的质和色的变化。

临床表现	临床意义
发稀疏易落，或干枯不荣	多为精血不足
突然片状脱发	多属血虚受风
年少落发	肾虚或血热
青年白发，无其他病象	不属病态

4. 望目的主要内容及临床意义★ 望目，包括观察眼神，以及眼睛外形、颜色和动态等方面的变化。

临床表现		临床意义	
眼胞红肿		多为肝经风热	
目胞浮肿，如卧蚕状		多为水肿	
眼窝下陷		多是津液亏耗	
目眦赤烂		多属湿热	
小儿睡时露睛		多属脾虚，气血不足	
瞳孔散大		精气衰竭	
白睛黄染		常见于黄疸	
目眦淡白		气血不足	
目赤	开目而欲见人	阳证	诸经热盛
	闭目而不欲见人	阴证	
两目上视或斜视、直视		多见肝风，或为动风先兆	

5. **望耳鼻的主要内容及临床意义★**　望耳，包括耳廓的色泽和耳内的情况。望鼻，包括望鼻内分泌物和鼻的外形。

临床表现	临床意义
耳轮干枯焦黑	多为肾精亏耗，精不上荣，属危证
耳背红络，耳根发凉	多是麻疹先兆
耳内流脓水	脓耳或聤耳，多为肝胆湿热
耳轮薄而白或黑	肾精亏损
鼻流清涕	多为外感风寒
鼻流浊涕	风热
久流浊涕而有腥臭味	鼻渊，感受外邪或胆经蕴热所致
鼻头或周围充血或生红色丘疹	酒渣鼻，多属肺胃有热
鼻柱溃烂塌陷	常见于麻风病或梅毒
鼻翼扇动	多见于肺热，或肺肾精气衰竭而出现的喘息

6. **望唇、齿龈、咽喉的主要内容及临床意义★**

（1）望唇：以观察唇的颜色、润燥和形态的变化为主。

临床表现	临床意义
唇色淡白	多属气血两虚
色青紫	常为寒凝血瘀
色深红	热在营血
口唇干枯皱裂	外感燥邪，亦见于热炽津伤
口角流涎（或睡时流）	多属脾虚湿盛，或胃中有热，亦见于虫积
口唇糜烂	多由脾胃蕴热上蒸

续表

临床表现	临床意义
口㖞斜	中风
撮口或抽掣不停	肝风内动，或脾虚生风
口开不闭	常见于脱证

（2）望齿：以观察牙齿的色泽、润燥、形态。

临床表现	临床意义
牙齿干燥	胃热炽盛、津液大伤
干燥如枯骨	肾精枯竭，肾水不能上承
牙齿松动稀疏、齿根外露	肾虚或虚火上炎
睡中咬牙或啮齿	胃中有热或虫积

（3）望龈：以观察牙龈的颜色及形态的变化为主。

临床表现	临床意义
龈色淡白	多是血虚不荣
龈色红肿	多属胃火上炎
牙龈出血而红肿	胃火伤络
不红而微肿	气虚，或虚火伤络

（4）望咽喉：以观察咽喉部的色泽、形态的变化为主。

临床表现	临床意义
咽喉红肿而痛	肺胃积热
红肿溃烂，有黄白腐点	肺胃热毒壅盛
色鲜红娇嫩，疼痛不甚	阴虚火旺
色淡红不肿，久久不愈	虚火上浮
有灰白色假膜，擦之不去，重擦出血，且随即复生	为白喉，属肺热阴伤之证

7. 望体表的主要内容及临床意义★★ 望体表，以观察皮肤色泽及外形的变化为主。

临床表现	临床意义
皮肤面目皆黄	黄疸
皮肤虚浮肿胀	水湿泛滥
皮肤干瘪枯槁	津伤液耗

（1）斑疹：望斑疹，以观察其色泽与形态的变化为主。

临床表现		临床意义
色泽（红活润泽为顺）	深红如鸡冠色	多为热毒炽盛
	色紫暗	多为热毒盛极
	色淡红或淡紫	气血不足，或阳气衰微

临床表现		临床意义
形态（以分布均匀、疏密适中为顺）	稀疏松浮	病邪轻浅
	稠密紧束，压之不褪色	热毒深重
	疹点疏密不匀，或先后不齐，或见而即陷	正气不足、病邪内陷的危候
外感热病	斑：点大成片，或红或紫，平铺于皮下，摸之不碍手，从肌肉而出	邪热郁于肺胃不能外泄，内迫营血
	疹：色红疹点小如粟，高出于皮肤，摸之碍手（亦有不高出皮肤，抚之无碍手之感者），从皮肤血络发出	
内伤杂病	内伤杂病见斑疹	多属血热
	斑色暗紫，其形较大，时出时陷	气虚不能摄血或夹有瘀血

（2）白痦

临床表现		临床意义	
晶莹如粟的透明小疱疹，高出皮肤，擦破流水，以胸部及颈项部多见，亦偶见于四肢，唯不见于面部	白痦晶莹饱满	为顺，称为"晶"，乃湿热外达之候	多系湿郁肌表、汗出不彻所致
	色枯白、空窍无液	为逆，称为"枯"，是津液枯竭的反映	

（3）痈疽疔疖

内容	临床表现	临床意义
痈	发病局部范围较大，红、肿、热、痛，根盘紧束	阳证
疽	漫肿无头，部位较深，皮色不变	阴证
疔	范围较小、初起如粟、根角坚硬，或麻或痒或木，顶白而痛	—
疖	起于浅表，形圆而红、肿、热、痛，化脓即软	—

（四）望舌质和舌苔的主要内容及临床意义

望舌包括望舌质和舌苔。

正常舌象为"淡红舌、薄白苔"。

把舌划分为舌尖、舌中、舌根、舌边四个部分，分属于心肺、脾胃、肾、肝胆等有关脏腑。

1. 望舌质的主要内容及临床意义★★★ 望舌质，主要是察其颜色、形态的异常。

（1）望舌色

内容	临床表现	临床意义	
淡白舌	较正常舌色浅淡	主虚寒证，为阳气虚弱、气血不足之象。常见于阳虚、血虚	
红舌	舌色深于正常舌	里实热证，或阴虚内热证	
绛舌	舌色深红	内热深重	外感热病：邪热深入营血，多见于热性病极期
			内伤杂病：常见于久病、重病，多属阴虚火旺

续表

内容	临床表现	临床意义
紫舌	绛紫色深，干枯少津	多系邪热炽盛、阴液两伤、血气壅滞不畅之象
	淡紫或青紫湿润	阴寒内盛、血脉瘀滞
	舌上有紫色斑点，称为瘀斑或瘀点	血瘀之象

（2）望舌形

内容		临床表现	临床意义
荣枯老嫩	荣	舌体明润	津液充足
	枯	舌体干瘪	津液已伤
	老	舌质纹理粗糙，形色坚敛苍老	多属实证、热证
	嫩	纹理细腻，形色浮胖娇嫩	多属虚证、寒证
胖大舌	较正常舌体胖大	舌体胖嫩，色淡	多属脾肾阳虚、津液不化、水饮痰湿阻滞
		舌体肿胀满口，色深红	心脾热盛
		舌肿胖，色青紫而暗	多见于中毒
瘦薄舌	舌体瘦小而薄	瘦薄而色淡	气血两虚
		瘦薄而色红绛且干	阴虚火旺，津液耗伤
裂纹舌	舌面上有明显的裂沟	舌质红绛而有裂纹	热盛津伤、阴精亏损
		舌色淡白而有裂纹	血虚不润
		正常人亦有裂纹舌	无诊断意义
齿痕舌	舌体的边缘见牙齿的痕迹	齿痕舌常与胖大舌同见	多属脾虚
		舌质淡白而湿润	脾虚而寒湿壅盛
芒刺舌	舌乳头增生、肥大，高起如刺，摸之棘手	芒刺干燥	多属热邪亢盛，热愈盛则芒刺愈多
		舌尖有芒刺	心火亢盛
		舌边有芒刺	肝胆火盛
		舌中有芒刺	胃肠热盛

（3）望舌态

内容		临床表现	临床意义
强硬		舌体强硬，运动不灵活，屈伸不便，或不能转动，致使语言謇涩	外感热病：多属热入心包、痰浊内阻，或高热伤津、邪热炽盛
			内伤杂病：多为中风征兆
痿软	舌体软弱，伸卷无力，转动不便	久病见舌淡而痿	气血俱虚	多属气血虚极、阴液亏损、筋脉失养所致
		舌绛而痿	阴亏已极	
		新病见舌干红而痿	热灼阴伤	

内容	临床表现		临床意义	
颤动	舌体震颤不定，不能自主		久病：属气血两虚或阳气虚弱	
			外感热病：多属热极生风或虚风内动之象	
吐弄	吐舌：舌伸长，吐露出口外		疫毒攻心，或正气已绝	属心脾有热
	弄舌：舌时时微出口外，立即收回口内，或舌舐口唇上下或口角左右		动风先兆，或小儿智能发育不良	
㖞斜	舌体偏斜于一侧		中风或中风先兆	
短缩	舌体紧缩不能伸长	舌淡或青而湿润短缩	寒凝筋脉	危重证候的反映
		舌胖而短缩	痰湿内阻	
		舌红绛干而短缩	热病津伤	

2. 望舌苔的主要内容及临床意义 ★★★ 望舌苔，包括望苔色及苔质两个内容。

（1）望苔色

内容	临床表现	临床意义	
白苔	薄白苔	病邪在表而未入里	表证、寒证
	舌淡苔白	里寒证	
	积粉苔：舌上满布白苔，有如白粉堆积在舌上，扪之不燥	外感秽浊不正之气，毒热内盛所致，常见于瘟疫，亦见于内痈	
黄苔	淡黄	热轻	热邪熏灼所致
	深黄	热重	
	焦黄	热结	主热证、里证
	外感病苔由白转黄者	表邪入里化热	
	舌淡胖嫩而见苔黄滑润	阳虚水湿不化	里证
灰苔	苔灰而润	多为寒湿内阻，或痰饮内停	主里证，里热证或寒湿证
	苔灰而燥	多属热炽津伤，或阴虚火旺	
黑苔	苔黑而燥裂，甚则生芒刺	多为热极津枯	主里证，主热极，又主寒盛
	苔黑而润滑	多属阳虚寒盛	

（2）望苔质：主要是观察舌苔的厚薄、润燥、腻腐、剥脱、有根无根。

内容	临床表现		临床意义	
厚薄	以"见底"和"不见底"为标准	薄苔	疾病初起、病邪在表、病情较轻	了解病邪的轻重及病情的进退
		厚苔	病邪传里、病情较重，或内有食饮痰湿积滞	
		由薄增厚	病邪由表入里，病情由轻转重，为病进	
		由厚变薄	邪气得以内消外达，病情由重变轻，多属病退	

内容		临床表现	临床意义	
润燥	燥苔	苔面干燥，望之枯涸，扪之无津	多见于热盛津伤，或阴液亏耗，或阳虚不能化津上润	了解津液变化的情况
	糙苔	粗糙刺手感觉		
	滑苔（润苔）	苔面有过多水分、扪之滑利而湿	多是水湿内停	
	由燥转润		热邪渐退或津液渐复之象，表示病情好转	
	由润变燥		津液已伤，热势加重，或邪从热化	
腻腐	腻苔	舌面上覆盖着一层浊而滑腻的苔垢，颗粒细腻而致密，刮之难去	多见于湿浊、痰饮、食积等，如痰饮、湿浊等病证	
	腐苔	苔质颗粒较大，松软而厚，形如豆腐渣堆积舌面，刮之易脱	多由阳热有余，蒸腾胃中腐浊邪气上升而成，常见于食积、痰浊等病	
剥落	光剥舌（镜面舌）	舌苔骤然退去，不再复生，以致舌面光洁如镜	胃阴枯竭、胃气大伤	正邪斗争互为消长的表现
	花剥苔	舌苔剥落不全，剥脱处光滑无苔	胃的气阴两伤之候	
	花剥而兼有腻苔		痰浊未化、正气已伤，病情较为复杂	
有根与无根	有根苔（真苔）	舌苔坚敛而着实，紧贴着舌面，刮之难去，舌与苔如同一体，苔像从舌里长出来的	多为实证、热证，表示有胃气	辨邪正虚实、胃气的有无
	无根苔（假苔）	舌苔不着实，似浮涂在舌上，刮之即去，不像从舌上生出来的	多见于虚证、寒证，表示胃气衰	

3. 望舌的注意事项★★★　注意事项包括注意光线、注意伸舌姿势和注意染苔。

4. 舌诊的临床意义★　一般而言，察舌质，重在辨内脏的虚实，察舌苔，则重在辨病邪的深浅与胃气的存亡。

内容		表现	临床意义
判断正气的盛衰	脏腑气血之盛衰，可在舌上反映出来	舌质红润	气血旺盛
		舌质淡白	气血虚衰
		苔薄白而润	胃气旺盛
		舌光无苔	胃气衰败，或胃阴大伤
分辨病位的深浅	在外感疾病中，舌苔的厚与薄，常足以反映病位的深浅	苔薄	多为疾病的初期，病位尚浅
		苔厚	为病邪渐入于里，表示病位较深

续表

内容		表现	临床意义	
区别病邪的性质	不同性质的病邪，舌象能反映出不同的变化	黄苔	多是热	
		白苔	多是寒	
		腐腻苔	多属食积痰浊为病	
		舌质有瘀点或瘀斑	瘀血	
推断病势的进退	舌苔变化，反映正邪的消长与病位的深浅，察舌苔可推断病势的进退	由白转黄、变黑	多是病邪由表入里，由轻变重	急性热病
		由寒化热，舌苔由润转燥	多是热盛而津液渐伤	
		由燥转润，由厚变薄	津液复生、病邪渐退	

（五）望排出物的主要内容及临床意义

排出物包括痰涎、呕吐物、二便、涕、泪、带下等。

临床表现	临床意义
排出物清稀	多为寒证
黄浊黏稠者	多属热证
排出物质地清稀	寒凝则阳气不运，功能衰退，水湿不化
排出物见黄浊而黏稠	热邪熏灼，煎熬津液

1. 望痰涎★★

临床表现	临床意义
痰色白而清稀	多为寒证
痰色黄或白而黏稠	多属热证
痰少极黏、难以排出	多属燥痰
痰白易咳而量多	多属湿痰
咯吐脓血如米粥状	热毒蕴肺，多是肺痈证
痰中带血，或咯吐鲜血	多为热伤肺络

2. 望呕吐物★★

临床表现	临床意义
呕吐痰涎，质清稀者	属寒饮
呕吐物清稀而夹有食物、无酸臭味者	多为胃气虚寒
呕吐物色黄味苦	多属肝胆有热、胃失和降
呕吐物秽浊酸臭	多因胃热或食积所致
吐血鲜红或暗红，夹有食物残渣	多因肝火犯胃或瘀血内停所致
呕吐脓血、味腥臭	多为内痈

3. 望大便 ★★

临床表现			临床意义
大便稀溏如糜，色深黄而黏			肠中湿热
便稀薄如水样，夹有不消化食物			多属寒湿
痢疾	便如黏胨，夹有脓血	色白者	病在气分
		色赤者	病在血分
		赤白相杂者	多属气血俱病
先便后血，其色黑褐			远血
先血后便，其色鲜红			近血

4. 望小便 ★★

临床表现	临床意义
清澈而量多	多属虚寒
量少而黄赤	多属热证
小便浑浊不清	湿浊下注，或脾肾气虚
尿血	多是热伤血络
尿有砂石	石淋
尿如膏脂	膏淋

考点2 闻诊

闻诊，包括听声音和嗅气味两个方面。

（一）语声、呼吸异常及咳嗽、呃逆、嗳气等声音变化的临床意义

1. 语声变化的临床意义

（1）语声强弱

临床表现	临床意义
语声高亢洪亮、多言而躁动	属实证、热证
语声低微无力、少言而沉静	属虚证、寒证
失音（发不出音）	外感风寒、风热，或感邪后又伤于饮食，或妊娠末期气道受阻者，多属实证
	内伤，肺肾阴虚，津液不能上承，表现为慢性或反复发作的，多属虚证
语声重浊	外感，亦见于湿浊阻滞，为肺气不宣、气道不畅所致
呻吟、惊呼	与痛、胀有关

（2）语言错乱

内容	临床表现	临床意义
谵语	神识昏糊、胡言乱语、声高有力	热扰心神的实证
郑声	神识不清，语言重复，时断时续，**声音低弱**	心气大伤、精神散乱的虚证
狂言	言语粗鲁、狂妄叫骂、失去理智控制	狂证，痰火扰心所致
独语	喃喃自语、讲话无对象、见人便停止	癫证，多是心气虚、精不养神所致
语言謇涩	—	多属于风痰上扰的病变

2. 呼吸异常变化的临床意义

（1）气微与气粗

内容	临床表现	临床意义
气微	呼吸微弱	多是肺肾之气不足，属于内伤虚损
气粗	呼吸有力，声高气粗	多是热邪内盛、气道不利，属于实热证

（2）哮与喘

内容	临床表现		临床意义
哮	喘气时喉中有哮鸣声		—
喘	呼吸困难、短促急迫、甚则鼻翼扇动，或张口抬肩，不能平卧	实喘：喘息气粗，声高息涌，呼出为快	肺有实邪，气机不利
		虚喘：喘声低微息短，呼多吸少，气不得续	肺肾气虚，出纳无力

（3）少气与叹息★★

内容	临床表现	临床意义
少气	呼吸微弱，气少不足以息	多因气虚所致
叹息（太息）	胸中郁闷不舒，发出长叹声音	情志抑郁、肝失疏泄

3. 咳嗽声音变化的临床意义★★★

临床表现	临床意义
咳声重浊	多属实证
咳声低微气怯	多属虚证
阵发性、咳而气急、连声不绝，终止时如鹭鸶声	顿咳（百日咳）
咳声如犬吠	多为白喉
干咳无痰，或只有少量稠痰	多属燥邪犯肺或阴虚肺燥

4. 呃逆、嗳气声音变化的临床意义

临床表现	临床意义
呃声高亢而短，响亦有力	实热

临床表现	临床意义
呃声低沉而长，气弱无力	虚寒
呃声不高不低，无其他不适	多为食后偶然触犯风寒，或因咽食急促所致，不属病态
久病胃气衰败，出现呃逆、声低无力	属危证
食后嗳出酸腐	多为宿食停积，消化不良
嗳气无酸腐气味	肝胃不和，或胃虚气逆

（二）口气、痰涕、二便气味异常的临床意义

1. 口气异常的临床意义 ★★★

临床表现	临床意义
口气臭秽	多属胃热，或消化不良；亦见于龋齿、口腔不洁等
口气酸臭	多是胃有宿食
口气腐臭	多是牙疳或有内痈

2. 排泄物与分泌物异常的临床意义 ★

临床表现		临床意义	
恶臭	大便臭秽	为热	多属实热证
	小便臊臭	多为湿热	
	矢气奇臭	多为消化不良、宿食停滞	
略带腥味	大便有腥味	属寒	多属虚寒证
腥臭	咳吐浊痰脓血，腥臭异常	热毒炽盛，瘀结成脓	

考点 3 问诊

（一）问寒热的临床意义

恶寒是患者的主观感觉,凡患者感觉怕冷, 甚则加衣被、近火取暖,仍觉寒冷的, 称为恶寒。若虽怕冷, 但加衣被或近火取暖有所缓解者, 称为畏寒。发热，除指体温高于正常值外，还包括患者自觉全身或某一局部发热的主观感觉。

1. 恶寒发热同见的临床意义 ★★★

临床表现	临床意义
恶寒与发热同时出现	多见于外感表证
恶寒重，发热轻	外感风寒，伴头身痛、无汗、脉浮紧
发热重，恶寒轻	外感风热，伴口渴、自汗、脉浮数
恶寒发热较轻	邪轻正衰
恶寒发热较重	邪正俱盛
恶寒重发热轻	邪盛正衰

2. 但寒不热的临床意义 ★★★

临床表现	临床意义
唯感畏寒而不发热，同时并见面色苍白、肢冷蜷卧、喜着衣被等	阳气虚于内，阳虚则寒，不能温煦肌表，多属虚寒证
畏寒或病变部位冷痛	寒邪直中脏腑，阳气被伤

3. 但热不寒的临床意义 ★★★

但热不寒，指的是在疾病过程中，患者唯感有热而没有寒象，同时怕热。

内容	临床表现		临床意义
壮热	高热不退、不恶寒反恶热，常兼有多汗、烦渴等		多见于风寒入里化热，或风热内传的里实热证
潮热	发热如潮有定时、按时而发或按时而热更甚	阴虚潮热：每当午后或入夜即发热，且以五心烦热为特征，甚至有热自深层向外透发的感觉，故又称"骨蒸潮热"，常兼见盗汗、颧赤、口咽干燥、舌红少津等症	阴虚生内热
		湿温潮热：午后热甚，身热不扬，初扪之不觉很热，扪之稍久则觉灼手。多伴有胸闷呕恶、头身困重、大便溏薄、苔腻等症	其病多在脾胃，因湿遏热伏，热难透达
		阳明潮热：又称"日晡潮热"。日晡而热甚，常兼见腹满痛拒按，大便燥结，手足汗出、舌苔黄燥、甚则生芒刺	胃肠燥热内结所致
长期低热	发热日期较长，而热度仅较正常体温稍高（一般不超过38℃），或仅患者自觉发热而体温并不高	阴虚潮热	—
		疰夏：暑热季节的发热	—
		气虚发热：发热日久不止和热度不高，面色白、食少乏力、短气懒言、劳倦则甚、舌淡、脉虚弱等症	多因脾气虚损，中气下陷，清阳不升，郁而为热

4. 寒热往来的临床意义 ★★★

寒热往来，指恶寒与发热交替发作，是半表半里证的特征，为邪气虽不太盛，正气却也不强，邪气既不能侵入于里，正气也不能祛邪使之出表，正邪交争，两不相下的表现。

临床表现	临床意义
寒热往来，恶寒与发热交替而作	邪气在半表半里
寒战与壮热交替，发有定时，一日一次或二三日一次，常有头痛欲裂、汗出热退，持续反复，经久不愈	见于疟疾，由于疟邪伏藏于半表半里之间，入与阴争则寒，出与阳争则热

（二）问汗出的临床意义

1. 表证辨汗的临床意义 ★

临床表现	临床意义
无汗	外感寒邪，如伤寒表实证之类，寒主收敛，使腠理致密、汗孔闭塞所致
有汗	外感风邪，如太阳中风证之类。因风性开泄，热性升散，均可使腠理疏松而汗出

2. 自汗的临床表现及意义 ★★★

临床表现	临床意义
经常汗出不止，活动后加重，常伴有神疲、乏力、气短、畏寒	气虚卫阳不固

3. 盗汗的临床表现及意义 ★★★

临床表现	临床意义
入睡汗出，醒后汗止，常伴有五心烦热、失眠、颧红、口咽干燥	阴虚导致，阴虚则阳亢，阳热亢盛，蒸发阴津而为汗

4. 绝汗的临床表现及意义 ★

临床表现		临床意义
病情危重，大汗不止	亡阳：大汗淋漓，伴有呼吸喘促、神疲气弱、四肢厥冷、脉微欲绝	元气欲脱、津随气泄的危候
	亡阴：汗出而黏如油、躁扰烦渴、脉细数疾	内热涸竭之阴津外泄之危候

5. 战汗的临床表现及意义 ★★★

临床表现		临床意义
先见全身恶寒战栗，而继之汗出	汗出热退、脉静身凉	邪去正安的好转现象
	汗出而烦躁不安、脉来疾急	邪胜正衰的危候

（三）问疼痛的临床意义

疼痛的形成，有因实而致痛，"不通则痛"；也有因气血不足，或阴精亏损，脏腑经脉失养，因虚致痛。新病疼痛，持续不解，或痛而拒按，多属实证；久病疼痛，时有缓止，或痛而喜按，则多见于虚证。

1. 疼痛的性质特点及临床意义 ★★★

内容	临床表现	临床意义	
胀痛	疼痛伴有胀满或胀闷	胃脘胀痛：中焦寒凝气滞	气滞证
		胸胁胀痛：肝郁气滞	
		头部胀痛：多见于肝阳上亢或肝火上炎	
重痛	疼痛并伴有沉重的感觉	湿证	
刺痛	疼痛有如针刺的感觉	瘀血证	
绞痛	痛如绞割一样，疼痛剧烈难忍的感觉	有形实邪闭阻气机	
灼痛	痛有灼热感而喜凉的感觉	多由于火邪窜络，或阴虚阳热亢盛	
冷痛	痛有冷感而喜暖的感觉	多因寒邪阻络或为阳气不足，脏腑、经络不得温养	
隐痛	疼痛并不剧烈，可以忍耐，却绵绵不休，持续时间较长的感觉	多是气血不足，阴寒内生，气血运行滞涩	
掣痛	抽掣或牵引而痛的感觉	多因筋脉失养或阻滞不通，多与肝病有关	

2. 不同部位疼痛的临床意义★★

内容	临床表现	临床意义	
头痛	一	实证：风、寒、暑、湿、火以及痰浊、瘀血阻滞或上扰清阳	
		虚证：气血津液亏损，不能上荣于头，致使髓海空虚	
	头项痛	属太阳经	
	前额痛	属阳明经	
	头侧痛	属少阳经	
	头顶痛	属厥阴经	
胸痛	胸闷痛而痞满	多为痰饮	心肺病变
	胸胀痛而走窜，嗳气痛减	多为气滞	
	胸痛而咳吐脓血	多见于肺痈	
	胸痛喘促而伴有发热、咳吐铁锈色痰	多属肺热	
	胸痛、潮热、盗汗、痰中带血	多属肺痨	
	胸痛彻背、背痛彻胸	多属心阳不振	
	真心痛：胸前憋闷、痛如针刺刀绞，甚则面色灰滞、冷汗淋漓	痰浊阻滞的胸痹	
脘痛	胃脘疼痛	寒邪犯胃、食滞胃脘、肝气犯胃	
胁痛	肝胆二经分布的部位疼痛	肝气不疏、肝火郁滞、肝胆湿热、血瘀气滞以及悬饮	
腹痛	腹部疼痛	实证：寒凝、热结、气滞、血瘀、食滞、虫积	
		虚证：气虚、血虚、虚寒	
腰痛	腰部疼痛	实证：风、寒、湿邪阻塞经脉者，或瘀血阻络	
		虚证：肾精气不足或阴阳虚损不能温煦、滋养	
四肢痛	或在关节，或在肌肉，或在经络	多由风寒湿邪的侵袭，阻碍气血运行，或脾胃虚损、水谷精气不能运于四肢	
	疼痛独见于足跟，甚则掣及腰脊者	多属肾虚	

（四）问口渴与饮水、食欲与食量及口味

1. 口渴与饮水异常变化的临床意义★★★

临床表现	临床意义
口渴多饮	热证
大渴喜冷饮	热盛伤津
渴喜热饮，饮量不多或口渴欲饮，水入即吐，小便不利	痰饮内停、津液不能上承
口渴而不多饮	急性热病，热入营血
口干，但欲漱水不欲咽	瘀血
大渴引饮，小便量多	消渴

2. 食欲与食量异常变化的临床意义 ★★★

临床表现	临床意义
食欲减退或不欲食，胃纳呆滞	脾胃功能失常
食少见于久病，兼有面色萎黄、形瘦、倦怠	脾胃虚弱
食少伴有胸闷、腹胀、肢体困重、舌苔厚腻者	脾湿不运
厌食（恶食）：厌恶食物或恶闻食臭	伤食
怀孕厌食	妊娠后冲脉之气上逆、胃失和降
厌油腻、身目发黄、胁肋胀痛、口苦咽干	肝胆湿热
饥不欲食：有饥饿感，但不想食用或进食不多	胃阴不足、虚火上扰
消谷善饥：食欲过于旺盛、食后不久即感饥饿者，身体反见消瘦	胃火炽盛，腐熟太过
易饥多食，但大便溏泻、倦怠乏力	胃强脾弱
嗜食生米、泥土等异物，尤多见于小儿	虫积
疾病过程中，食量渐增	胃气渐复
疾病过程中，食量渐减	脾胃功能衰退
除中：久病之人，本不能食，但突然反而暴食	中焦脾胃之气将绝，"回光返照"的一种表现

3. 口味异常的临床意义 ★★★

临床表现	临床意义
口苦	多见于热证，特别是常见于肝胆实热病变
口甜而腻	多属脾胃湿热
口中泛酸	多为肝胃蕴热
口中酸馊	多为食积内停
口淡乏味	常见于脾虚不运

（五）问大小便的变化

1. 大便异常变化的临床意义 ★★★

临床表现	临床意义
便秘：大便干燥坚硬，排出困难，排便间隔时间长，便次减少	热结肠道，津亏液少，气液两亏，以致大肠燥化太过、传导不行
泄泻：大便稀软不成形，甚则呈水样，便次增多，间隔时间相对缩短	脾失健运，小肠不能分清别浊、水湿直趋大肠
大便先干后溏	多属脾胃虚弱
大便时干时稀	多为肝郁脾虚、肝脾不和
水粪夹杂，下利清谷，五更泄泻	脾肾阳虚，寒湿内盛
泻下黄糜	多属大肠湿热

临床表现		临床意义
大便夹有不消化食物，酸腐臭秽		伤食积滞
老年人大便不干不稀，而只是排便困难		多属气虚
肛门有灼热感		多是热迫直肠
大便滑脱不禁，肛门有下坠感甚或脱肛		多见于脾虚下陷的久泄
里急后重		多见于痢疾
大便溏泄不爽		多是肝失疏泄
便色黑如柏油而大便反易		多属瘀血
腹痛则泻	泻后痛减者	多为伤食
	泻后痛不减者	多是肝郁脾虚

2. 小便异常变化的临床意义 ★★★

临床表现	临床意义
尿量过多	多属虚寒，也常见于消渴证
小便短少	热盛津伤，或汗、吐、下太过损伤津液，或肺、脾、肾功能失常，气化不利，水湿内停
癃：小便不畅，点滴而出 闭：小便不通、点滴不出	①实证：湿热下注，或瘀血、结石阻塞 ②虚证：肾阳不足，不能气化，或肾阴亏损，津液内虚
短赤而急迫	下焦湿热
量多而色清	多属下焦虚寒，肾气不固，膀胱失约
尿频而涩少	阴虚内热
小便数而大便硬	多是脾约病
小便次数减少	津液亏耗，化源不足，或气化不利，水湿内停
尿道疼痛，并常伴有急迫、艰涩、灼热等感觉	多是湿热下注
小便后自觉空痛	多属肾气虚衰
尿失禁：尿后余沥不尽、不自主的排尿，或不能控制的尿滴沥	多属肾气不固；若伴见神识昏迷则多是危重证候
睡中不自主排尿，是为遗尿	多属肾气不足的虚证

（六）问睡眠

询问睡眠的异常变化，常可了解机体的阴阳盛衰情况。

1. 失眠的临床意义 ★★

临床表现	病机	病因	举例
经常不易入睡或睡而易醒，醒后不易再入睡，或时时惊醒睡不安稳，甚至彻夜不眠	阳不入阴、神不守舍	阴血不足、阳热亢盛	①心肾阴虚、心火炽盛的心烦不寐 ②心脾两虚、血不养心的心悸、怔忡不寐
		痰火食积诸邪气干扰	①胆郁痰扰的失眠 ②食滞内停的"胃不和则卧不安"

2. 嗜睡的临床意义 ★★

临床表现	临床意义	病因病机
头目昏沉而嗜睡	多见于阳虚阴盛、痰湿困滞	多由痰湿困遏、清阳不升所致
但欲寐：神疲欲寐，闭眼即睡，呼之即醒或蒙眬迷糊，似睡非睡，似醒非醒		少阴心肾阳虚之征
昏睡见于急性热病		多属邪入心包、热盛神昏

（七）问耳鸣、耳聋、头晕、目眩的临床意义

1. 耳鸣、耳聋的临床意义 ★

（1）耳鸣

临床表现	临床意义
暴起耳鸣声大，手按鸣声不减	实证，属肝胆火盛
渐觉耳鸣，声音细小，以手按之，鸣声减轻	虚证，肾虚精亏、髓海不充、耳失所养

（2）耳聋

临床表现	临床意义
新病突发耳聋	实证：邪气蒙蔽清窍，清窍失养
逐渐耳聋	虚证：脏腑虚损

2. 头晕的临床意义 ★

临床表现	病机	临床意义
自觉视物昏花旋转，轻者闭目可缓解，重者感觉天旋地转，不能站立，闭目亦不能缓解	外邪侵袭或脏腑功能失调引起经络阻滞，清阳之气不升或风火上扰，邪干清窍	风火上扰、阴虚阳亢、心脾血虚、中气不足、肾精不足、痰浊中阻

3. 目眩的临床意义 ★

临床表现	临床意义
视物昏花迷乱，或眼前有黑花闪烁、蚊虫飞行的感觉	肝肾阴虚、肝阳上亢，肝血不足、气血不足

（八）问月经与带下变化

1. 月经变化的临床意义 ★★★

内容	临床表现	临床意义
经期异常	月经先期：周期提前八九天以上	①邪热迫血妄行 ②气虚不能摄血，血行无制 ③肝郁 ④瘀血
	月经后期：周期错后八九天以上	①寒凝气滞，血不畅行 ②血少，任脉不充 ③痰阻 ④气滞血瘀

内容	临床表现	临床意义
经期异常	经行无定期：经期错乱，或前或后	①肝气郁滞 ②脾肾虚损 ③瘀血积滞
经量异常	月经过多：经量超过了生理范围	①血热、冲任受损 ②气虚不能摄血
	月经过少：经量少于正常量	①血虚生化不足 ②寒凝 ③血瘀 ④痰湿阻滞
	闭经：停经超过三个月，而又未妊娠者	①生化不足、气虚血少 ②血瘀不通 ③血寒凝滞
色质异常	经色淡红质稀	血少不荣，属虚证
	经色深红质稠	血热内炽，为实证
	色紫暗有块	寒凝血滞
	暗红有块	血瘀
行经腹痛	经前或经期小腹胀痛	气滞血瘀
	小腹冷痛、遇暖则缓	寒凝
	行经或经后小腹隐痛、腰酸痛	气血亏虚、胞脉失养

2. 带下变化的临床意义 ★★★

（1）带下变化的分类

类型	临床表现
白带	色白、量多淋漓
赤白带	白带中混有血液、赤白分明
赤带	带下淡红黏稠、似血非血
黄带	带下淡黄、黏稠臭秽

（2）带下量、色质和气味的变化

临床表现	临床意义
量多色白，清稀如涕	脾虚湿注
色黄，黏稠，臭秽或伴有外阴瘙痒疼痛	湿热下注
色赤，淋漓不断、微有臭味	肝经郁热
晦暗、稀薄量多，腰腹酸冷	肾虚
色白而清稀	虚证、寒证
色黄或赤，稠黏臭秽	实证、热证

考点4 切诊

（一）切脉的部位和寸口脉分候脏腑

1. 脉诊的部位 现代普遍选用的切脉部位是"寸口"，即切按患者桡动脉腕后表浅部位。

2. 寸口脉分候脏腑★★

部位	脏腑	部位	脏腑
左寸	心	右寸	肺
左关	肝	右关	脾胃
左尺	肾	右尺	肾（命门）

3. 平脉的特点及变异★ 平脉是正常脉象，即一息脉来四至，脉象和缓有力、从容有节、不快不慢。

特点	表现
有神	脉象和缓有力
有胃（胃气）	脉来去从容而节律一致
有根	在尺部沉取，仍有一种从容不迫应指有力的气象

（二）常见病脉的脉象和主病

1. 浮脉与主病★★★

浮脉类		脉象	主病
主脉	浮	举之有余，按之不足。轻取即得，重取稍弱。脉象显现部位表浅	主表证。浮而有力为表实证，浮而无力为表虚证
相似脉	散	浮大无根	正气耗散、脏腑精气将绝，多见于病证的危候
	芤	浮大中空，有如按葱管	多见于大失血或大汗后

2. 沉脉与主病★★★

沉脉类		脉象	主病
主脉	沉	轻取不应，重按始得。脉象部位深在	病邪在里。有力为里实，无力为里虚
相似脉	伏	重按推筋着骨始得，甚至暂时伏而不显	常见于厥证、邪闭、痛极等
	牢	脉来实大弦长，浮取、中取均不应，沉取始得，坚牢不移	多见于阴寒积聚的病证，如癥瘕、痞块、疝气等

3. 迟脉与主病★★★

迟脉类		脉象	主病
主脉	迟	脉来迟慢，一息不足四至	主寒证。有力为冷积，无力为阳虚
相似脉	缓	一息四至，但脉势的来去却有缓慢之感	多见于湿邪致病及脾胃虚弱证

4. 数脉与主病★★★

数脉类		脉象	主病
主脉	数	一息脉来五至以上，"去来促急"	主热证。有力为实热，无力为虚热
相似脉	疾	脉来急疾，一息七至以上，数而躁	热性病极期，以及劳瘵病阴竭阳越

5. 虚脉与主病★★

脉象	主病
三部脉举按皆无力，隐隐蠕动于指下，软而空豁	气血两虚，尤多见于气虚

6. 实脉与主病★★

脉象	主病
脉来去俱盛，三部举按皆较大而坚实有力	主实证。邪气实而正气不虚，邪正相搏，气血壅盛之证

7. 滑脉与主病★★★

滑脉类		脉象	主病
主脉	滑	往来流利，如盘走珠	痰饮、食滞、实热等。妇人妊娠亦见
相似脉	动	脉来滑数有力，应指跳突如豆	主惊、主痛

8. 涩脉与主病★★★

脉象	主病
往来艰涩不畅，有如轻刀刮竹	气滞、血瘀、精伤、血少

9. 细脉与主病★★

细脉类		脉象	主病
主脉	细	脉来细小如线，软弱无力，但应指明显	气血两虚、诸虚劳损，湿病
相似脉	濡	浮而细软，轻按可以触知，重按反不明显	虚证、湿证
	微	极细而软，按之欲绝，若有若无	心肾阳衰及暴脱
	弱	沉细而应指无力	气血两虚诸证

10. 洪脉与主病★★

洪脉类		脉象	主病
主脉	洪	洪脉极大，状如洪水，来盛去衰，滔滔满指。脉体阔大，充实有力，来的力量较去的力量为大	邪热亢盛。久病气虚，或虚劳、失血、久泄等病证而见洪脉，多属邪盛正衰的危证
相似脉	大	脉形虽大于常脉，却无汹涌之势	大而有力为邪热实证，大而无力多为虚损

11. 弦脉与主病★★★

弦脉类		脉象	主病
主脉	弦	端直以长，如按琴弦	肝胆病、痛证、痰饮等

弦脉类		脉象	主病
相似脉	紧	紧脉有力，左右弹手	寒证、痛证，宿食
	革	脉来弦急而中空，如同按鼓皮	亡血、失精、半产、崩漏，精血内虚

12. 代脉与主病★★★

（1）特点

代脉类		脉象	主病
主脉	代	脉来缓弱而有规则的歇止，间歇时间较长	脏气衰微。风证、痛证、七情惊恐、跌扑损伤诸病
相似脉	促	脉来急数而有不规则的间歇	阳热亢盛、气滞血瘀或痰食停积等
	结	脉来缓慢而有不规则的间歇	阴盛气结、寒痰瘀血

（2）比较

共同点	节律不整而有歇止
相似点	①结脉、促脉：不规则的间歇，歇止时间短 ②结脉、代脉：脉来缓
不同点	①代脉：迟而歇止，有规律 ②结脉：迟而歇止，无规律 ③促脉：数而歇止，无规律

13. 相兼脉与主病★★

主脉	相兼脉	主病
浮脉	浮紧脉	外感寒邪之表寒证，或风痹疼痛
	浮缓脉	风邪伤卫，营卫不和，太阳中风表虚证
	浮数脉	风热袭表之表热证
	浮滑脉	风痰，或表证夹痰。常见于素体痰盛而又感受外邪
沉脉	沉迟脉	里寒证，常见于脾胃阳虚、阴寒凝滞
	沉弦脉	肝郁气滞，或水饮内结
	沉涩脉	血瘀，尤常见于阳虚而寒凝血瘀
	沉缓脉	脾肾阳虚、水湿停留诸证
	沉细数脉	阴虚或血虚有热
弦脉	弦紧脉	寒痛，常见于寒滞肝脉，或肝郁气滞、两胁作痛
	弦数脉	肝郁化火或肝胆湿热
	弦细脉	肝肾阴虚，或血虚肝郁，或肝郁脾虚
	弦滑数脉	肝火夹痰，或风阳上扰、痰火内蕴
数脉	滑数脉	痰热、痰火或内热食积
	洪数脉	气分热盛，多见于外感热病

（三）按肌肤、按脘腹的要点和临床意义

1. 按肌肤的内容及临床意义

临床表现		临床意义
身体热		多热邪盛
身体寒		多阳气衰
身热，按其皮肤，初按热甚、久按热反转轻		热在表
久按其热更甚，热自内向外蒸发		热在里
肌肤热泛而无蒸腾感		虚劳发热
皮肤润泽		津液未伤
干燥或甲错		多属津液已伤，或内有干血
重手按之不能即起，凹陷成坑		水肿
按之凹陷，手举而即起		气肿
疮疡	按之高肿灼手、根盘紧束	多属阳证
	按之肿硬而不热、根盘平塌漫肿	多属阴证
	按之固定，坚硬而热不甚，陷而不起	未成脓
	按之边硬顶软，热甚，有波动感	已成脓
	轻按即痛	脓在浅表
	重按方痛	脓在深部
尺肤热甚（尺肤，指肘内至掌后横纹处的一段皮肤）		见于外感疾病时，多属温热证

2. 按脘腹辨疼痛、痞满、积聚的要点和临床意义 ★

临床表现	临床意义
心下按之坚硬、疼痛	结胸，属实证
心下满，按之濡软而不痛	痞证，属虚证
心下坚硬，大如盘，边如旋杯	为水饮
腹痛喜按	虚证
腹痛拒按	实证
腹胀满、叩之如鼓、小便自利	气胀
按之如囊裹水、小便不利	水臌
腹内有肿块、按之坚硬、推之不移且痛有定处	癥积，多属血瘀
肿块时聚时散，或按之无形，痛无定处的	瘕聚，多属气滞
腹痛绕脐，左下腹部按之有块累累	燥屎内结
腹有结聚、按之硬，且可移动聚散	虫积
右侧少腹部按之疼痛，尤以重按后突然放手而疼痛更为剧烈	肠痈

第三节　辨　证

考点1 八纲辨证

八纲，即指阴、阳、表、里、寒、热、虚、实八类证候。

（一）表证、里证的临床表现、相互关系及辨证鉴别要点★★

表里辨证是辨别病变部位和病势趋向的一种辨证方法。

内容	含义	临床表现	辨证要点	鉴别要点	相互关系
表证	病位浅在肌肤的一类证候	以发热恶寒，或恶风，舌苔薄白，脉浮为主。常兼见头身疼痛、鼻塞、咳嗽等症状	起病急、病程短、有发热恶寒	发热恶寒并见，苔薄白、脉浮	由表入里，病势加重
里证	病位深在于内（脏腑、气血、骨髓等）的一类证候	其临床表现的具体内容详见虚实表热辨证及脏腑辨证等有关章节	凡非表证的一切证候皆属里证。无新起恶寒发热并见	发热不恶寒，苔黄、脉数或沉滑	由里出表，病势减轻

（二）寒证、热证的临床表现、相互关系及辨证鉴别要点★★

寒热是辨析疾病性质的两个纲领。

内容	含义	临床表现	辨证要点	鉴别要点	相互关系
寒证	感受寒邪，或阳虚阴盛、机体的功能活动衰减所表现的证候	恶寒喜暖，口淡不渴，面色苍白，肢冷蜷卧，小便清长，大便溏稀，舌淡苔白而润滑，脉迟或紧	以寒为主，功能减退	寒证属阴盛，多与阳虚并见	由寒转热是人体正气尚盛
热证	外感火热之邪，或因七情过激、郁而化火，或饮食不节、积蓄为热，或房事劳倦、劫夺阴精、阴虚阳亢，或阳盛阴虚，表现为机体的功能活动亢进的证候	发热喜凉，口渴饮冷，面红目赤，烦躁不宁，小便短赤，大便燥结。舌红苔黄而干燥，脉数	以热为主，功能活动亢进	热证属阳盛，常有津液干涸的证候	由热化寒，多属正不胜邪

（三）虚证、实证的临床表现、相互关系及辨证鉴别要点★★

虚实辨证是分析辨别邪正盛衰的两个纲领。

内容	含义	临床表现	辨证要点	鉴别要点	相互关系
虚证	人体正气不足所表现的证候	面色苍白或萎黄，精神萎靡，身疲乏力，心悸气短，形寒肢冷或五心烦热，自汗盗汗，大便滑脱，小便失禁。舌上少苔、无苔，脉虚无力等	症状表现为不足、虚弱	内伤久病。临床症状表现为不足、虚弱的；声音、气息弱者；痛处喜按；舌质胖嫩；脉弱无力	由实转虚

续表

内容	含义	临床表现	辨证要点	鉴别要点	相互关系
实证	邪气过盛所反映出来的一类证候	发热，腹胀痛拒按，胸闷烦躁甚至神昏谵语，呼吸喘粗，痰涎壅盛，大便秘结，小便不利。脉实有力，舌苔厚腻等	症状表现为有余、亢盛	外感初期。临床症状表现有余、亢盛的；声音、气息强者；痛处拒按；舌质苍老；脉强有力	虚实夹杂；虚证转为实证相对较少

（四）阴证、阳证的临床表现和辨证鉴别要点★★

阴阳是八纲辨证的总纲。阴阳可以归纳表、里、寒、热、虚、实的六种证候，是辨证的总纲。表、热、实证属阳证。里、寒、虚证属阴证。

1. 阴证、阳证的临床表现和辨证要点

内容	原因	临床表现	辨证要点
阴证	年老体衰，或内伤久病，或外邪内传五脏，以致阳虚阴盛，功能衰减，脏腑功能降低	无热恶寒，四肢逆冷，息短气乏，身体沉重，精神不振，但欲卧寐，呕吐，下利清谷，小便色白，爪甲色青，面白。舌淡，脉沉微	见寒象
阳证	邪气盛而正气未衰，正邪斗争处于亢奋阶段	身热，恶热不恶寒，心烦口渴，躁动多言，气高而粗，口鼻气热，面唇色红，爪甲色红，小便黄赤，大便或秘或干。舌质红绛，苔黄，脉滑数有力	见热象

2. 阴证、阳证的鉴别

内容	含义	临床表现
阴虚	机体阴阳亏损而导致的阴不制阳的阴虚证候	形体消瘦、口燥咽干、眩晕、失眠、舌红脉细数，伴见五心烦热、潮热盗汗、舌红绛、脉数等
阳虚	机体阴阳亏损而导致的阳不制阴的阳虚证候	神疲乏力、少气懒言、蜷卧嗜睡、脉微无力，兼见畏寒肢冷、口淡不渴、尿清便溏或尿少肿胀、面白舌淡等
亡阴	大都在高热大汗、剧烈吐泻、失血过多等阴液迅速亡失的情况下出现，所导致的亡阴证	汗出热而黏，兼见肌肤热、手足温、口渴喜冷饮、脉细数疾按之无力等
亡阳	大都在高热大汗、剧烈吐泻、失血过多等阳气迅速亡失的情况下出现，所导致的亡阳证	大汗淋漓，汗出清稀而凉，兼见肌肤凉、手足冷、口不渴、喜热饮、蜷卧神疲、脉微欲绝等

考点 2 脏腑辨证

（一）心病主要证候的临床表现及辨证要点★★★

内容	临床表现	共有症状	辨证要点
心气虚证	面色白、体倦乏力，舌质淡，舌体胖嫩，苔白，脉虚	心悸，气短，自汗，活动或劳累后加重	心本脏及全身功能活动衰弱
心阳虚证	形寒肢冷，心胸憋闷，面色苍白，舌淡或紫暗，脉细弱或结代。若心阳虚脱，兼见大汗淋漓，四肢厥冷，口唇青紫，呼吸微弱，脉微欲绝		在心气虚证的基础上出现虚寒症状

内容	临床表现	共有症状	辨证要点
心血虚证	眩晕，面色不华，唇舌色淡，脉细弱	心悸，心烦，易惊，失眠，健忘	心的常见症状与血虚证共见
心阴虚证	低热，盗汗，五心烦热，口干，舌红少津，脉细数		心的常见症状与阴虚证共见
心血瘀阻证	多见心悸，心前区刺痛或闷痛，并常引臂内侧疼痛，尤以左臂痛厥为多见，一般痛势较剧，时作时止，重者并有面、唇、指甲青紫，四肢逆冷，舌质暗红，或见紫色斑点。苔少，脉微细或涩		胸部憋闷疼痛、痛引肩背内臂、时发时止
心火亢盛证	多见心中烦热，急躁失眠，口舌糜烂疼痛，口渴。舌红，脉数。甚则发生吐血、衄血		心及舌、脉等出现实火内炽的症状

（二）肺病主要证候的临床表现及辨证要点★★★

内容	临床表现	辨证要点
肺气虚证	咳喘无力，气短懒言，声音低微，或语言断续无力，稍一用力则气吁而喘，周身乏力，自汗出，面色白。舌质淡嫩，脉虚弱	咳喘无力、气少不足以息和全身功能活动减退
肺阴虚证	咳嗽较重，干咳无痰，或痰少而黏，并有咽喉干痒，或声音嘶哑，身体消瘦，舌红少津，脉细无力。阴虚火旺还可见咳痰带血，干渴思饮，午后发热，盗汗，两颧发红。舌质红，脉细数	在肺病常见症状的基础上伴见阴虚内热
风寒犯肺证	咳嗽或气喘，咳痰稀薄，色白而多泡沫，口不渴，常伴有鼻流清涕，或发热恶寒，头痛身酸楚。舌苔薄白，脉浮或弦紧	咳嗽兼见风寒表证
风热犯肺证	咳嗽，咳黄稠痰，不易咳出，甚则咳吐脓血臭痰，一般还伴咽喉疼痛、鼻流浊涕、口干欲饮等。舌尖红，脉浮数。病重者可见气喘鼻扇、烦躁不安	咳嗽与风热表证共见
燥热犯肺证	干咳无痰，或痰少而黏，缠喉难出，鼻燥咽干。舌尖红，苔薄白少津，脉浮细而数。并常伴有胸痛或发热头痛、身酸楚等症状	肺系症状表现干燥少津
痰浊阻肺证	咳嗽，痰量多，色白而黏，容易咳出，或见气喘、胸满、呕恶等症。舌苔白腻，脉象多滑	咳嗽、痰多质黏、色白易咳

（三）脾病主要证候的临床表现及辨证要点★★★

内容		临床表现	辨证要点
脾气虚证	脾失健运证	食纳减少，食后作胀，或肢体浮肿，小便不利，或大便溏泻，时息时发，并伴有身倦无力，气短懒言，面色萎黄。舌质淡嫩，苔白，脉缓弱	运化功能减退和气虚证共见
	脾虚下陷证	子宫脱垂，脱肛，胃下垂，慢性腹泻，并见食纳减少，食后作胀，少腹下坠，体倦少气，气短懒言，面色萎黄。舌淡苔白，脉虚	脾气虚和内脏下垂
	脾不统血证	面色苍白或萎黄，饮食减少，倦怠无力，气短，肌衄，便血以及妇女月经过多，或崩漏。舌质淡，脉细弱	脾气虚的基础上共见出血
脾阳虚证		在脾失健运症状的基础上，同时出现腹中冷痛，腹满时减，得温则舒，口泛清水，四肢不温，气怯形寒。脉沉迟而舌淡苔白。妇女则见白带清稀，小腹下坠，腰酸沉	脾运失健的基础上伴有寒象

续表

内容	临床表现	辨证要点
寒湿困脾证	脘腹胀满，头身困重，食纳减少，泛恶欲吐，口不渴，便溏稀薄，小便不利，妇女带下。舌苔白腻或厚，脉迟缓而濡	脾的运化功能障碍为基础，同时又有寒湿中遏的表现
脾胃湿热证	面目皮肤发黄，鲜明如橘色，脘腹胀满，不思饮食，厌恶油腻，恶心呕吐，体倦身重，发热，口苦，尿少而黄。舌苔黄腻，脉濡数	脾的运化功能障碍和湿热内阻的症状

（四）肝病主要证候的临床表现及辨证要点★★★

内容		临床表现	辨证要点
肝气郁结证		胁肋胀痛，胸闷不舒，善太息，神情沉默，不欲饮食，或见口苦善呕，头晕目眩。舌苔白滑，脉弦。在妇女则有月经不调、痛经或经前乳房作胀	情志抑郁，肝经所过部位发生胀闷疼痛，妇女月经不调
肝火上炎证		头痛眩晕，耳聋耳鸣，面红目赤，口苦，尿黄，甚则咯血、吐血、衄血。舌红苔黄，脉弦数	肝脉循行所过的头、目、耳、胁部位见到实火炽盛症状
肝阴虚证		眩晕耳鸣，胁痛目涩，面部烘热，五心烦热，潮热盗汗，口咽干燥，手足蠕动。舌红少津，脉弦细数	肝病症状和阴虚证共见
肝阳上亢证		头痛、头胀、眩晕，时轻时重，耳鸣耳聋，口燥咽干，两目干涩，失眠健忘，腰膝酸软。舌红少津，脉多弦而有力	肝阳亢于上而肾阴亏于下的症状
肝血虚证		眩晕耳鸣，面白无华，爪甲不荣，夜寐多梦，视力减退或雀目，或见肢体麻木，关节拘急不利，手足震颤，肌肉瞤动。舌淡苔白，脉弦细。妇女常见月经量少、色淡，甚则经闭	筋脉、爪甲、两目、肌肤等失去血的濡养以及全身血虚的表现
肝风内动证	肝阳化风证	眩晕欲仆，头胀头痛，肢麻或震颤，舌体喎斜。舌红脉弦。甚则猝然昏倒，舌强，语言不利，或半身不遂	患者平素具有肝阳上亢的现象结合突然出现肝风内动的症状
	热极生风证	高热，肢体抽搐，项强，两眼上翻，甚则角弓反张，神识昏迷。舌红，脉弦数	高热与肝风共见
	血虚生风证	头目眩晕，视物模糊，面色萎黄，肢体麻木或震颤，手足拘急，肌肉瞤动。脉弦细，舌淡少苔	筋脉、爪甲、两目、肌肤等失去血的濡养所致症状，以及全身血虚
肝胆湿热证		胁肋满闷疼痛，黄疸，小便短赤，或小便黄而浑浊，或带下色黄腥臭，外阴瘙痒，或睾丸肿痛，红肿灼热。舌苔黄腻，脉弦数	胁肋胀痛、身目发黄或阴部瘙痒、带下黄臭、舌红苔黄腻
寒滞肝脉证		少腹胀痛，牵引睾丸，或睾丸胀大下坠，或阴囊冷缩。舌润苔白，脉多沉弦	少腹牵引阴部坠胀冷痛

（五）肾病主要证候的临床表现及辨证要点★★★

内容	临床表现	辨证要点
肾阳虚证	形寒肢冷，精神不振，腰膝酸软，或阳痿不举。舌淡苔白，脉沉迟或两尺无力	全身功能低下伴见寒象
肾阴虚证	头晕目眩，耳鸣耳聋，牙齿松动，失眠，遗精，口燥咽干，五心烦热，盗汗，腰膝酸痛。舌红，脉细数	肾病的主要症状和阴虚内热症状同见

续表

内容	临床表现	辨证要点
肾精不足证	男子精少不育，女子经闭不孕，性功能减退。小儿发育迟缓，身材矮小，智力低下和动作迟钝，囟门迟闭，骨骼痿软。成人早衰，发脱齿摇，耳鸣耳聋，健忘恍惚，动作迟缓，足痿无力，精神呆钝	小儿生长发育迟缓、成人早衰、生殖功能减退
肾气不固证	滑精早泄，尿后余沥，小便频数而清，甚则不禁，腰脊酸软，面色淡白，听力减退。舌淡苔白，脉细弱	肾及膀胱不能固摄所致症状
肾不纳气证	气虚喘促，呼多吸少，动则喘甚，汗出，四肢不温，恶风寒，面部虚浮。舌质淡，脉虚弱	久病咳喘、呼多吸少、气不得续、动则加重为主，伴见肺肾气虚
肾虚水泛证	全身浮肿，腰以下为甚，按之没指，小便短少，腰膝酸软冷痛，畏寒肢冷，腹部胀满，或心悸气短，咳喘痰鸣。舌淡胖苔白滑，脉沉迟无力	浮肿腰以下为甚、小便短少与肾阳虚症状共见

（六）六腑病变主要证候的临床表现及辨证要点★★★

内容	临床表现	辨证要点
胃寒证	胃脘疼痛，轻则绵绵不已，重则拘急剧痛，阵阵发作，遇寒则重，得热则缓，呕吐清水。舌苔白滑，脉沉迟或沉弦	胃脘疼痛和寒象同见
胃热（火）证	胃脘灼热而疼痛，烦渴多饮或渴欲冷饮，消谷善饥，牙龈肿痛，口臭，泛酸嘈杂。舌红苔黄，脉滑数	胃病常见症状和热象共见
食滞胃脘证	脘腹胀满，呕吐酸腐，嗳气反酸，或矢气酸臭，不思饮食，大便泄泻或秘结。舌苔厚腻，脉滑	胃脘胀闷疼痛、嗳腐吞酸
胃阴虚证	口咽发干，多以睡后明显，不思饮食，或知饥不食，并有心烦、低热、大便不调、干呕作呃。舌红少苔或无苔，脉细数	胃病常见症状伴见阴虚
大肠湿热证	腹痛下利，里急后重，或便脓血，肛门灼热，小便短赤。舌苔黄腻，脉多弦滑而数	腹痛、排便次数增多，或下痢脓血，或下黄色秽臭稀水
大肠津亏证	大便秘结干燥，难于排出，往往数日一次，可兼见头晕、口臭等症。脉涩或细，舌红少津或可见黄燥苔	大便干燥难于排出
膀胱湿热证	小便不畅，尿频尿急，尿痛或小便淋沥，尿色浑浊，或有脓血，或有砂石。舌苔黄腻，脉数	尿频、尿急、尿痛、尿黄

（七）脏腑兼病主要证候的临床表现及辨证要点★★★

内容	临床表现	辨证要点
心肺两虚证	久咳不已，气短心悸，面色白，甚者可见口唇青紫。舌淡，脉细弱	心悸咳喘与气虚证共见
心脾两虚证	心悸怔忡，失眠多梦，健忘，食纳减少，腹胀，大便溏泻，倦怠乏力。舌质淡嫩，脉细弱	心悸失眠、面色萎黄、神疲食少、腹胀便溏
心肾不交证	虚烦失眠，心悸健忘，头晕耳鸣，咽干，腰膝酸软，多梦遗精，潮热盗汗，小便短赤。舌红无苔，脉细数	失眠、伴见心火亢而肾水虚的症状

续表

内容	临床表现	辨证要点
肺脾两虚证	久咳不已，短气乏力，痰多清稀，食纳减少，腹胀便溏，甚则足面浮肿。舌淡苔白，脉细弱	咳喘、纳少、腹胀便溏为主，伴见气虚症状
肝火犯肺证	胸胁窜痛，咳嗽阵作，甚则咯吐鲜血，性急善怒，烦热口苦，头眩目赤。舌质红，舌苔薄，脉弦数	胸胁灼痛、急躁易怒、目赤口苦、咳嗽
肺肾阴虚证	咳嗽痰少，动则气促，间或咯血，腰膝酸软，消瘦，骨蒸潮热，盗汗遗精，颧红。舌红苔少，脉细数	久咳痰血、腰膝酸软、遗精等症与阴虚症状同见
肝脾不调证	胸胁胀痛，善太息，腹部胀满，肠鸣，大便稀薄，矢气多，精神抑郁，性情急躁，食纳减少。舌苔白，脉弦数	胸胁胀满窜痛、易怒、纳呆、腹胀、便溏
肝胃不和证	胸胁胀满，善太息，胃脘胀满作痛，嗳气吞酸，嘈杂或呕恶。苔薄黄，脉弦	脘胁胀痛、吞酸嘈杂
脾肾阳虚证	畏寒肢冷，气短懒言，身体倦怠，大便溏泻或五更泄泻，或见浮肿，甚则腹满膨胀。舌质淡，苔白润，脉细弱	腰膝、下腹冷痛，久泻不止，浮肿等与寒症并见
肝肾阴虚证	头晕目眩，耳鸣，胁痛，腰膝酸软，咽干，颧红，盗汗，五心烦热，男子或见遗精，女子或见月经不调。舌红无苔，脉细数	胁痛、腰膝酸软、耳鸣、遗精与阴虚内热症状同见

考点 3 气血津液辨证

（一）气病主要证候的临床表现及辨证要点★★★

内容	临床表现	辨证要点
气虚证	头晕目眩，少气懒言，疲倦乏力，自汗，活动时诸症加剧。舌淡，脉虚无力	全身功能活动低下
气陷证	头目昏花，少气倦怠，腹部有坠胀感，脱肛或子宫脱垂等。舌淡苔白，脉弱	内脏下垂
气滞证	胀闷疼痛，妇女乳房胀痛	胀闷疼痛
气逆证	①肺气上逆，见咳嗽喘息 ②胃气上逆，见呃逆、嗳气、恶心呕吐 ③肝气升发太过，见头痛、眩晕、昏厥、呕血	气机上逆的症状

（二）血病主要证候的临床表现及辨证要点★★★

内容	临床表现	辨证要点
血虚证	面色苍白或萎黄，唇色淡白，头晕眼花，心悸失眠，手足发麻，妇女经行量少、愆期甚或经闭。舌质淡，脉细无力	面色、口唇、爪甲失其血色及全身虚弱
血瘀证	局部肿胀疼痛，痛如针刺，拒按，痛处固定不移，且常在夜间加重，一般伴有面色晦暗，口唇色紫，舌有瘀斑，口干但欲漱水不欲咽等	痛如针刺、痛有定处、拒按、肿块、唇舌爪甲紫暗、脉涩
血热证	心烦，或躁扰发狂，口干不喜饮，身热，以夜间为甚。脉细数，舌红绛。或见各种出血证，妇女月经先期、量多等	出血和全身热象
血寒证	疼痛喜暖，得暖痛减，形寒肢冷。舌淡而暗，脉沉迟涩。妇女常见少腹冷痛，畏寒肢冷，月经愆期，经色暗淡有血块等	手足、腹部等局部冷痛，肤色紫暗

（三）气血同病常见证候的临床表现及辨证要点★★★

内容	临床表现	辨证要点
气虚血瘀证	面色淡白或面色暗滞，倦怠乏力，少气懒言，胸胁或其他部位疼痛如刺，痛处固定不移、拒按。舌淡暗或淡紫或有紫斑、紫点，脉涩	气虚与血瘀的症状同见
气滞血瘀证	胸胁胀满走窜疼痛，性情急躁，并兼见痞块刺痛拒按。舌紫暗或有瘀斑等。妇女还可见月经闭止，或痛经、经色紫暗有块，乳房胀痛等	病程较长和肝经循行部位的疼痛、痞块
气血两虚证	少气懒言，乏力自汗，面色苍白或萎黄，心悸失眠。舌淡而嫩，脉细弱	气虚与血虚的症状同见
气不摄血证	出血的同时有气短，倦怠乏力，面色苍白。脉软弱细微，舌淡等	出血和气虚症状同见
气随血脱证	大量出血的同时，见面色白，四肢厥冷，大汗淋漓，甚至晕厥。脉微细或弱等	大量出血时，随即出现气脱的症状

（四）津液不足、水肿的临床表现及辨证要点★

内容		临床表现	辨证要点
津液不足		口渴咽干，唇燥舌干少津或无津，皮肤干燥，甚或干瘪，或见下肢痿弱，或小便短少，大便干结，脉多细数。若因高热灼伤津液，并见心烦，渴饮，舌红，苔黄，脉细数等症状。若气阴两伤，则并见气短，神疲，舌色较淡，苔少或光剥无苔，脉虚无力	皮肤、口唇、舌咽干燥及尿少便干
水肿	阳水	下肢浮肿，甚或一身面目悉肿，或单纯腹大如鼓。脉象沉弦，舌淡苔白滑或舌质胖大	发病急，来势猛，先见眼睑头面，上半身肿甚者
	阴水		发病较缓，足部先肿，腰以下肿甚，按之凹陷不起

第四章　常用医学检查指标及其临床意义

第一节　血常规检查

考点1 红细胞计数（RBC）★★★

结果	临床意义
增多	生理性： ①年龄影响：新生儿 ②时间影响：一天内上午7时出现高峰 ③采血部位：毛细血管血的结果高于静脉血 ④精神因素：感情冲动、兴奋、恐惧、冷水浴刺激 ⑤气压因素：高山地区居住人群和登山运动员 病理性： ①相对性增多：频繁呕吐、出汗过多、大面积烧伤等 ②病理代偿性和继发性增多：常继发于慢性肺心病、肺气肿、高原病和肿瘤（肾癌、肾上腺肿瘤）患者 ③真性红细胞增多：为原因不明的慢性骨髓功能亢进
减少	生理性：老年人，妊娠中、晚期 病理性： ①急性、慢性红细胞丢失过多：常由各种原因的出血引起，如消化道溃疡、痔疮、十二指肠钩虫病等 ②红细胞生成减少： a.骨髓造血功能障碍　如再生障碍性贫血、骨髓瘤等；红系祖细胞、幼红细胞或促红细胞生成素免疫性破坏，如单纯红细胞再生障碍性贫血。骨髓被异常细胞或组织所浸润，如骨髓病性贫血 b.造血物质缺乏或利用障碍　如肾性贫血、缺铁性贫血、铁粒幼细胞贫血等 ③红细胞破坏过多： a.红细胞内异常　如膜结构缺陷，导致的遗传性球形红细胞增多症等；酶活性缺陷，导致的葡萄糖-6-磷酸脱氢酶缺乏症等；珠蛋白肽链量改变及分子结构变异导致的血红蛋白病等 b.红细胞外异常　如血清中存在红细胞抗体或补体导致的自身免疫性溶血性贫血；机械性、化学性、物理性及生物因素、脾功能亢进症等

考点2 血红蛋白（Hb）★★★

血红蛋白是红细胞的主要组成成分，其增减的临床意义基本上与红细胞增减的意义相同，但血红蛋白能更好地反映贫血的程度。极重度贫血：Hb<30g/L；重度贫血：30g/L≤Hb<60g/L；中度贫血：60g/L≤Hb<90g/L；轻度贫血：90g/L≤Hb<正常参考范围下限。在临床上可用于诊断某些变性血红蛋白血症和血液系统疾病。

考点 3 白细胞计数（WBC）★★

结果	临床意义
增多	生理性：新生儿，活动和进食后，剧烈运动、剧烈疼痛和情绪激动，妊娠与分娩 病理性： ①急性感染：细菌、某些病毒、真菌、螺旋体等感染 ②中毒：代谢性中毒如尿毒症、糖尿病酮症酸中毒；急性化学药物中毒如汞中毒、铅中毒等 ③急性大出血 ④白血病、骨髓增殖性疾病及恶性肿瘤等 ⑤严重的组织损伤及大量红细胞破坏：严重外伤、大手术、大面积烧伤、心肌梗死及严重的血管内溶血后
减少	①特殊感染：如革兰阴性菌感染（伤寒、副伤寒）、结核分枝杆菌感染、病毒感染（风疹、肝炎）、寄生虫感染（疟疾）及流行性感冒 ②物理、化学损害：如X线、γ射线、放射性核素等物理因素；化学物质如苯及其衍生物、铅、汞等，应用化学药物如磺胺类药、解热镇痛药、部分抗生素、抗甲状腺药、抗肿瘤药等 ③血液系统疾病：如再生障碍性贫血、白细胞减少性白血病、粒细胞缺乏症等 ④过敏性休克、重度恶病质 ⑤脾功能亢进症和自身免疫性疾病

考点 4 白细胞分类计数（DC）★★

（一）中性粒细胞

结果	临床意义
核象变化	①核左移现象：即杆状核粒细胞增多或见晚幼粒细胞甚至出现更早期的粒细胞，若白细胞总数不增多而核左移，常见于严重感染或患者机体抵抗力低下，如感染性休克等 ②核右移现象：即五叶核粒细胞增多，超过5%是骨髓功能减退的表现，核右移出现于感染如肺炎、败血症等急性细菌性感染，巨幼细胞贫血及造血功能衰退时，也可见于应用抗代谢药（如阿糖胞苷或6-巯基嘌呤等）
毒性变化与退行性变	在严重感染或中毒时，中性粒细胞胞浆中可出现中毒颗粒，或胞浆内出现空泡，发生核膨胀或核固缩等变性

（二）嗜酸性粒细胞

结果	临床意义
增多	①过敏性疾病：支气管哮喘、荨麻疹、药物性皮疹、血管神经性水肿、食物过敏、血清病和过敏性肺炎等 ②皮肤病与寄生虫病：牛皮癣、湿疹、天疱疮、疱疹样皮炎、真菌性皮肤病、肺吸虫病、钩虫病、包虫病、血吸虫病、丝虫病和绦虫病等 ③血液系统疾病：慢性粒细胞白血病、嗜酸性粒细胞白血病等 ④药物：应用头孢拉定、头孢氨苄、头孢呋辛钠、头孢哌酮等抗生素 ⑤恶性肿瘤：某些上皮性来源肿瘤如肺癌等 ⑥传染病：猩红热 ⑦其他：风湿性疾病、肾上腺皮质功能减退症等
减少	①疾病或创伤：伤寒、副伤寒、大手术后和严重烧伤等 ②药物：长期应用肾上腺皮质激素或烟酸、甲状腺素等

（三）嗜碱性粒细胞

结果	临床意义
增多	①血液系统疾病：慢性粒细胞白血病、原发性血小板增多症、真性红细胞增多症 ②中毒：铅中毒、铋中毒 ③内分泌疾病：糖尿病、甲状腺功能减退症等 ④过敏性疾病：药物、食物、吸入物所致超敏反应等
减少	①疾病：速发型过敏反应，如过敏性休克等 ②药物：促肾上腺皮质激素、肾上腺皮质激素应用过量及应激反应

（四）淋巴细胞

结果	临床意义
增多	①传染病：百日咳、传染性淋巴细胞增多症、结核病、水痘、麻疹、风疹、流行性腮腺炎、布鲁菌感染等 ②血液系统疾病：急、慢性淋巴细胞白血病、淋巴瘤 ③移植排斥反应
减少	免疫缺陷病、长期应用肾上腺皮质激素后或接触放射线

（五）单核细胞

结果	临床意义
增多	①感染性疾病：EB病毒感染、布鲁菌病、水痘-带状疱疹、细菌性心内膜炎、活动性肺结核、伤寒、疟疾、黑热病 ②血液系统疾病：单核细胞白血病、粒细胞缺乏症恢复期 ③炎症性疾病：炎症性肠病、结节病 ④药物：糖皮质激素等

考点5 血小板计数（PLT）★★★

结果	临床意义
增多	生理性：高原居民，妊娠中、晚期，剧烈活动和饱餐后 病理性：慢性粒细胞白血病、真性红细胞增多症、急性感染、急性溶血等
减少	生理性：新生儿，女性月经前 病理性： ①血小板生成减少：见于造血功能损伤（再生障碍性贫血、急性白血病） ②血小板破坏或消耗过多：见于原发性血小板减少性紫癜、淋巴瘤、风疹、弥散性血管内凝血 ③血小板分布异常：如脾肿大 ④药物作用：如氯霉素、噻氯匹定、阿司匹林、阿加曲班、肝素钠、依诺肝素、磺达肝癸钠、利奈唑胺等

考点6 红细胞沉降率（ESR）★★

红细胞沉降率是指红细胞在一定条件下在单位时间内的沉降距离，简称血沉。一般来说，除一些生理性因素外，凡体内有感染或坏死组织，血沉就可加快。

结果	临床意义
生理性增快	女性月经期、妊娠3个月以上（至分娩后3周内）
病理性增快	①炎症反应：结核病、急性细菌性感染所致的炎症反应等 ②组织损伤及坏死：手术、创伤、心肌梗死等 ③恶性肿瘤：迅速增长的恶性肿瘤血沉增快，而良性肿瘤血沉多正常 ④各种原因所致的高球蛋白血症：慢性肾炎、肝硬化、系统性红斑狼疮、巨球蛋白血症、亚急性细菌性心内膜炎。多发性骨髓瘤，血沉为重要诊断指标之一 ⑤贫血

考点7 C-反应蛋白（CRP）★★

结果	临床意义
增多	①多见于化脓性感染、心肌梗死、手术创伤、结缔组织病等 ②可初步用于鉴别细菌性感染与非细菌性感染，前者升高程度往往高于后者 ③可用于治疗效果评估。风湿性多肌痛患者多表现有CRP升高，在治疗过程中监测CRP是否有改善以评估治疗效果 ④鉴别部分器质性疾病和功能性疾病：前者升高，后者不升高 ⑤孕妇CRP较高

第二节　尿常规检查

考点1 尿液酸碱度（pH）★

结果	临床意义
增高	①疾病：代谢性或呼吸性碱中毒、感染性膀胱炎、肾小管性酸中毒等 ②药物：应用碱性药物，如碳酸氢钠、碳酸钾、氨丁三醇等
降低	①疾病：代谢性或呼吸性酸中毒、糖尿病酮症酸中毒、痛风、慢性肾小球肾炎等 ②药物：应用酸性药物，如维生素C、氯化铵等

考点2 尿比重（SG）★

结果	临床意义
增高	急性肾小球肾炎、糖尿病、心力衰竭、脱水、高热等
降低	慢性肾小球肾炎、慢性肾功能不全及尿崩症等

考点3 尿蛋白（PRO）★

结果	临床意义
生理性	剧烈运动、高热、低温刺激、精神紧张

结果	临床意义
病理性	①肾小球性蛋白尿：见于急性和慢性肾小球肾炎、肾病综合征、肾肿瘤 ②肾小管性蛋白尿：活动性肾盂肾炎、间质性肾炎、肾小管性酸中毒、肾小管重金属（汞、铅、镉）中毒、使用肾毒性药物庆大霉素等 ③混合性蛋白尿：肾小球、肾小管同时受损。如糖尿病、系统性红斑狼疮等 ④溢出性蛋白尿：见于急性溶血、肌肉损伤等 ⑤组织性蛋白尿：见于肾脏炎症或药物刺激泌尿系统 ⑥假性蛋白尿：见于膀胱炎、肾盂肾炎等

考点4 尿葡萄糖（GLU）★★★

结果	临床意义
阳性	①血糖增高性糖尿　糖代谢紊乱、甲状腺功能亢进症、垂体前叶功能亢进症、嗜铬细胞瘤等 ②血糖正常性糖尿　由于肾小管病变导致葡萄糖重吸收能力降低所致；肾滤过与重吸收阈值下降产生的糖尿，也称肾性糖尿。主要见于慢性肾小球肾炎、肾病综合征、间质性肾炎等 ③暂时性糖尿　见于进食含糖食品、头部外伤、脑出血、急性心肌梗死等

考点5 尿胆红素（BIL）★★★

尿胆红素的检出是提示肝细胞损伤和鉴别黄疸类型的重要指标。

结果	临床意义
阳性	急性黄疸型肝炎、胆汁淤积性黄疸

考点6 尿红细胞★★

结果	临床意义
阳性	①尿中异常红细胞呈现均一性时，考虑肾小球以外部位的泌尿系统出血，如尿路结石、出血性膀胱炎等 ②当呈现非均一性时，考虑肾小球肾炎、肾病综合征等疾病

考点7 尿沉渣白细胞（LEU）★

结果	临床意义
增多	①肾盂肾炎、膀胱炎、前列腺炎等 ②女性白带混入尿液

考点8 尿沉渣管型★★

尿沉渣管型是尿液中的蛋白质在肾小管内聚集而成。尿液中出现管型是肾实质性病变的证据。

分类	临床意义
透明管型	多见于急性或慢性肾小球肾炎、急性肾盂肾炎、肾病综合征等
颗粒管型	多见于急性或慢性肾小球肾炎、肾病综合征、慢性肾盂肾炎等

续表

分类	临床意义
细胞管型	红细胞管型多见于急性肾小球肾炎、肾出血等 白细胞管型多见于肾实质感染性病变 肾上皮细胞管型多见于急性肾小管坏死、间质性肾炎 混合细胞管型多见于活动性肾小球肾炎等 急性肾盂肾炎少见白细胞管型，偶见颗粒管型
蜡样管型	提示肾小管严重病变，多见于慢性肾小球肾炎晚期、尿毒症等
脂肪管型	提示肾小管损伤，可见于亚急性肾小球肾炎、慢性肾小球肾炎等

考点 9 尿沉渣结晶 ★

分类	临床意义
草酸钙结晶及胱氨酸结晶	多见于肾或膀胱结石
尿酸盐结晶	多见于高尿酸性肾病、急性痛风、慢性间质性肾炎
磷酸镁铵结晶	感染引起结石
磷酸钙结晶	警惕甲状旁腺功能亢进症、肾小管性酸中毒
胆红素结晶	黄疸、急性肝坏死
亮氨酸结晶	急性肝萎缩、急性磷中毒
药物结晶	服用磺胺类药物，多与用药过量有关

考点 10 尿酮体（KET）★

结果	临床意义
阳性	非糖尿病酮尿 高热、呕吐、腹泻
	糖尿病酮尿：糖尿病酮症酸中毒

第三节 粪常规检查

考点 1 粪外观

结果	异常临床意义
粪便外观改变	①稀糊状或水样：各种肠道感染性或非感染性腹泻，或急性胃肠炎；出现大量的黄绿色稀便含有膜状物则考虑伪膜性肠炎 ②米泔水样便：霍乱、副霍乱等 ③黏液便：小肠炎症、大肠炎症等 ④胨状便：过敏性肠炎、慢性细菌性痢疾等 ⑤脓血便：细菌性痢疾、溃疡性结肠炎、直肠或结肠癌、阿米巴痢疾等 ⑥乳凝块便：儿童消化不良等 ⑦鲜血便：痔疮、肛裂、息肉等下消化道出血等 ⑧白陶土样便：阻塞性黄疸 ⑨细条便：直肠癌等

考点 2 粪隐血 ★★

对于老年人，粪隐血试验有助于早期发现消化道恶性肿瘤。

结果	临床意义
阳性	①消化道溃疡：胃、十二指肠溃疡者的隐血阳性率可达40%~70%，呈间歇性阳性 ②消化道肿瘤：胃癌、结肠癌者的隐血阳性率可达87%~95%，出血量小但呈持续性 ③其他疾病：肠结核、克罗恩病、溃疡性结肠炎等

考点 3 粪便细胞显微镜检查

结果	临床意义
异常	①白细胞增多：细菌性痢疾、溃疡性结肠炎、痔疮和肠道变态反应性疾病 ②红细胞：痢疾、溃疡性结肠炎、结肠癌等；细菌性痢疾常有散在红细胞，形态较完整；阿米巴痢疾时红细胞则成堆且被破坏 ③吞噬细胞增多：急性肠炎和痢疾、急性出血坏死性肠炎可见多核巨细胞 ④上皮细胞增多：为肠壁炎症的特征，见于结肠炎、伪膜性肠炎 ⑤真菌增多：大量或长期应用广谱抗生素引起真菌的二重感染。如白色念珠菌致病常见于菌群失调，普通酵母菌大量繁殖可致轻度腹泻

第四节　肝功能检查

考点 1 丙氨酸氨基转移酶（ALT）★★★

结果	临床意义
升高	升高程度与肝细胞被破坏程度成正比 肝胆疾病：传染性肝炎、中毒性肝炎、肝癌、肝硬化活动期、肝脓肿、脂肪肝、梗阻性黄疸、胆汁淤积症、胆管炎、胆囊炎，其中慢性肝炎、脂肪肝、肝硬化、肝癌可见ALT轻度上升或正常
	其他疾病：急性心肌梗死（AMI）、心肌炎、心力衰竭
	用药与接触化学品： 服用有肝毒性的药物或接触某些化学物质，如氯丙嗪、异烟肼、奎宁、水杨酸、利福平、氟康唑、他汀类药物、乙醇、汞、铅、有机磷等

考点 2 天门冬氨酸氨基转移酶（AST）★★★

结果	临床意义
升高	肝脏疾病：传染性肝炎、中毒性肝炎、肝癌、肝硬化活动期等 ①在急性或轻型肝炎时，血清AST升高，但升高幅度不如ALT，AST/ALT比值<1 ②在慢性肝炎、肝硬化时，AST上升的幅度高于ALT

考点3 γ-谷氨酰转移酶（GGT）★★

结果	临床意义
升高	①肝胆疾病：肝内或肝外胆管梗阻者血清GGT升高明显，如原发性胆汁性肝硬化、梗阻性黄疸性胆管炎；慢性肝炎、肝硬化者GGT持续升高，提示病情不稳定或有恶化趋势 ②其他疾病：胰腺炎、脂肪肝、前列腺肿瘤等

考点4 碱性磷酸酶（ALP）★★★

碱性磷酸酶（ALP）广泛存在于人体组织和体液中，其中以骨、肝、乳腺、小肠、肾脏的浓度较高。

结果	临床意义
增高	①肝胆疾病：梗阻性黄疸、胆道梗阻、胰头癌、急性或慢性黄疸型肝炎、肝癌 ②骨骼疾病：骨损伤、骨疾病、变形性骨炎（Paget病）；纤维性骨炎、骨折恢复期、佝偻病、骨软化症、成骨不全症等

考点5 总蛋白、白蛋白和球蛋白★★

总蛋白为白蛋白和球蛋白之和。当肝脏受损时，血浆蛋白减少，在炎症性肝细胞破坏和抗原性改变时，可刺激免疫系统，致使γ-球蛋白比例增高，总蛋白量变化不大，但白蛋白和球蛋白比值（A/G）会变小，甚至发生倒置。为了反映肝脏功能的实际情况，在做血清总蛋白测定的同时，需要测定A/G比值。

（一）总蛋白

结果	临床意义
增高	①各种原因脱水所致的血液浓缩：呕吐、腹泻、休克、高热、肾上腺皮质功能减退症等 ②血浆蛋白合成增加：多发性骨髓瘤等
降低	①各种原因引起的血浆蛋白丢失和摄入不足：营养不良、消化吸收不良 ②血液稀释：可导致总蛋白浓度相对减少：水钠潴留或静脉应用过多的低渗溶液 ③疾病：见于多种慢性消耗性疾病，如结核病、肿瘤、甲状腺功能亢进症等

（二）白蛋白

结果	临床意义
增高	严重脱水而致的血液浓缩
降低	①营养不良：摄入不足、消化吸收不良 ②消耗增加：多种慢性消耗性疾病，如结核病、恶性肿瘤、甲状腺功能亢进症；或蛋白丢失过多，如急性大出血、严重烧伤 ③合成障碍：肝功能障碍，若持续低于30g/L，提示有慢性肝炎或肝硬化

（三）球蛋白

结果	临床意义
增高	以γ-球蛋白增高为主 ①炎症或慢性感染性疾病：如结核病、疟疾、黑热病、麻风病等 ②自身免疫性疾病：风湿热、系统性红斑狼疮、类风湿关节炎等 ③恶性肿瘤：骨髓瘤和淋巴瘤等

续表

结果	临床意义
降低	①生理性减少：出生后至3岁 ②免疫功能抑制：应用肾上腺皮质激素和免疫抑制剂 ③低 γ-球蛋白血症

（四）A/G比值

结果	临床意义
异常	A/G倒置提示有慢性肝炎、肝硬化、肝实质性损害、多发性骨髓瘤等

考点6 胆红素★★

结果	临床意义
升高	①判断有无黄疸及其程度：当17.1~34.2μmol/L时，为隐性黄疸或亚临床性黄疸；34.2~171μmol/L时，为轻度黄疸；171~342μmol/L时，为中度黄疸；>342μmol/L时，为高度黄疸 ②判断黄疸类型：若总胆红素升高伴间接胆红素明显升高，为溶血性黄疸；若总胆红素升高伴直接胆红素明显升高，为梗阻性黄疸；三者均升高为肝细胞性黄疸

第五节 肾功能检查

考点1 血清尿素氮（BUN）★★

通过测定血清BUN，可了解肾小球的滤过功能。

结果	临床意义
升高	①肾脏疾病：急性肾小球肾炎、严重的肾盂肾炎等。血清BUN测定对肾功能衰竭，尤其是氮质血症的诊断有重要价值 ②泌尿系统疾病：泌尿道结石或肿瘤、前列腺增生症等使尿路梗阻 ③其他原因：脱水、剧烈呕吐、长期腹泻
降低	严重肝病等

考点2 血肌酐（SCr）★★

结果	临床意义
升高	①肾小球滤过功能减退：急性肾衰竭或慢性肾衰竭 ②其他：肾前性和肾实质性少尿

考点3 血尿酸（UA）★★★

结果	临床意义
增高	①病理性：痛风，急、慢性肾炎，肾结核、肾积水等。核蛋白代谢增强，如粒细胞白血病、多发性骨髓瘤、红细胞增多症等 ②生理性：食用高嘌呤食物 ③药物：四氯化碳、铅中毒，或服用非甾体抗炎药、利尿剂、抗结核药等
降低	急性重症肝炎、长期大量使用糖皮质激素等

第六节　其他常用血液生化检查

考点1 淀粉酶（AMY）★★★

淀粉酶（AMY）主要用于急性胰腺炎的诊断和鉴别诊断。

结果	临床意义
增高	①诊断胰腺炎：急性胰腺炎发病后6～12小时，血清淀粉酶开始升高，12～72小时达到高峰，3～5天恢复正常 ②急性腮腺炎、胰腺肿瘤引起的胰腺导管阻塞、消化性溃疡穿孔、急性酒精中毒等
降低	慢性胰腺炎、胰腺癌

考点2 肌酸激酶（CK）★★★

肌酸激酶在体内主要存在于骨骼肌、脑和心肌组织中，为诊断骨骼肌和心肌疾病的敏感指标。检测肌酸激酶总活性及分析其同工酶的类型，对判断是否存在心肌梗死和溶栓后冠状动脉再通有一定意义。

结果	临床意义
升高	①心肌梗死：在发病后3～8小时开始上升，10～36小时达高峰，3～4天恢复正常。为急性心肌梗死早期诊断指标之一，增高程度与心肌受损程度基本一致 ②各种肌肉疾病：横纹肌溶解、肌肉损伤、多发性肌炎、进行性肌营养不良等 ③脑血管疾病：脑梗死、急性脑外伤、酒精中毒、惊厥、癫痫、甲状腺功能减退症出现黏液性水肿 ④药物：他汀类药物，或他汀类药和贝特类药联合应用
降低	长期卧床、甲状腺功能亢进症等

考点3 心肌肌钙蛋白（cTn）★★★

cTnT、cTnI均可用于诊断心肌梗死以及判断微小心肌缺血性损伤。

结果	临床意义
升高	①急性心肌炎患者cTnI呈低水平增高 ②cTnT可用来预测肾衰竭患者的心血管不良事件发生率，若增高提示预后不良或猝死风险增大

考点4 血糖（GLU）★★★

结果	临床意义
升高	①胰岛素分泌不足：糖尿病 ②升血糖激素分泌增加：嗜铬细胞瘤、肾上腺皮质功能亢进症（库欣综合征）、腺垂体功能亢进症（巨人症、肢端肥大症）、甲状腺功能亢进症、胰高血糖素瘤等 ③其他疾病：颅内压增高、急性脑血管病、颅脑外伤、妊娠呕吐、大面积烧伤等 ④药物：肾上腺糖皮质激素、甲状腺激素、利尿剂、加替沙星、非甾体抗炎药

续表

结果	临床意义
降低	①胰岛素分泌过多：胰岛 β 细胞瘤 ②升血糖激素分泌减退：肾上腺皮质功能减退症（Addison病）、腺垂体功能减退症、甲状腺功能减退症等 ③其他疾病：严重营养不良、肝癌、重症肝炎、Ⅰ型与Ⅲ型糖原贮积病、酒精中毒等 ④药物：应用磺酰脲类促胰岛素分泌剂过量等

考点 5 糖化血红蛋白（HbA_1c）★★★

结果	临床意义
异常	增高主要见于糖尿病及其他高血糖状态

考点 6 总胆固醇（TC）★★★

肝脏是合成、贮存和供给胆固醇的主要器官。胆固醇的合成具有昼夜节律变化。血清中总胆固醇的浓度可以作为评估脂类代谢的指标。

结果	临床意义
升高	①心血管系统疾病：动脉粥样硬化症、冠状动脉粥样硬化性心脏病及高脂血症等 ②其他疾病：肾病综合征、糖尿病、甲状腺功能减退症、胆汁淤积性黄疸等 ③药物：口服避孕药、环孢素、肾上腺糖皮质激素、阿司匹林等
降低	①贫血：再生障碍性贫血、溶血性贫血、缺铁性贫血等 ②其他疾病：甲状腺功能亢进症、营养不良、严重的肝脏疾病、恶性肿瘤等

考点 7 甘油三酯（TG）★★★

结果	临床意义
升高	①冠心病、动脉粥样硬化症、原发性高脂血症、家族性高三酰甘油血症 ②胆汁淤积性黄疸、肥胖、糖尿病、甲状腺功能减退症
降低	甲状腺功能亢进症、肾上腺皮质功能减退症、肝功能严重障碍等

考点 8 高密度脂蛋白（HDL）★★★

高密度脂蛋白胆固醇（HDL-C）主要在肝脏合成，是一种抗动脉粥样硬化的脂蛋白。HDL-C水平与动脉粥样硬化和冠心病的发生和发展呈负相关。

结果	临床意义
降低	动脉粥样硬化症、高脂血症、脑血管病、糖尿病、肾病综合征、急性感染

考点 9 低密度脂蛋白（LDL）★★★

低密度脂蛋白胆固醇（LDL-C）主要在血管内合成，在肝脏降解。LDL-C的含量与心血管疾病的发病率以及病变程度相关，被认为是动脉粥样硬化的主要致病因子。

结果	临床意义
升高	动脉粥样硬化症、甲状腺功能减退症、肾病综合征、糖尿病、神经性厌食、妊娠等
降低	营养不良、慢性贫血、肝硬化、甲状腺功能亢进症等

第七节　乙型肝炎血清免疫学检查

考点 1 乙肝病毒标志物六项 ★★★

项目	结果	临床意义
表面抗原 (HBsAg)	阳性	感染 HBV 的标志 ①乙肝潜伏期和急性期 ②急性或慢性肝炎、肝硬化、肝癌 ③HBsAg 携带者
表面抗体 (抗–HBs)	阳性	对 HBV 有免疫力 ①乙肝恢复期 ②曾经感染过乙肝病毒 ③接种乙肝疫苗后
e抗原 (HBeAg)	阳性	HBV 复制的标志 ①乙肝活动期，高度传染性 ②持续阳性提示转为慢性乙肝，预后不良 ③HBsAg 和 HBeAg 均为阳性的妊娠期女性，可将 HBV 传播给新生儿，其感染的阳性率为70%～90%
e抗体 (抗–HBe)	阳性	①HBV 被清除或抑制，复制减少，传染性降低：出现于 HBeAg 转阴之后（即 HBeAg 转阴而抗–HBe 阳性） ②其他：部分慢性乙型肝炎、肝硬化、肝癌患者
核心抗体 (抗–HBc)	抗 HBc–IgM 阳性	HBV 复制活跃且传染性强 急性乙肝的诊断指标
	抗 HBc–IgG 阳性	急性 HBV 感染后可一直存在

考点 2 "大三阳"与"小三阳" ★★★

项目	阳性
大三阳： HBsAg（+） HBeAg（+） 抗–HBc（+）	①HBV 在人体内复制活跃，传染性强 ②如同时见 ALT 及 AST 升高，为最具有传染性的一类肝炎，应尽快隔离
小三阳： HBsAg（+） 抗–HBe（+） 抗–HBc（+）	①HBV 在体内复制减少，传染性低 ②如肝功能正常，又无症状，称为乙型肝炎病毒无症状携带者，不需要隔离

第八节　甲状腺功能检查

临床常将游离三碘甲状腺原氨酸（FT3）、游离四碘甲状腺原氨酸（FT4）、促甲状腺激素（TSH）、血清总三碘甲状腺原氨酸（TT3）、血清总四碘甲状腺原氨酸（TT4）称为"甲功五项"。部分医院和医生会将"甲功三项"（FT3、FT4、TSH）及"抗体两项"［甲状腺球蛋白抗体（TGAb）、甲状腺过氧化物酶抗体（TPOAb）］称为"甲功五项"。

考点 1 甲状腺激素 ★★★

项目	临床意义
FT3	诊断T3型甲亢的特异性指标
FT4	临床常规诊断甲状腺疾病的重要依据之一，可作为甲状腺抑制治疗的监测手段 当怀疑甲状腺功能紊乱时，FT4和TSH常常一起测定
TT3	增高：①T3型甲亢，其TT4正常、TSH降低而TT3明显增高 ②甲亢治疗过程中及甲状腺功能减退症早期，TT3呈相对性增高 ③碘缺乏性甲状腺肿患者的TT4可降低，但TT3亦呈相对性增高 ④高TBG血症 降低：甲减、低T3综合征（各种严重感染，慢性心、肾、肝、肺功能衰竭，慢性消耗性疾病等）等
TT4	①增高：甲亢、高TBG血症、甲状腺激素不敏感综合征、急性肝炎、妊娠、口服雌激素等 ②降低：甲减、慢性淋巴细胞甲状腺炎、低TBG血症，也可见于心力衰竭、糖尿病酮症酸中毒等

考点 2 促甲状腺激素（TSH）★★★

结果	临床意义
升高	原发性甲减、异位TSH分泌综合征（异位TSH瘤）、垂体TSH瘤、甲状腺炎等
降低	继发性甲减、腺垂体功能减退症、肢端肥大症等

考点 3 甲状腺球蛋白抗体（TGAb）★★★

检测项目	临床意义
TGAb	①自身免疫性甲状腺疾病的诊断 ②诊断分化性甲状腺癌时，测定TGAb可作为TG测定的辅助检查

考点 4 甲状腺过氧化物酶抗体（TPO）★★★

检测项目	临床意义
TPOAb	①自身免疫性甲状腺疾病的诊断 ②在某些药物治疗过程中（如干扰素、白介素、胺碘酮等），TPOAb阳性是甲状腺功能异常的危险因素 ③TPOAb阳性或增高是妊娠期间甲状腺功能异常或产后甲状腺炎的危险因素，也是流产和体外受精失败的危险因素

第五章　中医内科常见病的辨证论治

第一节　感　冒

考点 1 证候类型与治则治法 ★

证候类型	辨证属表证，临床常见风寒感冒、风热感冒、时行感冒、暑湿感冒、体虚感冒等，其中体虚感冒以气虚感冒为多见
治则治法	采用解表祛邪的方法。时行感冒重在清热解毒，体虚感冒应扶正解表

考点 2 辨证论治 ★ ★ ★

证型	症状	治法	方剂	中成药
风寒感冒	恶寒重，发热轻，无汗头痛，肢体酸痛，或鼻塞声重，或鼻痒喷嚏，流涕清稀，咽痒，咳嗽，痰吐稀白。舌苔薄白，脉浮紧	辛温解表，宣肺散寒	荆防败毒散	荆防颗粒（合剂）、感冒清热颗粒（口服液，胶囊，咀嚼片）、感冒软胶囊、九味羌活丸（口服液，颗粒）、葛根汤颗粒（片）
风热感冒	身热较著，微恶风，头胀痛，或咳嗽少痰，或痰出不爽，咽痛咽红，口渴。舌边尖红，苔薄白或微黄，脉浮数	辛凉解表，宣肺清热	银翘散	银翘解毒丸（颗粒，片，胶囊，合剂，蜜丸，浓缩丸）、双黄连口服液（颗粒，片，糖浆，合剂，胶囊，咀嚼片，气雾剂，软胶囊）、桑菊感冒片（颗粒，合剂，糖浆，丸）、感冒清胶囊、柴银口服液
时行感冒	突然发热，高热不退，甚则寒战，周身酸痛，无汗，咳嗽，口干，咽喉疼痛，伴明显全身症状，呈现流行性发作。舌红，苔黄，脉浮数	清热解毒，凉血泻火	清瘟败毒饮	清瘟解毒片（丸）、连花清瘟胶囊（颗粒，片）、维C银翘片、银翘伤风胶囊
暑湿感冒	发热，微恶风，汗少，汗出热不退，头昏重胀痛，鼻塞流浊涕，口渴黏腻，渴不多饮，胸闷脘痞，泛恶，腹胀，大便溏，小便短赤。舌苔薄黄腻，脉濡数	清暑祛湿，化浊解表	新加香薷饮	藿香正气水（颗粒，片，合剂，口服液，滴丸，胶囊，软胶囊）、保济丸（浓缩丸，口服液）
体虚感冒	发热，恶寒较甚，无汗，头痛鼻塞，身楚倦怠，咳嗽，痰白，咳痰无力。舌淡，苔白，脉浮而无力	益气解表	参苏饮	参苏丸（胶囊）、败毒散

考点 3 基本方剂应用 ★★

证型	方剂及组成	饮片选择	剂量建议	煎法服法
风寒感冒	荆防败毒散：荆芥、防风、前胡、柴胡、羌活、独活、川芎、茯苓、枳壳、桔梗、甘草	①生荆芥：解表祛风 ②生柴胡：和解表里 ③麸炒枳壳：辛散之性和缓 ④生甘草：清热解毒，缓和药性，调和百药	①甘草用量偏小，其余药物均等分 ②羌活、桔梗：脾胃虚弱者，二者可酌情减量	①不宜久煎 ②煎煮后趁温热服，服后避风覆被取汗，或食用热稀饭、米汤以助药力
风热感冒	银翘散：金银花、连翘、淡竹叶、荆芥、牛蒡子、薄荷、桔梗、淡豆豉、甘草	①荆芥穗：祛风解表 ②生牛蒡子：疏散风热、解毒散结 清炒牛蒡子：适用于便溏者 ③薄荷叶：发汗解表 ④生甘草：清热解毒，缓和药性，调和百药	①金银花、连翘：为君，用量最大，若平素脾虚，二者用量宜小 ②牛蒡子：脾胃虚弱者，用量宜小，或使用炒牛蒡子 ③桔梗：若出现恶心不适，适当减量	①煎煮时"香气大出，即取服，勿过煎" ②薄荷以后下为宜 ③服：病重者，约二时一服，日三服，夜一服；轻者三时一服，日二服，夜一服；病不解者，作再服
时行感冒	清瘟败毒饮：石膏、生地、犀角、栀子、丹皮、黄连、桔梗、黄芩、知母、赤芍、玄参、连翘、竹叶、甘草	①生石膏：清热泻火，除烦止渴 ②生知母：清热泻火，生津润燥 ③生栀子：清热泻火，凉血解毒 炒栀子：适用于脾胃较弱者	石膏、生地、黄连、犀角：症状重且脉沉细而数则用大剂；脉沉而数则用中剂；脉浮大而数者则用小剂	①水煎温服，每日2~3次，餐后服用 ②煎煮时间不宜过长 ③石膏宜先煎 ④不宜与滋补类中药同服 ⑤犀角多用水牛角镑片代替，宜先煎3小时以上
暑湿感冒	新加香薷饮：香薷、金银花、连翘、鲜扁豆花、厚朴	①生厚朴：燥湿消痰，下气除满 ②鲜扁豆花：解暑为最鲜扁豆皮，生扁豆皮可代替	金银花、鲜扁豆花用量最大。若患者平素脾虚，则金银花用量宜小	煎煮时间不宜过长
体虚感冒	参苏饮：人参、紫苏叶、甘草、茯苓、葛根、前胡、半夏、枳壳、桔梗、陈皮、木香	①生晒参：补气生津，安神 ②清半夏：燥湿化痰 ③枳壳：用麸炒品 ④生甘草：清热解毒，缓和药性，调和百药	生半夏：有毒，内服用炮制品，《中国药典》规定使用剂量为3~9g	①水煎温服，每日2~3次，餐后热服 ②以被盖卧，连进数服，以微汗为宜

考点 4 中成药应用 ★★★

证型	中成药选用	临床应用	合理用药与用药指导
风寒感冒	荆防颗粒（合剂）	外感风寒夹湿所致感冒。症见头身疼痛，恶寒无汗，鼻塞流涕，咳嗽，痰白等	①风热感冒，或湿热证，或寒郁化热明显，或温病内热口渴者，均慎用该类中成药 ②高血压、心脏病患者慎用葛根汤颗粒、感冒软胶囊
	感冒清热颗粒（口服液，胶囊，咀嚼片）	外感风寒或内有郁热所致感冒。症见头痛发热，恶寒身痛，鼻流清涕，咳嗽，咽干等	

续表

证型	中成药选用	临床应用	合理用药与用药指导
风寒感冒	感冒软胶囊	外感风寒所致感冒。症见发热头痛，恶寒无汗，鼻塞流涕，骨节痛，咳嗽，咽痛等	③感冒清热颗粒与环孢素A同用，可能引起环孢素A血药浓度升高
	九味羌活丸（口服液，颗粒）	外感风寒湿邪所致感冒。症见恶寒发热，肌表无汗，头痛项强，肢体酸楚疼痛等	
	葛根汤颗粒（片）	风寒袭表所致感冒。症见恶寒发热无汗，头痛，项背强急不舒，肢体酸痛，鼻塞声重，时流清涕，咳嗽，痰稀薄色白，口不渴或渴喜热饮等	
风热感冒	银翘解毒丸（颗粒，片，胶囊，合剂，蜜丸，浓缩丸）	外感风热所致感冒。症见发热、微恶风寒、鼻塞、流黄浊涕、身热、无汗、头痛、咳嗽、口干、咽喉疼痛等	①孕妇慎用银翘解毒丸 ②风寒感冒时慎用银翘解毒丸、双黄连口服液、感冒清胶囊、桑菊感冒片 ③脾胃虚寒者宜温服柴银口服液防止腹泻 ④感冒清胶囊（清热解毒中药加西药盐酸吗啉胍、马来酸氯苯那敏、对乙酰氨基酚）用药期间不宜驾驶车辆、操作机器及高空作业
	双黄连口服液（颗粒，片，糖浆，合剂，胶囊，咀嚼片，气雾剂，软胶囊）	外感风热所致感冒。症见发热，微恶风，汗泄不畅，头胀痛，鼻塞流黄浊涕，咳嗽等	
	桑菊感冒片（颗粒，合剂，糖浆，丸）	外感风热所致感冒。症见感冒初起，头痛，咳嗽，目干，咽痛等	
	感冒清胶囊	外感风热所致感冒。症见发热，头痛，鼻塞流涕，喷嚏，咽喉肿痛，全身痛等	
	柴银口服液	外感风热所致感冒。症见发热恶风，头痛，咽痛，汗出，鼻塞流涕，咳嗽等	
时行感冒	清瘟解毒片（丸）	风热毒邪所致时行感冒。症见憎寒壮热，头痛，无汗，口渴咽干，四肢酸痛等	①孕妇慎用银翘伤风胶囊、维C银翘片 ②风寒感冒者慎用清瘟解毒片、连花清瘟胶囊、维C银翘片、银翘伤风胶囊。维C银翘片与美扑伪麻片、氨咖黄敏胶囊（均含有对乙酰氨基酚）不宜配伍使用
	连花清瘟胶囊（颗粒，片）	热毒袭肺所致时行感冒。症见发热甚或高热，恶寒，肌肉酸痛，咳嗽，头痛等	
	维C银翘片	外感风热所致时行感冒。症见发热重，微恶风寒，鼻塞流黄浊涕，身热，无汗，头痛，咳嗽，口干，咽喉疼痛，口渴欲饮等	
	银翘伤风胶囊	外感风温热邪所致时行感冒。症见发热恶寒，高热，口渴，头痛，目赤，咽喉肿痛等	

续表

证型	中成药选用	临床应用	合理用药与用药指导
暑湿感冒	藿香正气水（颗粒，片，合剂，口服液，滴丸，胶囊，软胶囊）	外感风寒、内伤湿滞所致感冒。症见恶寒发热，头身困重疼痛，胸脘满闷，恶心纳呆等	①孕妇禁用保济丸，慎用藿香正气水 ②风热感冒者慎用藿香正气水 ③酒精过敏者禁用辅料中含乙醇的藿香正气水，服药期间不得与头孢菌素类（如头孢氨苄、头孢呋辛、头孢他啶）、甲硝唑、替硝唑、酮康唑、呋喃唑酮等药联合使用；藿香正气水可引起药疹、紫癜、休克等过敏反应及肠梗阻、上消化道出血、过敏性哮喘、酒醉貌样过敏、过敏性休克等
	保济丸（浓缩丸，口服液）	外感表邪、胃失和降所致感冒。症见发热，头痛，腹痛，腹泻，嗳食嗳酸，恶心呕吐等	
体虚感冒	参苏丸（胶囊）	身体素虚，复感风寒所致感冒。症见恶寒发热，头痛，鼻塞，咳嗽痰多，胸闷，呕逆，乏力，气短等	孕妇及风热感冒者慎用参苏丸
	败毒散	正气不足，外感风寒湿邪所致感冒。症见恶寒发热、头项强痛、肢体酸痛、无汗、鼻塞声重、咳嗽痰白、胸膈痞满等	

第二节　咳　嗽

考点 1 证候类型与治则治法 ★

证候类型	外感咳嗽为六淫外邪犯肺，多为新病，起病急，病程短，常有肺卫表证，一般属邪实，包括风寒袭肺证、风热犯肺证、风燥伤肺证等；内伤咳嗽为脏腑功能失调内邪干肺，多为久病，常反复发作，可见脏腑功能失调的表现，多为虚实夹杂，包括痰湿蕴肺证、痰热郁肺证、肺阴亏耗证。临床也可见肝火犯肺证
治则治法	外感咳嗽应祛邪利肺，给予散寒、清热、润燥等方法；内伤咳嗽辨邪正虚实，标实为主者，治宜祛邪止咳，本虚为主者，治宜扶正补虚

考点 2 辨证论治 ★★★

证型	症状	治法	方剂	中成药
风寒袭肺证	咳嗽声重，气急，咽痒，咳痰稀薄色白，常伴鼻塞，流清涕，头痛，肢体酸楚，或见恶寒、发热、无汗等风寒表证。舌苔薄白，脉浮或浮紧	疏风散寒，宣肺止咳	三拗汤合止嗽散	通宣理肺丸（胶囊，口服液，片，颗粒，膏，浓缩丸）、风寒咳嗽丸（颗粒）、杏苏止咳糖浆（露，口服液）、三拗片

证型	症状	治法	方剂	中成药
风热犯肺证	咳嗽频剧，气粗，或咳声嘶哑，咳痰不爽，痰黏稠或稠黄，喉燥咽痛，口渴，常伴鼻流黄涕，头痛，肢楚，或见恶风身热等表证。舌苔薄黄，脉浮数或浮滑	疏风清热，宣肺止咳	桑菊饮	桑菊感冒片（颗粒，合剂，糖浆，丸）、急支糖浆（颗粒）、羚羊清肺颗粒（丸）、风热咳嗽胶囊
风燥伤肺证	干咳，连声作呛，喉痒，唇鼻干燥，咽干而痛，口干，无痰或痰少而黏，不易咳出，或痰中带血丝，或兼微恶寒、身热，舌质红而少津，苔薄白或薄黄，脉浮数	疏风清肺，润燥止咳	桑杏汤	蜜炼川贝枇杷膏、二母宁嗽丸（颗粒，口服液，片）、雪梨止咳糖浆
痰湿蕴肺证	咳嗽反复发作，咳声重浊，痰多色白黏腻，或稠厚成块，痰多易咳，早晨或食后咳甚痰多，进甘甜油腻物加重，胸闷脘痞，呕恶，食少，大便时溏。舌苔白腻，脉濡滑	健脾燥湿，化痰止咳	二陈平胃散合三子养亲汤	二陈丸（浓缩丸）、橘贝半夏颗粒、蛇胆陈皮胶囊（片，口服液，散）
痰热郁肺证	咳嗽，气息粗促，或喉中有痰声，痰多，质黏稠色黄，或有腥味，难咳，胸胁胀满，或咳时引痛，面赤，或有身热，口干而黏，欲饮水。舌质红，苔黄腻，脉滑数	清热肃肺，豁痰止咳	清金化痰汤	清肺化痰丸、清肺抑火丸、复方鲜竹沥液
肺阴亏耗证	咳嗽日久，咳声短促，痰少黏白，或痰中夹血，或伴五心烦热，颧红，耳鸣，消瘦，神疲。舌质红，苔少，脉细数	滋阴清热，润肺止咳	沙参麦冬汤	养阴清肺膏（糖浆，口服液，丸，颗粒）、百合固金丸（口服液，片，颗粒）、二冬膏

考点3 基本方剂应用★★

证型	方剂及组成	饮片选择	剂量建议	煎法服法
风寒袭肺证	三拗汤：麻黄、杏仁、甘草	①生麻黄：发汗解表 ②炒苦杏仁：温散肺寒 ③生甘草：清热解毒	①苦杏仁：小毒，5~10g ②麻黄：含麻黄碱，具有兴奋中枢神经系统的作用，《中国药典》规定其内服剂量为2~10g	①水煎温服，每日2~3次，餐后服用 ②煎煮时间不宜过长 ③炒苦杏仁捣碎，后下
风寒袭肺证	止嗽散：桔梗、荆芥、甘草、白前、陈皮、百部、紫菀	①生荆芥：解表散风 ②蜜白前、蜜紫菀、蜜百部：润肺止咳		
风热犯肺证	桑菊饮：桑叶、苦杏仁、芦根、菊花、甘草、连翘、薄荷、桔梗	①黄菊花：疏散风热，泻火解毒 ②薄荷叶：发汗解表 ③生甘草：清热解毒，缓和药性，调和百药 ④苦杏仁：炒后毒性降低	①桑叶：用量最大 ②苦杏仁：小毒，5~10g	①水煎温服，每日2~3次，餐后服用 ②薄荷后下

续表

证型	方剂及组成	饮片选择	剂量建议	煎法服法
风燥伤肺证	桑杏汤：桑叶、苦杏仁、沙参、象贝、香豉、栀子、梨皮	①炒苦杏仁：温散肺寒，炒后毒性降低 ②象贝（浙贝母）：清热化痰 ③生栀子：清热泻火，凉血解毒 　炒栀子：适用于脾胃较弱者 　栀子皮：偏于达表清热 ④南沙参：清肺祛痰，养阴润肺	①南沙参：用量最大 ②苦杏仁：小毒，5～10g	煎煮一次，顿服，病情较重者可再次使用
痰湿蕴肺证	二陈平胃散：陈皮、半夏、茯苓、甘草、苍术、厚朴	①法半夏：燥湿化痰 ②炒苍术：健脾和胃 ③生厚朴：燥湿消痰，下气除满	生半夏：有毒，内服炮制品，3～9g	①水煎温服，每日2～3次，餐后服用 ②炒紫苏子、炒白芥子、炒莱菔子宜捣碎后入煎
	三子养亲汤：紫苏子、白芥子、莱菔子	①炒芥子：顺气豁痰 ②炒莱菔子：消食除胀，降气化痰		
痰热郁肺证	清金化痰汤：黄芩、栀子、桔梗、麦冬、桑白皮、贝母、知母、瓜蒌仁、橘红、茯苓、甘草	①生栀子：清热泻火，凉血解毒 ②生桑白皮：泻肺行水 ③浙贝母：清肺化痰	桔梗用量最大，其次是黄芩、栀子。脾胃较弱者，适当减量	水煎温服，每日2～3次，餐后服用
肺阴亏耗证	沙参麦冬汤：沙参、玉竹、生甘草、冬桑叶、麦冬、生扁豆、天花粉	①南沙参：清热养阴，祛痰 ②生玉竹：养阴润燥，生津止渴 ③生甘草：清热解毒，祛痰止咳 ④生扁豆：化湿而不伤阴	—	水煎温服，每日2～3次，餐后服用

考点 4 中成药应用 ★★★

证型	中成药选用	临床应用	合理用药与用药指导
风寒袭肺证	通宣理肺丸（胶囊、口服液、片、颗粒、膏、浓缩丸）	风寒束表，肺气不宣所致感冒咳嗽。症见发热、恶寒、咳嗽、鼻塞流涕、头痛、无汗、肢体酸痛	①孕妇慎用通宣理肺丸、风寒咳嗽丸。儿童、年老体弱者及过敏体质者慎用三拗片 ②心脏病、高血压、青光眼患者慎用通宣理肺丸、风寒咳嗽丸、三拗片

续表

证型	中成药选用	临床应用	合理用药与用药指导
风寒袭肺证	风寒咳嗽丸（颗粒）	外感风寒，肺气不宣所致咳喘。症见头痛鼻塞，痰多咳嗽，胸闷气喘等	③风热或痰热咳嗽、阴虚干咳者均慎用通宣理肺丸、风寒咳嗽丸、杏苏止咳糖浆 ④不建议通宣理肺丸、风寒咳嗽丸、杏苏止咳糖浆、三拗片四种中成药同时使用
	杏苏止咳糖浆（露，口服液）	风寒外束，肺气壅滞，宣降失常所致咳嗽。症见发热恶寒，咳嗽，鼻塞流涕等	
	三拗片	风寒袭肺所致咳嗽。症见咳嗽声重，咳嗽痰多，痰白清稀等	
风热犯肺证	桑菊感冒片（颗粒，合剂，糖浆，丸）	风热客肺，肺气不宣所致咳嗽。症见咳嗽，口干，咽干或痛等	①运动员禁用急支糖浆 ②孕妇及心脏病、高血压患者慎用急支糖浆 ③外感风寒或寒痰咳嗽者慎用桑菊感冒片、急支糖浆、羚羊清肺颗粒、风热咳嗽胶囊 ④服用风热咳嗽胶囊偶有恶心、呕吐 ⑤不建议桑菊感冒片与风热咳嗽胶囊同时使用
	急支糖浆（颗粒）	外感风热或痰热壅肺所致咳嗽。症见发热恶寒，咳嗽，痰黄，口渴，咽痛等	
	羚羊清肺颗粒（丸）	外感时邪，肺胃热盛，肺失宣肃所致咳嗽。症见咳嗽气促，痰多黏稠，色黄，咳吐不爽，胸胁胀满，或身热等	
	风热咳嗽胶囊	外感风热，邪犯于肺，肺失宣降而致咳嗽。症见咳嗽痰多，痰稠而黄，难以咳出，口渴，咽痛，胸闷，心烦，鼻流浊涕，发热，咽干舌燥等	
风燥伤肺证	蜜炼川贝枇杷膏	外感燥邪，入里犯肺，肺失宣肃，其气上逆而致咳嗽。症见痰黄而黏，咳痰不爽，口渴咽干，咽喉疼痛或痒，声音嘶哑等	①外感风寒咳嗽慎用蜜炼川贝枇杷膏、二母宁嗽丸 ②痰湿蕴肺者慎用雪梨止咳糖浆
	二母宁嗽丸（颗粒，口服液，片）	燥热犯肺所致咳嗽。症见咳嗽，痰黄而黏，不易咳出，胸闷气促，久咳不止，声哑喉痛等	
	雪梨止咳糖浆	燥痰阻肺所致咳嗽。症见咳嗽痰少，痰中带血，咽干口渴，声音嘶哑等	
痰湿蕴肺证	二陈丸（浓缩丸）	痰湿停滞所致咳嗽。症见咳嗽痰多，色白易咳，胸脘痞闷，恶心呕吐，肢体困倦，头眩心悸等	①肺阴虚所致燥咳、咯血慎用二陈丸，且本药辛香温燥易伤阴津，不宜长期服用 ②孕妇以及心脏病、高血压病患者慎用橘贝半夏颗粒
	橘贝半夏颗粒	痰气阻肺，肺失宣肃所致咳嗽。症见咳嗽，痰多黏稠，色白或微黄，胸脘满闷等	
	蛇胆陈皮胶囊（片，口服液，散）	痰浊阻肺所致咳嗽。症见咳嗽痰多，质稠厚或黄，量多易咳，胸闷，脘痞，呕恶等	

续表

证型	中成药选用	临床应用	合理用药与用药指导
痰热郁肺证	清肺化痰丸	痰邪壅肺，肺失宣降所致咳嗽。症见咳嗽，咳痰黏稠，色黄，不易咳出等	①运动员禁用清肺化痰丸。高血压、心脏病患者慎用清肺化痰丸 ②孕妇以及风寒咳嗽、脾胃虚弱者慎用清肺化痰丸、清肺抑火丸、复方鲜竹沥液
	清肺抑火丸	痰热阻肺，肺失宣肃所致咳嗽。症见咳嗽气粗，痰多色黄黏稠，口干咽痛，大便干燥，小便黄赤等	
	复方鲜竹沥液	感受外邪，入里化热，肺失宣肃，痰浊内生所致咳嗽。症见咳嗽，痰多黏稠色黄等	
肺阴亏耗证	养阴清肺膏（糖浆，口服液，丸，颗粒）	阴虚肺燥所致咳嗽。症见干咳无痰或痰少而黏，或痰中带血等	①孕妇慎用养阴清肺膏 ②脾虚便溏、痰多湿盛的咳嗽患者慎用二冬膏、养阴清肺膏、百合固金丸
	百合固金丸（口服液，片，颗粒）	肺肾阴虚所致燥咳。症见干咳少痰，痰中带血，咳声嘶哑，午后潮热，口燥咽干等	
	二冬膏	肺阴不足所致咳嗽。症见干咳无痰，或痰少质黏，甚或痰中带血，口鼻干燥，咽喉疼痛，伴五心烦热等	

第三节 喘 证

考点1 证候类型与治则治法 ★

证候类型	实喘病势多急，包括风寒闭肺证、痰热壅肺证、痰浊阻肺证等；虚喘病势徐缓，主要是肾不纳气证，临床还可见肺气虚耗证
治则治法	实喘以祛邪利气为主，分别采用温化宣肺、清化肃肺、化痰理气的方法；虚喘以培补摄纳为主；虚实夹杂、寒热互见者，分清主次，权衡标本，辨证选方用药

考点2 辨证论治 ★★★

证型	症状	治法	方剂	中成药
风寒闭肺证	喘息咳逆，呼吸急促，胸部胀闷，痰多色白稀薄而带泡沫，兼头痛鼻塞，无汗，恶寒，发热。舌苔薄白而滑，脉浮紧	宣肺散寒平喘	麻黄汤合华盖散	小青龙胶囊（合剂，颗粒，糖浆）、风寒咳嗽颗粒（丸）、苓桂咳喘宁胶囊、桂龙咳喘宁胶囊
痰热壅肺证	喘咳气涌，胸部胀痛，痰黏稠色黄，或夹血痰，伴胸中烦闷，面赤身热，汗出，口渴喜冷饮，咽干，尿赤，或便秘，舌质红，苔薄黄腻，脉滑数	清热化痰，宣肺平喘	桑白皮汤	清肺消炎丸、蒡贝胶囊

续表

证型	症状	治法	方剂	中成药
痰浊阻肺证	喘而胸满闷窒，甚则胸盈仰息，咳嗽，痰多黏腻色白，咯吐不利，兼有呕恶纳呆，口黏不渴。舌苔白腻，脉滑或濡	化痰降逆，宣肺平喘	二陈汤合三子养亲汤	橘红痰咳颗粒（煎膏，口服液）、祛痰止咳颗粒（胶囊）
肾不纳气证	喘促日久，气息短促，呼多吸少，动则喘甚，气不得续，形瘦神疲，或跗肿，汗出肢冷，面唇青紫。舌淡苔白或黑而润滑，脉微细或沉弱；或见喘咳，面红烦躁，口咽干燥，足冷，汗出如油。舌红少津，脉细数	补肾纳气平喘	肾气丸合参蛤散	补金片

考点3 基本方剂应用★★

证型	方剂及组成	饮片选择	剂量建议	煎法服法
风寒闭肺证	麻黄汤：麻黄、杏仁、桂枝、炙甘草	①生麻黄：发汗解表，宣肺平喘 ②炒苦杏仁：温散肺寒 ③炙甘草：补脾和胃	①麻黄：用量最大，含麻黄碱具有兴奋中枢神经系统的作用，注意观察用药后的反应 ②苦杏仁：小毒，5~10g	煎煮时间不宜过长
	华盖散：麻黄、杏仁、桑白皮、紫苏子、茯苓、陈皮	①炒紫苏子：温肺降气 ②蜜炙桑白皮：润肺止咳		
痰热壅肺证	桑白皮汤：桑白皮、半夏、苏子、苦杏仁、贝母、黄芩、黄连、栀子	①生栀子：清热泻火，凉血解毒 ②生桑白皮：泻肺行水 ③浙贝母：清肺化痰 ④苦杏仁：炒后毒性降低 ⑤清半夏：燥湿化痰	①苦杏仁：小毒，5~10g ②生半夏：有毒，内服炮制品，3~9g	①水煎温服，每日2~3次，餐后服用 ②炒苏子、苦杏仁、栀子均宜捣碎后入煎
痰浊阻肺证	二陈汤：陈皮、半夏、茯苓、甘草	①清半夏：燥湿化痰 ②炙甘草：补脾和胃	生半夏：有毒，内服炮制品，用量不宜过大，3~9g	水煎温服，每日2~3次，餐后服用
	三子养亲汤紫苏子、白芥子、莱菔子	参考"咳嗽"中"痰湿蕴肺证"	参考"咳嗽"中"痰湿蕴肺证"	参考"咳嗽"中"痰湿蕴肺证"
肾不纳气证	肾气丸：桂枝、附子、熟地、山萸肉、山药、茯苓、丹皮、泽泻	炮附片：温肾暖脾	①附子：有毒，《中国药典》规定使用剂量3~15g，用量不宜过大 ②人参：3~9g，另煎兑服，也可研粉吞服，一次2g，一日2次 ③蛤蚧：3~9g	①水煎温服，每日2~3次，餐后服用 ②附子先煎，久煎 ③蛤蚧多入丸散或酒剂，生晒参入汤剂时另煎兑服，也可研粉吞服
	参蛤散：人参、蛤蚧	①生晒参：补气生津，安神 ②生蛤蚧：补肺益精，纳气定喘		

考点 4 中成药应用 ★★★

证型	中成药选用	临床应用	合理用药与用药指导
风寒闭肺证	小青龙胶囊（合剂，颗粒，糖浆）	风寒束表，水饮内停所致喘证。症见恶寒发热，无汗，喘咳，痰多而稀，鼻塞流涕等	①运动员禁用风寒咳嗽颗粒。内热咳喘、虚喘者，以及高血压、青光眼者慎用小青龙胶囊、风寒咳嗽颗粒 ②风热、痰热咳嗽、阴虚干咳者及孕妇慎用风寒咳嗽颗粒、苓桂咳喘宁胶囊、桂龙咳喘宁胶囊 ③儿童、孕妇及哺乳期妇女、肝肾功能不全者、运动员、禁用小青龙胶囊
	风寒咳嗽颗粒（丸）	风寒外束，肺失宣降，痰浊阻肺所致喘证。症见咳嗽反复发作，气喘胸闷，咳痰色白质清，脘痞等	
	苓桂咳喘宁胶囊	风寒客肺，肺气不宣所致喘证。症见喘咳气急，痰多稀薄起沫，可兼头痛，恶寒伴发热，无汗等	
	桂龙咳喘宁胶囊	外感风寒，痰湿阻肺，肺气上逆所致喘证。症见呼吸急促，痰涎壅盛等	
痰热壅肺证	清肺消炎丸	痰热阻肺，肺失宣降所致喘证。症见气喘，咳嗽，胸胁满胀，咳吐黄痰等	①运动员禁用清肺消炎丸 ②孕妇，体弱年迈者，以及高血压、青光眼、心功能不全者慎用清肺消炎丸、葶贝胶囊 ③风寒表证咳嗽者慎用清肺消炎丸。脾虚便溏者慎用葶贝胶囊
	葶贝胶囊	痰热壅肺，肺失宣降所致喘证。症见气喘不能平卧，咳嗽，咳吐黄痰，胸闷	
痰浊阻肺证	橘红痰咳颗粒（煎膏，口服液）	痰浊阻肺所致喘证。症见呼吸短促，喉中痰鸣，甚至张口抬肩，呕吐痰涎，胸脘憋闷等	①孕妇禁用祛痰止咳颗粒 ②阴虚燥咳者慎用橘红痰咳颗粒和祛痰止咳颗粒 ③外感咳嗽、肾虚作喘及体弱年迈者慎用祛痰止咳颗粒，且中病即止
	祛痰止咳颗粒（胶囊）	脾胃虚弱，痰浊内生，上犯阻肺所致喘证。症见呼吸困难，甚至张口抬肩，鼻翼扇动，胸脘憋闷等	
肾不纳气证	补金片	肾不纳气所致喘证。症见喘促，短气，动则喘甚，呼多吸少，气不得续，气怯声低，咳声低弱，痰吐稀薄或咳呛，或痰少质黏，烦热，口干，形瘦神疲，或跗肿，面色晦暗，口唇青紫，腰膝酸软等	肺热咳嗽、感冒者慎用补金片

第四节 肺 胀

肺胀是多种肺系疾患反复发作，迁延不愈，导致肺气胀满，不得敛降的病证。临床表现为胸部膨满，憋闷如塞，喘息上气，咳嗽痰多，烦躁，心悸，面色晦暗，或唇甲青紫，脘腹胀满，肢体浮肿等。西医学中慢性阻塞性肺疾病、慢性肺源性心脏病有上述表现者，可参考此内容辨证论治。

考点 1 证候类型与治则治法 ★

证候类型	辨证属本虚标实，临床证候包括痰浊阻肺证、痰热郁肺证、肺肾气虚证等
治则治法	祛邪与扶正兼施。标实者以降气化痰为主，需分辨痰的寒热性质；本虚以补益肺肾为主

考点 2 辨证论治★★★

证型	症状	治法	方剂	中成药
痰浊阻肺证	胸膺满闷，短气喘息，稍劳即著，咳嗽痰多，色白黏腻或呈泡沫，畏风易汗，脘痞纳少，倦怠乏力。舌暗，苔薄腻或浊腻，脉滑	燥湿化痰，降气平喘	苏子降气汤合三子养亲汤	苏子降气丸、理气定喘丸
痰热郁肺证	咳逆，喘息气粗，胸满，目胀睛突，痰黄或白，黏稠难咳，烦躁，口渴欲饮，尿赤，大便干。舌红，苔黄或黄腻，脉滑数	清肺化痰，降逆平喘	越婢加半夏汤或桑白皮汤	止咳平喘糖浆、清肺消炎丸
肺肾气虚证	胸部膨满，呼吸浅短难续，声低气怯，甚则张口抬肩，不能平卧，咳嗽，痰白如沫，咳吐不利，胸闷心慌，形寒汗出，腰膝酸软，小便清长，或尿有余沥。舌淡或暗紫，苔白润，脉沉细无力，或结、代	补肺摄纳，降气平喘	平喘固本汤合补肺汤	参茸黑锡丸、百令胶囊（片）

考点 3 基本方剂应用★★

证型	方剂及组成	饮片选择	剂量建议	煎法服法
痰浊阻肺证	苏子降气汤：紫苏子、半夏、前胡、厚朴、陈皮、甘草、当归、生姜、大枣、肉桂	①清半夏：燥湿化痰 ②炙甘草：补脾和胃 ③生厚朴：燥湿消痰，下气除满	①苏子、半夏：用量最大 ②半夏：有毒，内服炮制品，3～9g	水煎温服，每日2～3次，餐后服用
	三子养亲汤：紫苏子、白芥子、莱菔子	参考"咳嗽"中"痰湿蕴肺证"	参考"咳嗽"中"痰湿蕴肺证"	参考"咳嗽"中"痰湿蕴肺证"
痰热郁肺证	越婢加半夏汤：麻黄、石膏、生姜、大枣、甘草、半夏	生麻黄：发汗解表、利水消肿	①石膏：用量最大，其次是麻黄 ②麻黄：含麻黄碱具有兴奋中枢神经系统的作用，2～10g	①水煎温服，每日2～3次，餐后服用 ②石膏先煎
	桑白皮汤：桑白皮、半夏、苏子、杏仁、贝母、黄芩、黄连、山栀	①生桑白皮：泻肺行水 ②清半夏：燥湿化痰 ③苦杏仁：炒后毒性降低 ④浙贝母：清肺化痰 ⑤生栀子：清热泻火，凉血解毒	①苦杏仁：小毒，5～10g ②黄芩、栀子：脾胃较弱者，减少用量	
肺肾气虚证	平喘固本汤：党参、五味子、冬虫夏草、胡桃肉、沉香、灵磁石、脐带、苏子、款冬花、法半夏、橘红	①生晒参：补气生津，安神 ②蜜五味子：补益肺肾 ③法半夏：燥湿化痰 ④煅磁石：聪耳明目，补肾纳气 ⑤蜜炙款冬花：润肺止咳	①人参：3～9g，另煎兑服，也可研粉吞服，一次2g，一日2次 ②半夏：有毒，内服炮制品，3～9g	①水煎温服，每日2～3次，餐后服用 ②磁石打碎先煎 ③沉香不宜久煎，当以研末或磨汁后冲服
	补肺汤：人参、黄芪、熟地黄、五味子、紫菀、桑白皮	①生黄芪：固表止汗 ②蜜炙紫菀、蜜炙桑白皮：润肺止咳		

考点 4 中成药应用 ★★★

证型	中成药选用	临床应用	合理用药与用药指导
痰浊阻肺证	苏子降气丸	痰涎壅盛，肾不纳气所致肺胀。症见呼吸困难，张口抬肩，喉中痰鸣，甚至不能平卧，胸膈满闷	外感痰热咳喘者及孕妇慎用苏子降气丸和理气定喘丸
	理气定喘丸	久咳伤肺，痰浊壅阻所致肺胀。症见喘息，胸膈满闷，咳痰量多，气短，乏力，心悸	
痰热郁肺证	止咳平喘糖浆	痰热阻肺，肺失宣降所致肺胀。症见咳喘气促，甚至鼻翼扇动，咳嗽痰多，痰黏难咳等	运动员禁用止咳平喘胶囊和清肺消炎丸，孕妇及寒痰阻肺咳喘者慎用，二药均含麻黄，高血压、青光眼、心功能不全者慎用
	清肺消炎丸	痰热阻肺，肺失宣降所致肺胀。症见气喘，咳嗽，胸胁满胀，咳吐黄痰等	
肺肾气虚证	参茸黑锡丸	肺病日久及肾，肺失敛降，肾失摄纳所致肺胀。症见胸部膨满，憋闷气短，喘促不得安卧，汗出肢冷等	①孕妇禁用，实热证、阴虚内热证慎用参茸黑锡丸。因含附子、硫黄、黑锡，不宜过量、久用 ②外感实证咳喘者慎用百令胶囊
	百令胶囊（片）	肺肾两虚所致肺胀。症见咳声低微，喘促，气短，动则益甚，痰少或痰白而黏，盗汗，神疲乏力，腰膝酸软等	

第五节 心 悸

考点 1 证候类型与治则治法 ★

证候类型	辨虚实。包括心脾两虚证、阴虚火旺证、心阳不振证、瘀阻心脉证等
治则治法	补气、养血、滋阴、温阳、行瘀等

考点 2 辨证论治 ★★★

证型	症状	治法	方剂	中成药
心脾两虚证	心悸气短，头晕目眩，失眠健忘，面色无华，倦怠乏力，纳呆食少。舌淡红，脉细弱	健脾益气，养心安神	归脾汤	人参归脾丸（大蜜丸，水蜜丸，小蜜丸，浓缩丸）、复方扶芳藤合剂、益气养血口服液、消疲灵颗粒
阴虚火旺证	心悸易惊，心烦失眠，五心烦热，口干，盗汗，思虑劳心则症状加重，伴耳鸣腰酸，头晕目眩，急躁易怒。舌红少津，苔少或无，脉细数	滋阴清火，养心安神	天王补心丹	天王补心丸（水蜜丸，小蜜丸，大蜜丸，浓缩丸，片）、朱砂安神片（水蜜丸，大蜜丸）、宁神补心片（胶囊）、安神补心丸（浓缩水丸，胶囊，颗粒，片）
心阳不振证	心悸不安，胸闷气短，动则尤甚，面色苍白，形寒肢冷。舌淡苔白，脉虚弱或沉细无力	温补心阳，安神定悸	桂枝甘草龙骨牡蛎汤合参附汤	参仙升脉口服液、心宝丸、芪苈强心胶囊
瘀阻心脉证	心悸不安，胸闷不舒，心痛时作，痛如针刺，唇甲青紫。舌质紫暗或有瘀斑，脉涩或结或代	活血化瘀，理气通络	红花桃仁煎合桂枝甘草龙骨牡蛎汤	血府逐瘀口服液（胶囊，颗粒，丸）、七叶神安片（滴丸，分散片）、稳心颗粒、参松养心胶囊

考点3 基本方剂应用★★

证型	方剂及组成	饮片选择	剂量建议	煎法服法
心脾两虚证	归脾汤：人参、黄芪、白术、茯神、龙眼肉、酸枣仁、木香、当归、远志、甘草、生姜、大枣	①生晒参：适用于脾肺气虚严重 党参：适用于脾虚便溏 ②蜜炙黄芪：补益肺脾 ③麸炒白术：适用于脾虚纳差，食少腹胀 焦白术：适用于脾虚食滞，泻下酸臭 土炒白术：适用于脾虚湿困，腹胀泄泻 ④炒酸枣仁：敛津液，安心神 ⑤煨木香、炒木香：实肠止泻 ⑥酒炒当归：适用于血虚兼血瘀 土炒当归：适用于心脾两虚有大便稀溏 ⑦炙甘草：健脾益气	黄芪、白术、茯神、酸枣仁、龙眼肉用量最大，其次是人参、木香，生姜5片、大枣1枚	①水煎温服，每日2~3次，宜餐后1小时服用；失眠者，宜在中午及晚上临睡前各服用一次 ②人参另煎，兑入其他药液；酸枣仁捣碎后入煎剂，亦可研末吞服，每次1.5~3g；大枣擘开后入煎剂 ③煎煮宜"先武火后文火"，文火煎煮时间宜长，以出药液量约为加水量的一半以下为度
阴虚火旺证	天王补心丹：人参、玄参、丹参、茯苓、五味子、远志、桔梗、当归、天冬、麦冬、柏子仁、酸枣仁、生地黄、朱砂、人参、玄参、丹参、茯苓、五味子、远志、桔梗、当归、天冬、麦冬、柏子仁、酸枣仁、生地黄、朱砂	①人参：补气生津，安神益智 ②炒桔梗：免恶心呕吐之弊 ③蒸玄参：养阴，泻无根之火 ④生丹参：凉血清心除烦 ⑤蜜炙五味子：补益 酒五味子：滋肾 醋五味子：收敛 ⑥炙远志：适用于胃疾，胃气虚 蜜远志：适用于心血不足所致失眠多梦 朱远志：入丸散安神定志 ⑦酒炒当归、酒洗当归：活血力强 ⑧生天冬：养阴清热，滋阴降火，润燥滑肠 朱天冬：适用于肺肾阴虚、虚火内扰而现烦躁不寐、心神不宁 ⑨去心麦冬：养阴润肺，益胃生津，清心除烦 朱麦冬：适用于心阴不足而见烦躁狂乱、谵语等症 ⑩生柏子仁：适用于阴虚烦热失眠兼便秘 柏子仁霜：宁心安神，养阴止汗，可免滑肠致泻 ⑪生酸枣仁：适用于心肾不足，阴虚火旺所致心悸、健忘、失眠、便秘 炒酸枣仁：适用于阴虚心悸、盗汗明显，兼脾胃虚弱 ⑫生干地黄：滋阴养血 细生地：功同干地黄，适用于胃弱易腻者 ⑬水飞朱砂：毒性降低，镇心安神	①生地黄用量最大，其次是当归、酸枣仁、柏子仁、天冬、麦冬 ②朱砂：有毒，《中国药典》规定内服每日0.1~0.5g，多入丸散服，不宜入煎剂、大量服用及少量久服；外用适量 ③制丸散，用朱茯苓、朱远志、朱天冬、朱麦冬等，避免朱砂总量超量	①水煎温服，每日2~3次，宜餐后1小时服用；失眠者，宜在中午及晚上临睡前各服用一次 ②制成丸剂，宜空心白滚汤或龙眼肉汤送服。若制成汤剂，宜"先武火后文火"煎煮，文火煎煮时间宜偏长 ③五味子、柏子仁、酸枣仁捣碎后入煎剂；酸枣仁入安神剂，煎煮时间宜长；朱砂药汁冲服 ④孕妇及肝肾功能不全者禁用朱砂

中药学综合知识与技能

续表

证型	方剂及组成	饮片选择	剂量建议	煎法服法
心阳不振证	桂枝甘草龙骨牡蛎汤：桂枝、甘草、龙骨、牡蛎	①肉桂：补火助阳，温通经脉 桂心：助心阳交心肾 炒桂枝：温通力强 ②炙甘草：补中益气，调和诸药 ③生龙骨、生牡蛎：平肝潜阳，镇惊安神	龙骨、牡蛎、甘草用量最大，其次是桂枝	①水煎温服，每日2~3次，餐后服用 ②生龙骨、生牡蛎打碎，先煎；熟附子先煎、久煎
	参附汤：人参、熟附子	①红参：振奋阳气 ②淡附片：温肾壮阳 炮附子：温补，回阳救逆，散寒祛湿	附子用量较大，有毒，《中国药典》规定内服每日3~15g；其次是人参	
瘀阻心脉证	红花桃仁煎：丹参、赤芍、桃仁、红花、乳香、香附、延胡索、青皮、当归、川芎、生地	①丹参片：清心除烦，适用于温热病中见瘀阻心脉所致心悸者 炒丹参：养血活血，适用于血虚或瘀血内停而无热象的心悸 酒丹参：活血祛瘀，适用于瘀阻心脉所致心悸兼疼痛较著者 ②炒赤芍：适用于血瘀兼脾胃虚寒 酒赤芍：行血之力强，适用于瘀阻心脉所致心悸者 ③桃仁泥：有利于药性的煎出 炒桃仁：破血润燥 ④醋制乳香：适用于肝经气郁血瘀所致胸胁疼痛 ⑤醋香附：消积聚、理气止痛 酒香附：活血，通行经络 制香附：疏肝理气、止痛、止呕 ⑥酒延胡索：行血祛瘀 醋延胡索：行气止痛 ⑦生青皮：破气散积 酒青皮：治疗气滞血瘀或癥瘕积聚 ⑧酒当归：活血 ⑨酒川芎：活血祛瘀，行气止痛 ⑩大生地：适用于血瘀有热 炒生地或酒炒生地：适用于血瘀诸证用药不宜寒凉者	①乳香：《中国药典》规定内服每日为3~5g，入煎汤或入丸散 ②延胡索：内服每日3~10g；研末吞服，一次1.5~3g	①水煎温服，每日2~3次，餐后服用 ②桃仁捣碎后入煎 ③生延胡索打粉和酒服
瘀阻心脉证	桂枝甘草龙骨牡蛎汤：桂枝、甘草、龙骨、牡蛎	参考本病中"心阳不振证"	参考本病中"心阳不振证"	参考本病中"心阳不振证"

· 96 ·

考点4 中成药应用 ★★★

证型	中成药选用	临床应用	合理用药与用药指导
心脾两虚证	人参归脾丸（大蜜丸，水蜜丸，小蜜丸，浓缩丸）	思虑过度，劳伤心脾，或脾胃虚弱，气血生化之源不足，心失所养所致心悸。症见心悸，怔忡，头晕目眩，面色不华，倦怠乏力等	①孕妇、月经期及有出血倾向者慎用益气养血口服液。因含有肉桂，孕妇慎服消疲灵颗粒 ②周岁以内婴儿及外感发热患者禁用复方扶芳藤合剂 ③阴虚，痰湿壅盛者慎用人参归脾丸。阴虚内热，肝阳上亢，痰火内盛之心悸不寐者慎用复方扶芳藤合剂 ④湿热内盛，痰火壅盛者慎用益气养血口服液。体实有热者、感冒者慎服消疲灵颗粒 ⑤人参归脾丸、复方扶芳藤合剂、益气养血口服液、消疲灵颗粒中的任意两种或多种不宜同时使用，因皆属重复用药
	复方扶芳藤合剂	心脾两虚，生化乏源，气血不足，心失所养所致心悸。症见心悸气短，胸闷不舒，面色不华，神疲乏力，失眠健忘等	
	益气养血口服液	脾胃虚弱，气血化生不足，心失所养，神无所附所致心悸。症见气短，心悸，面色不华，倦怠乏力等	
	消疲灵颗粒	禀赋不足，或饮食劳倦，或思虑过度，或年高体迈，气血亏虚，心失所养所致心悸。症见心悸不安，气短少言，倦怠乏力，精神不振等	
阴虚火旺证	天王补心丸（水蜜丸，小蜜丸，大蜜丸，浓缩丸，片）	心肾阴虚，心失所养所致心悸。症见心悸，气短。舌红少苔，脉细数或结代	①孕妇慎用天王补心丸、朱砂安神片；天王补心丸、朱砂安神片（含有朱砂）均不宜过量或长期服用 ②孕妇、哺乳期妇女禁用宁神补心片。肝肾功能不全者禁用天王补心丸 ③脾肾阳虚、脾胃虚寒、大便稀溏及感冒发热患者不宜服用宁神补心片。宁神补心片宜饭前服用 ④天王补心丸与朱砂安神片不宜同时使用，宁神补心片与安神补心丸不宜同时使用
	朱砂安神片（水蜜丸，大蜜丸）	心阴（血）不足，心火偏亢所致心悸。症见心悸怔忡，烦躁，健忘，头目眩晕等	
	宁神补心片（胶囊）	心肾阴虚，心失所养所致心悸。症见心悸，气短。舌红少苔，脉细数或结代等	
	安神补心丸（浓缩水丸，胶囊，颗粒，片）	肝肾亏虚，阴血不足所致心悸。症见心悸不宁，心烦少寐，梦遗滑精，手足心热	
心阳不振证	参仙升脉口服液	心肾阳虚，寒凝血脉所致心悸。症见心悸胸闷，畏寒肢冷，腰膝酸软，气短乏力或头晕等	①孕妇、哺乳期妇女、运动员、合并高血压者及严重心脏病者，均慎用参仙升脉口服液 ②肝阳上亢、湿热内盛者禁用参仙升脉口服液；病态窦房结综合征中的慢–快综合征及病态窦房结综合征病情需安装起搏器者，均不宜使用参仙升脉口服液 ③孕妇、经期妇女、青光眼患者禁用心宝丸。阴虚内热、肝阳上亢、痰火内盛者不宜使用心宝丸 ④服用洋地黄类药物者慎用心宝丸（含附子、洋金花、蟾酥），不宜过量服用及久服。孕妇慎用芪苈强心胶囊。芪苈强心胶囊宜饭后服用
	心宝丸	心肾阳虚，无力运血，心脉瘀阻所致心悸。症见心悸气短，动则喘促，畏寒肢冷，下肢肿胀等	
	芪苈强心胶囊	阳气虚乏，络瘀水停所致心悸。症见心慌气短，动则加剧，夜间不能平卧，下肢浮肿，倦怠乏力，小便短少，口唇青紫，畏寒肢冷，咳吐稀白痰等	

续表

证型	中成药选用	临床应用	合理用药与用药指导
瘀阻心脉证	血府逐瘀口服液（胶囊，颗粒，丸）	气滞血瘀，心神失养所致心悸。症见心悸，胸闷不适，失眠多梦等	①孕妇禁用血府逐瘀口服液、七叶神安片、参松养心胶囊。气虚血瘀者慎用血府逐瘀口服液 ②孕妇慎用稳心颗粒。七叶神安片饭后服用 ③参松养心胶囊与生脉饮等组成重复的中成药不宜同时使用
	七叶神安片（滴丸，分散片）	心气不足，心血瘀阻所致心悸。症见心悸，失眠，胸闷，胸痛等	
	稳心颗粒	气阴两虚，心脉瘀阻所致心悸。症见心悸不宁，怔忡，短气喘息，胸闷不舒，胸痛时作等	
	参松养心胶囊	气阴两虚，心络瘀阻所致心悸。症见心悸不安，气短乏力，动则加剧，胸部闷痛，失眠多梦等	

第六节　胸　痹

胸痹是指以胸部闷痛，甚则胸痛彻背，短气、喘息不得卧为主症的疾病。轻者仅感胸闷如窒，呼吸欠畅，重者则有胸痛，严重者胸痛彻背，背痛彻心。西医学的冠状动脉粥样硬化性心脏病（心绞痛或心肌梗死）、其他如心包炎、心肌病、肺栓塞、肺源性心脏病等以上述表现为主者，可参考此内容辨证论治。

考点1 证候类型与治则治法★

证候类型	先辨虚实标本。临床证候包括气滞血瘀证、痰浊闭阻证、寒凝心脉证、气虚血瘀证、气阴两虚证等
治则治法	先治其标，再治其本，必要时标本兼顾同治。对气滞、血瘀、寒凝、痰浊给予理气、活血、温通、豁痰，尤重活血通脉法；针对本虚，给予益气、养阴之法

考点2 辨证论治★★★

证型	症状	治法	方剂	中成药
气滞血瘀证	心胸疼痛，如刺如绞，痛有定处，入夜为甚，重者心痛彻背，背痛彻心，或痛引肩背，伴有胸闷，日久不愈，可因暴怒、劳累而加重。舌质紫暗，有瘀斑，苔薄，脉弦细	理气活血，通脉止痛	血府逐瘀汤	血府逐瘀口服液（胶囊，颗粒，丸）、速效救心丸、复方丹参滴丸（颗粒，片，胶囊，丸）、冠心丹参滴丸（片，胶囊，颗粒）、银丹心脑通软胶囊
痰浊闭阻证	心胸窒闷疼痛，胸闷重痛轻，痰多气短，肢体沉重，形体肥胖，遇阴雨天而易发作或加重，伴有倦怠乏力，纳呆便溏，咳吐痰涎。舌体胖大且边有齿痕，苔浊腻或白滑，脉滑	通阳泄浊，豁痰开解	瓜蒌薤白半夏汤合涤痰汤	血滞通胶囊、丹蒌片、舒心降脂片、降脂通络软胶囊

续表

证型	症状	治法	方剂	中成药
寒凝心脉证	猝然心痛如绞,心痛彻背,喘不得卧,多因气候骤冷或骤感风寒而发病或加重,伴形寒,甚则手足不温,冷汗自出,胸闷气短,心悸,面色苍白,舌质紫暗,苔薄,脉沉紧或沉细	辛温散寒,宣通心阳	枳实薤白桂枝汤合当归四逆汤	宽胸气雾剂、苏合香丸、冠心苏合滴丸（胶囊,软胶囊,丸）、神香苏合丸
气虚血瘀证	胸痛隐隐,遇劳则发,神疲乏力,气短懒言,心悸自汗。舌胖有齿痕,色淡暗,苔薄白,脉弱而涩,或结、代	益气活血,通脉止痛	补阳还五汤	芪参益气滴丸、参桂胶囊、心力丸、活心丸
气阴两虚证	心胸隐痛,时作时止,心悸气短,动则益甚,伴倦怠懒言,易汗出,头晕,失眠多梦。舌红或淡红,舌体胖且边有齿痕,苔薄白或少,脉细缓或结代	益气养阴,活血通脉	生脉散合人参养荣汤	益心胶囊（口服液）、益心舒胶囊（丸,片,颗粒）、益心通脉颗粒、冠心生脉口服液（丸）、洛布桑胶囊

考点 3 基本方剂应用 ★★

证型	方剂及组成	饮片选择	剂量建议	煎法服法
气滞血瘀证	血府逐瘀汤:当归、生地、桃仁、红花、枳壳、赤芍、柴胡、川芎、桔梗、牛膝、甘草	①酒当归：活血化瘀,通络止痛 ②生枳壳：行气宽中,消胀止痛 ③酒赤芍：行血力强,适用于血脉凝涩之疼痛 　醋赤芍：祛瘀止痛,胸痹疼痛日久者宜选用 ④醋柴胡：疏肝止痛 ⑤生桔梗：宣肺气。对胃弱津伤之年老体弱者宜用炒桔梗 ⑥川牛膝：活血散瘀,宣通关节 　酒牛膝：活血通络,引血下行	①原方中桃仁用量最大,且润燥滑肠,如果患者平素脾虚便溏可酌情减量 ②桔梗可能导致恶心、脾胃虚弱者用量宜小	①水煎温服,每日2~3次,餐后服用 ②桃仁捣碎后入煎剂
痰浊闭阻证	瓜蒌薤白半夏汤:瓜蒌、薤白、半夏、白酒	①全瓜蒌：清肺胃热,化痰散结,润大肠燥,滑肠通便 　瓜蒌皮：无滑肠之弊,适用于便溏患者 ②生薤白：通阳散结 　炒薤白：滑利之性稍缓,适用于脾胃素弱或消化道溃疡患者 ③法半夏、清半夏：燥湿化痰,消痞散结 ④白酒：多用低度黄酒代替	瓜蒌实一枚,半夏半升	①水煎温服,每日3次,餐后服用 ②瓜蒌薤白半夏汤多用黄酒一半,水一半,一起煎煮其他饮片;对酒精过敏者避免使用黄酒煎药 ③人参另煎后兑服;竹茹用量较大时,可煎汤代水
	涤痰汤:制半夏、制南星、陈皮、枳实、茯苓、人参、石菖蒲、竹茹、甘草、生姜	①制天南星：祛风化痰 ②广陈皮：健胃,祛痰 ③姜竹茹：降逆止呕 ④炙甘草：缓急止痛、缓和药性 ⑤麸炒枳实：无破气伤正之弊	制天南星、半夏用量最大。生半夏,有毒,《中国药典》规定,内服炮制品,每日3~9g。制天南星,有毒,每日3~9g	

中药学综合知识与技能

续表

证型	方剂及组成	饮片选择	剂量建议	煎法服法
寒凝心脉证	枳实薤白桂枝汤：枳实、厚朴、薤白、桂枝、瓜蒌实	①麸炒枳实：因寒因热均可使用 ②生厚朴：行气导滞，降气平喘，消积除胀	薤白用量最大，气虚无滞、胃弱纳呆者及不耐蒜味者，用量不宜过大	①水煎温服，每日3次，餐后服用 ②枳实薤白桂枝汤先煎枳实、厚朴，去滓取滤液，再煎煮其他药物 ③大枣擘开后入煎剂；细辛用量大时，煎煮时间宜适当延长
	当归四逆汤：当归、桂枝、芍药、细辛、通草、炙甘草、大枣	①全当归：补血和血 酒炒当归、酒洗当归：活血之力大增，适用于寒凝血瘀、疼痛明显者 土炒当归：去其润滑之性，适用于寒伤脾阳、大便稀溏者 ②酒炒赤芍：行血，适用于血脉凝涩之病证 ③北细辛：散寒止痛 ④炒木通：通利血脉、关节	①当归、桂枝、芍药、细辛用量最大，大枣用量较大 ②细辛：《中国药典》规定内服每日1～3g，入散剂每次0.5～1g	
气虚血瘀证	补阳还五汤：当归、川芎、黄芪、桃仁、红花、地龙、赤芍	①当归尾：破血逐瘀 ②生黄芪：补气行滞 ③桃仁泥或炒桃仁：活血化瘀 ④炒赤芍：适用于血瘀兼脾胃虚寒 酒赤芍：行血，适用于气虚血瘀之胸痹	黄芪：用量最大，其次是当归尾。黄芪用量应控制为30～60g；气虚程度较甚，同时又无其他禁忌时，可逐渐增加，但连续用量不宜超过120g	①水煎温服，每日2～3次，宜餐前服用 ②先加入适量黄酒泡药后再煎煮，可加强汤剂活血祛瘀的力量
气阴两虚证	生脉散：人参、麦冬、五味子	①人参：补气生津，安神益智 生晒参：性较平和，不温不燥，补气生津 ②连心麦冬：养阴生津通血脉 炙麦冬：养阴不滞胃 ③蜜炙五味子：补益 酒制五味子：滋肾 醋制五味子：收敛	人参、麦冬用量相等，且大于五味子用量	①水煎温服，每日2～3次，餐前服用 ②人参宜另煎后兑服；五味子、桂心捣碎后再入煎；桂心不宜久煎
	人参养荣汤：人参、熟地黄、当归、白芍、白术、茯苓、黄芪、陈皮、五味子、桂心、远志、炙甘草	①全当归：补血和血 ②生白芍：养血柔肝，滋阴抑肝 酒炒白芍：益气养阴，活血通脉 ③蒸白术（制白术）：补脾益气 ④蜜炙黄芪：补中益气，升提清气，尚能润燥 ⑤炒陈皮：温健之力强 ⑥肉桂心：助心阳，交心肾 ⑦炒远志：毒性减小，可避免药后呕吐之弊 炙远志：调中和胃，适用于素有胃疾、胃气虚弱者	白芍用量最大，其次是当归、陈皮、黄芪、桂心、人参、白术、炙甘草	

考点4 中成药应用★★★

证型	中成药选用	临床应用	合理用药与用药指导
气滞血瘀证	血府逐瘀口服液（胶囊，颗粒，丸）	气滞血瘀，心脉闭塞所致胸痹。症见胸痛，痛如针刺而有定处，烦躁，心悸，气短等	①孕妇禁用血府逐瘀口服液、速效救心丸。孕妇慎用冠心丹参滴丸、复方丹参滴丸；气虚血瘀者慎用血府逐瘀口服液。气阴两虚、心肾阴虚之胸痹心痛者，有过敏史者及伴重度心力衰竭的心肌缺血者慎用速效救心丸；寒凝血瘀胸痹心痛者、脾胃虚寒者慎用复方丹参滴丸；服药后胃脘不适者，饭后服用 ②月经期及有出血倾向者禁用冠心丹参滴丸，寒凝血瘀、气虚血瘀、阴虚血瘀之胸痹心痛不宜单用此药 ③速效救心丸、复方丹参滴丸、冠心丹参滴丸、冠心苏合滴丸、银丹心脑通软胶囊中的任意两种或多种不宜同时使用，因皆属重复用药
气滞血瘀证	速效救心丸	气滞血瘀，心脉闭阻所致胸痹。症见胸闷而痛，或心悸，或痛有定处，或牵引左臂内侧等	
气滞血瘀证	复方丹参滴丸（颗粒，片，胶囊，丸）	气滞血瘀，阻塞心脉所致胸痹。症见胸前闷痛，或猝然心痛如绞，痛有定处，甚则胸痛彻背，背痛彻心等	
气滞血瘀证	冠心丹参滴丸（片，胶囊，颗粒）	气滞血瘀，心脉痹阻所致胸痹。症见胸闷憋气，心胸隐痛，甚或猝痛，如刺如绞，心悸短气等	
气滞血瘀证	银丹心脑通软胶囊	气滞血瘀所致胸痹。症见胸痛、胸闷、气短，心悸等	
痰浊闭阻证	血滞通胶囊	痰凝闭阻，阳气被遏所致胸痹。症见胸闷、乏力、腹胀等	①孕妇禁用丹蒌片、舒心降脂片。便溏、泄泻者慎用丹蒌片 ②气虚血瘀、阴虚血瘀、寒凝血瘀胸痹者及湿热内蕴、肝胆湿热、肝肾阴虚之高脂血症者，均慎用舒心降脂片 ③腹胀、腹泻者慎用降脂通络软胶囊。血滞通胶囊有蒜臭，味微辣，不建议拆开胶囊服用，避免对胃的刺激性 ④血滞通胶囊与丹蒌片或舒心降脂片不宜同时使用；瓜蒌薤白剂与丹蒌片不宜同时使用，均属于重复用药
痰浊闭阻证	丹蒌片	痰瘀互结所致胸痹。症见胸闷胸痛，憋气等	
痰浊闭阻证	舒心降脂片	气滞血瘀，痰浊阻络，胸阳痹阻所致胸痹。症见胸痛或憋闷感，痛有定处或太息，心悸，乏力，寐差，脘腹痞满等	
痰浊闭阻证	降脂通络软胶囊	气滞血凝，痰浊阻滞所致胸痹。症见心前区刺痛，胸闷，心悸，气短	
寒凝心脉证	宽胸气雾剂	阴寒凝滞，胸阳不振，气机郁闭所致胸痹。症见胸闷气短，心痛，感寒痛甚，重则喘息，不能平卧，形寒肢冷，面色苍白等	①孕妇禁用苏合香丸、冠心苏合滴丸。孕妇及儿童慎用宽胸气雾剂。孕妇及经期妇女禁用神香苏合丸 ②心绞痛发作时，使用宽胸气雾剂，不可过量使用 ③热病、阳闭、脱证不宜使用苏合香丸；因含有朱砂，且易耗伤正气，不宜久服，胸痹心气不足者慎用 ④阴虚血瘀所致胸痹，胃炎、胃溃疡、食管炎及肾脏疾病者慎用冠心苏合滴丸；冠心苏合滴丸宜饭后服用，丸剂须嚼碎服，胶囊可在临睡或发病时服用，软胶囊可在急症时嚼碎服；不宜长期服用(含土木香) ⑤苏合香丸、冠心苏合滴丸与神香苏合丸中的任意两种或多种不宜同时使用
寒凝心脉证	苏合香丸	胸阳不振，痰瘀互阻，气机不畅所致胸痹。症见胸痛胸闷，气短喘促等	
寒凝心脉证	冠心苏合滴丸（胶囊，软胶囊，丸）	寒凝心脉，阳气不运，闭阻气机所致胸痹。症见猝然心痛如绞，遇寒即发，形寒肢冷等	
寒凝心脉证	神香苏合丸	阴寒凝滞，心脉不通，气机不畅所致胸痹。症见心痛，胸闷，气短，胀满，甚则喘息，不能平卧，面色苍白，遇寒加重	

续表

证型	中成药选用	临床应用	合理用药与用药指导
气虚血瘀证	芪参益气滴丸	心气不足，心血瘀滞，心脉痹阻所致胸痹。症见胸闷心痛，呈隐痛或刺痛，心悸不安，气短懒言等	①孕妇慎用参桂胶囊、芪参益气滴丸。孕妇禁用心力丸、活心丸 ②阴虚证者及经期妇女慎用心力丸、活心丸 ③服用洋地黄类药物的患者慎用心力丸、活心丸(皆含有蟾酥)。心力丸、活心丸皆宜饭后服用 ④心力丸、活心丸、心宝丸、灵宝护心丹、麝香通心滴丸及麝香保心丸（皆含蟾酥）中的任意两种或几种不宜同时服用 ⑤芪参益气滴丸与冠心丹参滴丸不宜同时使用
	参桂胶囊	心阳不振，气虚血瘀所致胸痹。症见胸部刺痛，固定不移，入夜更甚，遇冷加重等	
	心力丸	心气不足，心阳不振，瘀血闭阻所致胸痹。症见胸闷，心痛，遇冷加重，气短，心悸，怔忡等	
	活心丸	心气不足，心血瘀阻，心脉痹塞，胸阳失宣所致胸痹。症见胸闷，心前区刺痛，心悸，气短，乏力等	
气阴两虚证	益心胶囊（口服液）	气阴两虚，瘀血阻脉所致胸痹。症见胸痛胸闷，心悸乏力，心烦失眠，多汗，口干，头晕，面色少华等	①孕妇及月经期妇女慎用益心舒胶囊。孕妇慎用益心通脉颗粒、冠心生脉口服液。服冠心生脉口服液期间切忌气恼劳累过度 ②洛布桑胶囊饭后服用 ③康尔心胶囊、益心复脉颗粒、心荣口服液、益心胶囊、益心舒胶囊、冠心生脉口服液、养心生脉颗粒、生脉饮口服液、益气复脉胶囊中的任意两种或多种不宜同时使用，因皆属重复用药
	益心舒胶囊（丸，片，颗粒）	气阴两虚，瘀血阻脉所致胸痹。症见胸闷隐痛，心悸，气短，动则汗出，头晕，乏力，心烦失眠，面色不华等	
	益心通脉颗粒	气阴两虚，瘀血阻脉所致胸痹。症见胸闷心痛，心悸气短，倦怠汗出，咽喉干燥，头晕乏力等	
	冠心生脉口服液（丸）	气阴不足，心脉瘀阻所致胸痹。症见胸痛时作，胸闷气短，心悸，烦躁，倦怠乏力，自汗，口干等	
	洛布桑胶囊	心气不足，心阴亏虚，心血瘀阻所致胸痹。症见胸闷，胸前区刺痛或隐痛，不寐，心悸，少气懒言，头晕目眩，面色无华，倦怠乏力等	

第七节　不　寐

考点 1 证候类型与治则治法 ★

证候类型	辨证首分虚实。实证常见证候有肝火扰心证、痰热扰心证等；虚证常见证候包括心脾两虚证、心肾不交证、心胆气虚证等
治则治法	以补虚泻实、调整脏腑阴阳为原则。实证泻其有余，如疏肝泻火、清化痰热；虚证补其不足，如益气养血、健脾益肾，在此基础上，兼以安神定志

考点2 辨证论治★★★

证型	症状	治法	方剂	中成药
肝火扰心证	不寐多梦，甚则彻夜不眠，急躁易怒，伴头晕头胀，目赤耳鸣，口干而苦，不思饮食，便秘溲赤。舌红苔黄，脉弦而数	清肝泻火，镇心安神	龙胆泻肝汤	泻肝安神丸、复方罗布麻颗粒
痰热扰心证	心烦不寐，胸闷脘痞，泛恶嗳气，伴口苦，头重，目眩。舌质偏红，苔黄腻，脉滑数	清化热痰，和中安神	黄连温胆汤	心速宁胶囊、礞石滚痰丸（片）、补脑丸
心脾两虚证	不易入睡，多梦易醒，心悸健忘，神疲食少，伴头晕目眩，四肢倦怠，腹胀便溏，面色少华。舌淡苔薄，脉细无力	补益心脾，养心安神	归脾汤	北芪五加片、眠安宁口服液、脑力静糖浆
心肾不交证	心烦不寐，入睡困难，心悸多梦，伴头晕耳鸣，腰膝酸软，潮热盗汗，五心烦热，咽干少津，男子遗精，女子月经不调。舌红少苔，脉细数	滋阴降火，交通心肾	六味地黄丸合交泰丸	乌灵胶囊、滋肾宁神丸
心胆气虚证	虚烦不眠，触事易惊，终日惕惕，胆怯心悸，伴气短自汗，倦怠乏力。舌淡，脉弦细	益气镇惊，安神定志	安神定志丸合酸枣仁汤	安神温胆丸、柏子养心丸（水蜜丸，小蜜丸，片）

考点3 基本方剂应用★★

证型	方剂及组成	饮片选择	剂量建议	煎法服法
肝火扰心证	龙胆泻肝汤：龙胆草、泽泻、木通、车前子、当归、柴胡、生地黄、黄芩、栀子、生甘草	①酒炒龙胆草：清头面之火毒 ②酒炒黄芩：清上焦湿热 ③炒栀子、姜栀子：缓其寒性 ④酒当归：辛散 ⑤酒炒生地：防性寒伤脾胃阳气 ⑥生甘草：清热解毒 ⑦木通：宜选用木通科的木通	①龙胆草：《中国药典》规定内服每日3~6g ②木通：《中国药典》规定内服每日3~6g	①水煎温服，每日2~3次，餐前或空腹服用，服药后宜进食辛香可口、易消化之品 ②车前子包煎；栀子捣碎后入煎
痰热扰心证	黄连温胆汤：半夏、茯苓、陈皮、甘草、枳实、竹茹、黄连、大枣	①炒黄连：凉血解毒 ②姜竹茹：降逆止呕 ③法半夏：燥湿化痰，调脾和胃　竹沥半夏：燥湿化痰、降逆止呕 ④广陈皮：健胃祛痰 ⑤生枳实：破气滞、消胀满、快胸膈，适用于痰火便秘严重者　麸炒枳实：无破气伤正之弊 ⑥生甘草：清热解毒	方中生姜用量最大，其次是陈皮，再次是半夏与竹茹（两者相同，皆为生姜用量的一半）	①水煎温服，每日2~3次，餐后或临睡前服用 ②竹茹用量较大时，煎汤代水；大枣擘开后入煎
心脾两虚证	归脾汤：人参、黄芪、白术、茯神、龙眼肉、酸枣仁、木香、当归、远志、生姜、大枣、甘草	参考"心悸"中"心脾两虚证"	参考"心悸"中"心脾两虚证"	①水煎温服，每日2次，在中午及晚上临睡前各服1次 ②参考"心悸"中"心脾两虚证"

续表

证型	方剂及组成	饮片选择	剂量建议	煎法服法
心肾不交证	六味地黄丸：熟地黄、山茱萸、山药、泽泻、茯苓、丹皮	①蒸山茱萸：补益肝肾 ②生山药：益肺肾之阴，补肾生精 ③盐泽泻：利水 ④炒丹皮：泻阴中之火	熟地黄用量最大，其次是山茱萸、山药，再次是泽泻、茯苓、牡丹皮	①水煎温服，每日2~3次，餐前空腹服用或中午、晚上临睡前各服用1次 ②丸剂服用，空腹淡盐水送服 ③煎煮时间延长；肉桂捣碎后入煎，煎煮时间不宜过长，也可研粉冲服
	交泰丸：黄连、肉桂	①川黄连：盐水炒制缓其燥性，顾护肾水 ②肉桂末：药汁冲服	川黄连与肉桂用量比例为10：1	
心胆气虚证	安神定志丸：人参、茯苓、茯神、菖蒲、远志、龙齿、朱砂	①生晒参：补气生津，安神 ②朱茯苓、朱茯神：入丸散，安神定志 茯苓、茯神：入汤剂 ③朱砂：不宜入煎剂 ④石菖蒲：不宜使用建菖蒲 ⑤炙远志：适用于胃疾，胃气虚弱 蜜远志：适用于心血不足之失眠多梦 朱远志：入丸散，安神定志 ⑥生龙齿：安神镇惊，清热除烦 煅龙齿：收敛之力强	—	①水煎温服，每日2~3次，餐前空腹或临睡前服用 ②安神定志丸原方剂型为蜜丸，以朱砂为衣 ③若为汤剂，人参另煎兑服；龙齿捣碎后先煎 ④酸枣仁捣碎后入煎，煎煮时间宜适当延长
	酸枣仁汤：酸枣仁、知母、川芎、茯苓、甘草	①炒酸枣仁：敛津液，去烦渴，安心神 ②生知母：清热泻火，滋阴生津 炒知母：适用于虚热或脾胃偏弱 蜜炙知母：适用于津伤血燥或虚不受攻 ③炒川芎：适用于血虚气弱，补而不滞		

考点 4 中成药应用 ★★★

证型	中成药选用	临床应用	合理用药与用药指导
肝火扰心证	泻肝安神丸	肝火亢盛，心神不宁所致不寐。症见入睡困难，多梦易醒，心烦易怒，头晕目眩，耳鸣耳聋，口苦，目赤等	①脾胃虚寒、体弱、虚寒便溏者及孕妇慎用复方罗布麻颗粒 ②泻肝安神丸与龙胆泻肝丸（颗粒，胶囊，口服液）不宜同时使用，因属重复用药
	复方罗布麻颗粒	肝阳上亢，肝热扰心，心神不宁所致不寐。症见失眠多梦，烦躁易怒，头晕，头痛等	

证型	中成药选用	临床应用	合理用药与用药指导
痰热扰心证	心速宁胶囊	痰火扰心所致不寐。症见心悸，胸闷，心烦，易惊，口干口苦，失眠多梦，眩晕，脉结代	①孕妇禁用礞石滚痰丸、补脑丸。体虚及小儿虚寒成惊者慎用礞石滚痰丸。心速宁胶囊组方中含常山，有催吐作用，使用时应注意监测不良反应；有胃病者宜饭后服用；服药中出现恶心等反应时，可以减少剂量或停止服用 ②礞石滚痰丸、竹沥达痰丸、清心滚痰丸中的任意两种或多种不宜同时使用，因其属于重复用药。礞石滚痰丸与补脑丸两者不宜同时使用，因其属于两药联用不适宜
	礞石滚痰丸（片）	痰热扰心所致不寐。症见心烦不寐，急躁易怒，神思恍惚，大便秘结等	
	补脑丸	精血亏虚，痰热扰心所致不寐。症见心烦失眠，心悸不宁，头晕耳鸣，五心烦热等	
心脾两虚证	北芪五加片	心脾两虚所致不寐。症见失眠多梦，体虚乏力，食欲不振，腰膝酸软，气短自汗等	①孕妇慎用眠安宁口服液。热证、实证、阴虚火旺证不寐者均不适用北芪五加片。脑力静糖浆中含维生素 B_1、维生素 B_2、维生素 B_6、甘油磷酸钠（50%）等西药成分，应避免重复联合用药 ②脑力静糖浆与甘麦大枣汤不宜同时使用，因属重复用药
	眠安宁口服液	心脾两虚，心神不宁所致不寐。症见失眠多梦，气短乏力，面色少华，心悸不安等	
	脑力静糖浆	心气不足，脾气虚弱所致不寐。症见失眠多梦，心神不宁，烦躁，气短，自汗，头晕，健忘，腹胀纳差等	
心肾不交证	乌灵胶囊	心肾不交所致不寐。症见失眠，心烦，健忘，神疲乏力，耳鸣，心悸等	①心肾不交之不寐还可选用天王补心丸（偏于心阴虚者）、五味子糖浆（偏于肾气不足者）等 ②服用乌灵胶囊时，偶见恶心、腹泻、呕吐、皮疹、头晕等。滋肾宁神丸宜餐后服；外感发热及痰火实热者忌服；过敏体质者慎用
	滋肾宁神丸	素体阴虚，或房劳过度，或肝肾阴虚、心肾不交，或久病年迈，精血亏虚，心失所养所致不寐。症见失眠，多梦易醒，健忘，头晕，耳鸣，腰腿酸软等	
心胆气虚证	安神温胆丸	心胆气虚，血虚所致不寐。症见心胆虚怯，触事易惊，心悸不安，虚烦不寐	①孕妇忌服安神温胆丸。肝肾功能不全者禁用柏子养心丸。因安神温胆丸与柏子养心丸均含有朱砂，皆不可过量、久服 ②避免将安神温胆丸或柏子养心丸与溴咖合剂、三溴合剂等含溴化物的制剂及含碘化物的制剂同时服用
	柏子养心丸（水蜜丸，小蜜丸，片）	心气虚寒，心神失养所致不寐。症见心悸易惊，失眠，多梦，健忘，神疲乏力，或肢冷畏寒等	

第八节　胃　痛

考点 1 证候类型与治则治法 ★

证候类型	辨虚实寒热及兼夹证。临床常见证候包括寒邪客胃证、饮食伤胃证、肝气犯胃证、湿热中阻证、胃阴亏耗证、脾胃虚寒证等
治则治法	以理气和胃止痛为主，疏通气机，"通则不痛"。邪实以祛邪为急，正虚以扶正为先，虚实夹杂者应祛邪扶正并举

考点 2 辨证论治 ★★★

证型	症状	治法	方剂	中成药
寒邪客胃证	胃痛暴作，喜温恶寒，得温痛减，遇寒加重，口淡不渴，或喜热饮。舌淡，苔薄白，脉弦紧	温胃散寒，行气止痛	香苏散合良附丸	良附丸、安中片（薄膜衣片）、仲景胃灵丸
饮食伤胃证	胃脘疼痛，胀满拒按，嗳腐恶食，或吐不消化食物，吐后或矢气后痛减，大便不爽。常有暴饮暴食史。舌淡红，苔厚腻，脉滑	消食导滞，和胃止痛	保和丸	槟榔四消丸（大蜜丸，水丸，片）、开胸顺气丸、沉香化滞丸、加味保和丸
肝气犯胃证	胃脘胀痛，痛连两胁，遇烦恼则痛作或痛甚，嗳气、矢气则舒，脘闷嗳气，喜长叹息，大便不畅。舌淡红，苔薄白，脉弦	疏肝解郁，理气止痛	柴胡疏肝散	沉香化气丸、朴沉化郁丸、舒肝健胃丸、舒肝和胃丸（大蜜丸，水蜜丸，口服液）、调胃舒肝丸
湿热中阻证	胃脘疼痛，痛势急迫，脘闷灼热，口干口苦，口渴不欲饮，纳呆恶心，小便色黄，大便不畅。舌红，苔黄腻，脉滑数	清化湿热，理气和胃	清中汤	木香槟榔丸、中满分消丸、胃痛宁片
胃阴亏耗证	胃脘隐隐灼痛，似饥而不欲食，口干咽燥，口渴思饮，五心烦热，消瘦乏力，大便干结。舌红少津，脉细数	养阴益胃，和中止痛	一贯煎合芍药甘草汤	胃尔康片、胃乐新颗粒（胶囊）、胃安胶囊、阴虚胃痛颗粒（片，胶囊）
脾胃虚寒证	胃痛隐隐，绵绵不休，喜温喜按，空腹痛甚，得食痛缓，劳累或受凉后发作或加重，时呕清水，神疲纳少，四肢倦怠，手足不温，大便溏薄。舌淡苔白，脉虚弱或迟缓	温中健脾，和胃止痛	黄芪建中汤	黄芪健胃膏、温胃舒胶囊（颗粒）、胃疡灵颗粒、虚寒胃痛胶囊（颗粒）

考点 3 基本方剂应用 ★★

证型	方剂及组成	饮片选择	剂量建议	煎法服法
寒邪客胃证	香苏散：香附、紫苏、陈皮、甘草	①全紫苏：发表散寒，行气宽中 紫苏梗：理气宽中止痛 ②广陈皮：理气燥湿止痛 ③清炙甘草：健脾益胃，调和药性	香附与紫苏用量最大，皆倍于陈皮	①水煎热服，每日2~3次，宜餐后1小时服用 ②原方加入米汤、生姜汁及食盐，制成丸剂内服，效果更佳 ③高良姜生品为辛燥气烈之品，有耗气伤阴之弊，只可暂用，不可久服
	良附丸：高良姜、香附	①酒洗高良姜：散寒止痛 炒良姜：制丸剂，守中而入血分 ②醋香附：理气滞，消积聚，止疼痛	①病因寒而得者，高良姜用量宜大，香附用量宜小 ②因怒而得者，高良姜用量小，香附用量大 ③因寒怒兼有者，高良姜、香附用量相等	
饮食伤胃证	保和丸：山楂、神曲、茯苓、半夏、莱菔子、陈皮、连翘	①生北山楂：消食化积，活血化瘀 炒山楂：消食导滞，不伤正气，可入丸散 焦山楂：消导积滞，收敛止泻，适宜于饮食积滞兼有泄泻者 ②炒神曲、焦神曲：健脾和胃，消食调中 ③姜半夏：降逆止呕 半夏曲：消食导滞，健脾止泻 ④炒莱菔子：降气化痰，消食除满 ⑤炒陈皮、陈皮炭：温健消食 ⑥青连翘：清热散结	山楂用量最大，《中国药典》规定内服每日9~12g，其次是半夏、茯苓	①保和丸原方宜制成丸剂，餐后1小时温水送服 ②若水煎，每日2~3次，餐后1小时温服 ③莱菔子宜捣碎后入煎

证型	方剂及组成	饮片选择	剂量建议	煎法服法
肝气犯胃证	柴胡疏肝散：柴胡、香附、枳壳、芍药、陈皮、川芎、炙甘草	①醋柴胡：疏肝和血，止痛 ②醋陈皮：疏肝理气止痛 ③麸炒枳壳：适用于年老体弱而气滞者 ④酒赤芍：行血，多用于血脉凝涩之证 　醋赤芍：祛瘀止痛，多用于各种气血瘀滞疼痛 ⑤生香附：疏肝解郁，理气止痛 　酒香附：通行经络 　醋香附：消积聚，止疼痛 　四制香附：疏肝止痛	①柴胡、陈皮用量最大，其次是芍药、川芎、香附、枳壳 ②香附多用久用耗气损血，不宜大量或长期使用	①水煎温服，每日2~3次，餐前服用 ②煎煮过程中应盖好煎药锅盖，煎煮时间不宜过长
湿热中阻证	清中汤：黄连、栀子、半夏、茯苓、陈皮、草豆蔻、甘草	①生黄连：清热燥湿 　黄黄连：清解气分湿热 ②炒栀子：寒性已缓，可免伤胃之弊；姜汁拌炒则和胃降逆，除烦止呕 ③姜半夏：降逆止呕 ④草豆蔻仁：温中祛寒，行气燥湿	①黄连、栀子用量最大，其次是陈皮、茯苓、草豆蔻、甘草用量最小 ②草豆蔻：《中国药典》规定内服每日3~6g	①水煎温服，每日2~3次，餐前服用 ②煎煮时加生姜3片 ③草豆蔻宜捣碎后入煎
胃阴亏耗证	一贯煎：北沙参、麦冬、当归、生地黄、枸杞子、川楝子	①北沙参：清肺养阴，益胃生津 ②生麦冬：养阴生津 ③当归身：养血而守中 ④炒川楝子：减苦寒之性	川楝子：小毒,《中国药典》规定内服每日5~10g	①水煎温服，每日2~3次，餐前服用 ②川楝子捣碎后入煎
	芍药甘草汤：芍药、甘草	①生白芍：养血柔肝，平肝滋阴 ②清炙甘草：益气和胃，调和药性		
脾胃虚寒证	黄芪建中汤：炙黄芪、桂枝、生姜、芍药、炙甘草、大枣、饴糖	①清炙黄芪：补气健脾和胃 ②炒白芍：养血和络，缓脾止痛 ③饴糖：选用麦芽糖，补中益气，缓急止痛	芍药用量最大（原书六两），是桂枝、甘草、生姜剂量的两倍，黄芪仅用一两半，饴糖用一升	①水煎温服，每日3次，餐前或餐后1小时服用 ②大枣宜擘开入煎；饴糖不入煎剂，临用时烊化兑服

考点 4 中成药应用 ★★★

证型	中成药选用	临床应用	合理用药与用药指导
寒邪客胃证	良附丸	过食生冷，或感受寒凉而寒凝气滞所致胃痛。症见胃脘冷痛，喜按喜暖，遇冷痛重，尿清，便溏等	①孕妇及阴虚火旺型胃痛者慎用仲景胃灵丸。胃部灼痛、口苦、便秘之胃热者及胃痛、呕吐属湿热中阻者，均不宜使用良附丸。出血性溃疡禁用安中片；胃脘热痛者不宜服用安中片
	安中片（薄膜衣片）	过食生冷，损伤中阳所致胃痛。症见胃脘冷痛，畏寒喜暖，泛吐清水，神疲肢冷等	

证型	中成药选用	临床应用	合理用药与用药指导
寒邪客胃证	仲景胃灵丸	脾胃虚弱，寒凝气滞所致胃痛。症见胃脘冷痛，食欲不振，脘腹胀满，呕吐酸水或清水等	②安中片与仲景胃灵丸不宜同时使用，因属重复用药
饮食伤胃证	槟榔四消丸（大蜜丸，水丸，片）	宿食痰阻，脾胃升降失司所致胃痛。症见胃脘疼痛，脘腹胀满，纳少嗳气，大便秘结等	①孕妇禁用槟榔四消丸、开胸顺气丸、沉香化滞丸。肝肾功能不全者禁用槟榔四消丸；脾胃虚寒胃痛、大便冷秘者及体弱者慎用槟榔四消丸；不宜过量或久服（因其含牵牛子、猪牙皂有毒）。脾胃虚弱者慎用开胸顺气丸。胃痛、腹痛属脾胃虚寒者慎用沉香化滞丸。湿热中阻者不宜服用加味保和丸；孕妇及妇女哺乳期慎用（含有炒麦芽，具有回乳作用）②保和丸与加味保和丸不宜同时使用。槟榔四消丸、开胸顺气丸、沉香化滞丸、调中四消丸中的任意两种或多种不宜同时使用，因皆属于重复用药
	开胸顺气丸	饮食不节，损伤脾胃，升降失常所致胃痛。症见胃脘疼痛，嗳腐酸臭，恶心欲吐，吐后缓解等	
	沉香化滞丸	饮食不节，食积气滞，胃失和降所致胃痛。症见胃脘胀痛，嗳腐酸臭，恶心欲吐，吐后痛减，饮食不下等	
	加味保和丸	饮食内停或痰湿内阻，肠胃气滞所致胃痛。症见胸脘痞闷，腹胀腹痛，泻下则缓，大便不调，嗳腐吞酸等	
肝气犯胃证	沉香化气丸	肝气郁结，横逆犯胃，胃气阻滞所致胃痛。症见胃脘胀痛，痛连两胁，遇烦恼则作或痛甚等	①孕妇禁用舒肝健胃丸、调胃舒肝丸；慎用朴沉化郁丸、沉香化气丸、舒肝和胃丸。脾胃阴虚、气虚体弱者及哺乳期妇女慎用沉香化气丸。肝胃郁火所致胁痛、胃痛、呃逆、实热者慎用朴沉化郁丸。肝胃郁火所致胃痛、痞满者慎用舒肝健胃丸；肝胃郁火所致胃痛、胁痛者慎用舒肝和胃丸；妇女月经期、哺乳期慎用舒肝和胃丸。脾胃阴虚及肝胃郁火所致胃痛、痞满者慎用调胃舒肝丸②沉香化气丸、沉香舒气丸、朴沉化郁丸、舒肝健胃丸、舒肝和胃丸、调胃舒肝丸、越鞠保和丸、气滞胃痛颗粒中的任意两种或多种不宜同时使用，因皆属重复用药
	朴沉化郁丸	肝不疏泄，横犯脾胃，升降失常所致胃痛。症见胃脘作痛，痛连两胁，嗳气频作，嘈杂吞酸等	
	舒肝健胃丸	肝胃不和，气机不利所致胃痛。症见胃脘胀满疼痛窜及两胁，嗳气呕恶，食欲不振，大便不畅等	
	舒肝和胃丸（大蜜丸，水蜜丸，口服液）	肝胃不和，气机不利所致胃痛。症见胃脘胀满疼痛，窜及两胁，嗳气呕恶，食欲不振，大便不畅等	
	调胃舒肝丸	肝郁气滞，肝气犯胃所致胃痛。症见胃脘刺痛，两胁胀满，嗳气吞酸，饮食无味等	
湿热中阻证	木香槟榔丸	湿热壅滞，气滞食积所致胃痛。症见胃脘疼痛，胀满，大便不畅等	①孕妇禁用木香槟榔丸。儿童、孕妇、哺乳期妇女及高血压、心脏病、心动过速、青光眼患者，肝肾功能不全者均禁用胃痛宁片。肾功能不全者长期应用胃痛宁可能会有铝蓄积中毒，出现精神症状。孕妇及寒湿困脾所致鼓胀者慎用中满分消丸。寒湿内蕴胃痛、痢疾及冷积便秘者慎用木香槟榔丸。胃寒痛者、骨折患者、低磷血症患者、长期便秘者均慎用胃痛宁片。服用胃痛宁片期间，不宜同时服用滋补性中药，胃痛宁片（含有天仙子）不可过量或长期服用
	中满分消丸	脾虚气滞，湿热蕴结所致胃痛。症见食积，脘腹胀痛，烦热口苦，呃逆吐酸，倒饱嘈杂，二便不利等	

续表

证型	中成药选用	临床应用	合理用药与用药指导
湿热中阻证	胃痛宁片	湿热互结所致胃痛。症见胃脘灼热疼痛，呕吐反酸，口干口苦，大便不爽或秘结，小便黄少等	②木香槟榔丸与枳实导滞丸不宜同时使用。胃痛宁片与铝碳酸镁、氢氧化铝、磷酸铝凝胶、硫糖铝口服液等含铝制剂不宜同时使用，因皆属重复用药
胃阴亏耗证	胃尔康片	脾胃气阴亏损，胃络失养所致胃痛。症见胃脘隐痛，嘈杂似饥或饥不欲食，嗳气，口干纳少等	①孕妇禁用胃尔康片；肝、肾功能不全，过敏体质，高血压及老年患者也慎用胃尔康片，该药中有含有马钱子粉，不宜多服、久服。脾胃虚寒的胃痛、痞满不宜服用胃乐新颗粒及胃安胶囊。虚寒胃痛及过敏体质者慎用阴虚胃痛颗粒 ②胃安胶囊与阴虚胃痛颗粒不宜同时使用，因属重复用药
	胃乐新颗粒（胶囊）	胃阴不足，胃气失和所致胃痛。症见胃脘隐隐灼痛，口燥咽干，食少纳呆，嗳气，反酸等	
	胃安胶囊	肝胃阴虚，胃气失和所致胃痛。症见胃脘隐痛，食少不饥，嘈杂，咽干口燥，便结不畅等	
	阴虚胃痛颗粒（片，胶囊）	胃阴不足所致胃痛。症见胃脘隐隐灼痛，口干舌燥，纳呆，干呕，五心烦热等	
脾胃虚寒证	黄芪健胃膏	脾胃虚寒所致胃痛。症见胃痛绵绵不休，或阵发性绞痛，空腹痛甚，得食痛减，喜温喜按，嘈杂吐酸等	①孕妇慎用温胃舒胶囊。湿热中阻者不宜使用黄芪健胃膏、温胃舒胶囊。阴虚内热胃痛者不宜使用胃疡灵颗粒。阴虚火旺胃痛者不宜使用虚寒胃痛胶囊 ②黄芪健胃膏、胃疡灵颗粒、虚寒胃痛胶囊、小建中合剂、黄芪建中丸中的任意两种或多种不宜同时使用，因皆属重复用药
	温胃舒胶囊（颗粒）	过食寒凉，损伤胃阳所致胃痛。症见胃凉隐痛，口淡纳差，喜热饮食，大便稀溏，胃寒肢凉，神疲乏力	
	胃疡灵颗粒	脾胃虚寒，中气不足，失于温养所致胃痛。症见胃痛隐隐，绵绵不休，喜温喜按，空腹痛甚，得食则缓，劳累或遇冷后发作或痛甚等	
	虚寒胃痛胶囊（颗粒）	脾胃虚弱，中阳不振所致胃痛。症见胃痛绵绵，喜温喜按，遇冷或空腹痛甚，倦怠乏力，口淡多涎等	

第九节　泄　泻

考点1 证候类型与治则治法 ★

证候类型	泄泻分暴泻、久泻两类。暴泻者，起病较急，病程较短，泄泻次数多，暴泻者常见证候有寒湿内盛证、湿热伤中证、食滞肠胃证等；久泻者，起病较缓，病程较长，泄泻呈间歇性发作，久泻者常见证候有肝气乘脾证、脾胃虚弱证、肾阳虚衰证等
治则治法	治疗大法为运脾化湿。暴泻多以湿盛为主，重在化湿，佐以分利，根据寒湿、湿热、食滞的不同，分别采用温化寒湿、清热利湿、消食导滞之法；久泻以脾虚为主，治当健脾，肝气乘脾者，抑肝扶脾，肾阳虚衰者，治当温肾健脾

考点 2 辨证论治 ★★★

证型	症状	治法	方剂	中成药
寒湿内盛证	泄泻清稀，甚则如水样，脘闷食少，腹痛肠鸣，若兼外感风寒，则见恶寒，发热，头痛，肢体酸痛。舌苔白或白腻，脉濡缓	芳香化湿，解表散寒	藿香正气散	藿香正气水（颗粒，片，合剂，口服液，滴丸，胶囊，软胶囊）、五苓散（片，胶囊）、香砂胃苓丸
湿热伤中证	泄泻腹痛，泻下急迫，势如水注，或泻而不爽，粪色黄褐，气味臭秽，肛门灼热，烦热口渴，小便短黄。舌质红，苔黄腻，脉滑数或濡数	清热燥湿，分利止泻	葛根黄芩黄连汤	肠康片、香连片（浓缩丸，水丸）、痢必灵片（糖衣片，薄膜衣片）、泻痢消胶囊、连蒲双清片、白蒲黄片（颗粒，胶囊）
食滞肠胃证	腹痛肠鸣，泻下粪便臭如败卵，伴有不消化食物，泻后痛减，脘腹胀满，嗳腐吞酸，不思饮食。苔垢浊或厚腻，脉滑实	消食导滞，和中止泻	保和丸	加味保和丸、枳实导滞丸、和中理脾丸
肝气乘脾证	每因抑郁恼怒或情绪紧张之时发生，腹痛而泻，腹中雷鸣，攻窜作痛，矢气频作。素有胸胁胀闷，嗳气食少。舌质淡，苔薄白或薄腻，脉弦	抑肝扶脾，升清止泻	痛泻要方	痛泻宁颗粒、养胃颗粒
脾胃虚弱证	大便时溏时泻，迁延反复，食少，食后脘闷不舒，稍进油腻食物，则大便次数增多，面色萎黄，神疲倦怠。舌质淡，苔白，脉细弱	健脾益气，化湿止泻	参苓白术散	人参健脾丸（大蜜丸，水蜜丸）、补中益气丸（水丸，小蜜丸，大蜜丸，口服液，合剂，颗粒）、参苓健脾胃颗粒
肾阳虚衰证	黎明前脐腹作痛，肠鸣即泻，完谷不化，泻后则安，腹部喜暖，形寒肢冷，腰膝酸软。舌淡苔白，脉沉细	温肾健脾，固涩止泻	四神丸	四神丸（片）、桂附理中丸、固本益肠片、肠胃宁片

考点 3 基本方剂应用 ★★

证型	方剂及组成	饮片选择	剂量建议	煎法服法
寒湿内盛证	藿香正气散：藿香、厚朴、紫苏、陈皮、大腹皮、白芷、茯苓、白术、半夏曲、桔梗、甘草、生姜、大枣	①广藿香：化湿和中 广藿香叶：适用于泄泻兼见外感表证者 广藿香梗：适用于泄泻腹痛，脘闷食少，呕吐者 ②姜厚朴：辛散化湿和胃 ③紫苏梗叶：发表散寒，行气宽中 紫苏叶：适用于表证明显者 紫苏梗：行气宽中、和中止呕 ④炒陈皮：温健之力增强，适用于中焦有湿者 广陈皮：理气调中，燥湿化痰 ⑤生白芷：祛风解表、通窍 ⑥土炒白术：健脾止泻 制苍术、麸炒苍术、土炒苍术：燥湿和胃，健脾止泻 ⑦半夏曲：化湿和胃，消食导滞，止泻止呕 姜半夏：适用于寒湿中阻，呕吐明显者 ⑧清炒甘草：健脾调中，调和药性	①藿香用量最大，其次是清炒甘草，再次是半夏曲、白术、陈皮、姜厚朴、桔梗 ②《中国药典》规定广藿香的内服剂量为每日3~10g	①水煎热服，每日2~3次，餐后服用 ②制成煮散剂，煎煮时间不宜过长。煎煮时，加生姜3片，大枣（擘开）1枚 ③如欲出汗，注意覆盖衣被 ④广藿香、紫苏不宜久煎，入煎剂宜后下

证型	方剂及组成	饮片选择	剂量建议	煎法服法
湿热伤中证	葛根黄芩黄连汤：葛根、黄芩、黄连、甘草	①生葛根：解肌退热，升阳止泻，适用于湿热泄泻，烦热口渴者；煨葛根、炒葛根：升发脾胃清阳，升阳止泻　②子黄芩（条黄芩）：泻大肠火　③生黄连：清热燥湿　④清炙甘草（炒甘草）：健脾和胃，调和药性	葛根：用量最大。《中国药典》规定内服每日10～15g，其次是黄芩、黄连	水煎温服，每日2次，餐前服用。原方先煎葛根，当所加水减少至3/4时，再纳入其他饮片一起煎煮
食滞肠胃证	保和丸：神曲、山楂、茯苓、半夏、莱菔子、陈皮、连翘	参考"胃痛"中"饮食伤胃证"	参考"胃痛"中"饮食伤胃证"	参考"胃痛"中"饮食伤胃证"
肝气乘脾证	痛泻要方：白术、白芍、防风、陈皮	①土炒白术：健脾止泻；焦白术：助消化开胃口，适用于脾虚食滞纳差者　②清炒白芍或土炒白芍：养血和络，缓脾止痛、止泻　③炒防风：升发脾阳　④炒陈皮或陈皮炭：温健消食	—	水煎温服，每日2～3次，餐后1小时服用。亦可制成丸剂服用
脾胃虚弱证	参苓白术散：人参、白茯苓、白术、桔梗、山药、甘草、白扁豆、莲子肉、砂仁、薏苡仁	①人参：益气健脾　②麸炒白术、土炒白术：健脾和胃止泻　③炒桔梗：减少对胃的刺激作用，以免恶心呕吐　④麸炒山药、土炒山药：健脾补肺，和胃止泻　⑤炒扁豆：健脾益气，化湿和中，补而不壅　⑥生白莲子肉：健脾涩肠；炒莲子肉：益脾和胃　⑦炒薏苡仁：健脾和中；麸炒薏苡仁：补脾止泻　⑧砂仁：宜选用阳春砂仁	原方中以补气健脾的人参、白茯苓、白术、清炙甘草（炒甘草）、山药用量最大，其次是炒白扁豆	①制成丸剂或散剂，红枣煎汤送服　②若水煎，每日2～3次，餐前或餐后1小时温服　③砂仁宜捣碎后下，不宜久煎；白扁豆、莲子肉、薏苡仁均捣碎后入煎　④人参需另煎兑服
肾阳虚衰证	四神丸：补骨脂、五味子、肉豆蔻、吴茱萸	①炒补骨脂：温阳止泻　②炒五味子：滋肾补虚　③煨肉豆蔻：温中止泻　④清炒吴茱萸：温中散寒、下气降逆	①补骨脂用量最大，其次是肉豆蔻、五味子，吴茱萸用量最小　②吴茱萸：小毒，《中国药典》规定内服每日2～5g	①宜姜枣煮汤，去姜后以枣肉与炒制后的药粉作丸剂　②若水煎，每日2～3次，空腹或餐前温服。五味子、肉豆蔻均捣碎后入煎剂

考点 4 中成药应用 ★★★

证型	中成药选用	临床应用	合理用药与用药指导
寒湿内盛证	藿香正气水（颗粒，片，合剂，口服液，滴丸，胶囊，软胶囊）	湿阻气机所致泄泻。症见泄泻暴作，便下清稀，肠鸣，腹痛，脘闷，纳呆，伴见恶寒发热，周身酸楚等	①孕妇及湿热下注、气滞水停、风水泛溢所致的水肿慎用五苓散。对酒精过敏者禁用藿香正气水；其含有乙醇（酒精）40%～50%，服药后不得驾驶机、车、船，从事高空作业、机械作业及操作精密仪器 ②不建议将藿香正气水、暑湿感冒颗粒、沙溪凉茶、调胃消滞丸、保济丸、午时茶颗粒中的任意两种或多种同时使用，不建议将五苓散与香砂胃苓丸同时使用，皆属重复用药
	五苓散（片，胶囊）	脾胃湿困，清气不升，浊气不降所致泄泻。症见泄泻如水或稀溏，呕吐，身重，体倦，或兼烦渴，小便不利等	
	香砂胃苓丸	寒湿困脾，气机紊乱所致泄泻。症见呕吐，泄泻，浮肿，眩晕，小便不利等	
湿热伤中证	肠康片	大肠湿热所致泄泻。症见大便稀软，甚则如稀水样，次数明显增加，气味酸腐臭，或完谷不化等	①孕妇、哺乳期妇女、溶血性贫血患者、葡萄糖-6-磷酸脱氢酶缺乏患者及对盐酸小檗碱过敏者禁用肠康片。孕妇、寒湿及虚寒下痢、泄泻者慎用泻痢消胶囊。虚寒泻痢者慎用肠康片。本品易伤胃气，不可过服、久服。寒湿及虚寒下痢者慎用香连片。虚寒型泄泻及阴疽漫肿者慎用连蒲双清片 ②香连片、肠康片、加味香连丸、泻痢消胶囊、香连化滞丸、复方黄连素片、复方仙鹤草肠炎胶囊中的任意两种或多种不宜同时使用。痢必灵片与复方苦参肠炎康片不宜同时使用，因皆属重复用药
	香连片（浓缩丸，水丸）	湿热下注所致泄泻。症见腹痛、泄泻，泻下急迫或不爽，小便短赤等	
	痢必灵片（糖衣片，薄膜衣片）	大肠湿热所致泄泻。症见大便稀软，甚则如稀水样，次数明显增加，气味酸腐臭，伴腹痛，恶心呕吐，不思饮食等	
	泻痢消胶囊	大肠湿热所致泄泻。症见腹痛泄泻，泻下急迫，泻而不爽，肛门灼热，小便短赤等	
	连蒲双清片	湿热下注所致泄泻。症见腹痛，泻下急迫，或泻而不爽，粪色黄褐而臭，肛门灼热，烦热口渴，小便短黄等	
	白蒲黄片（颗粒，胶囊）	大肠湿热所致泄泻。症见腹泻稀水样便，肛门灼热，腹痛，口干渴	
食滞肠胃证	加味保和丸	饮食内停或痰食内阻所致泄泻。症见腹胀腹痛，泻下则缓，大便不调，纳食减少，嗳腐吞酸等	①孕妇禁用枳实导滞丸。加味保和丸、和中理脾丸（均含有炒麦芽），孕妇及哺乳期妇女慎用。湿热中阻者不宜使用加味保和丸。虚寒痢疾者及久病正虚、年老体弱者慎用枳实导滞丸。肝胃郁火、胃阴不足或湿热中阻所致胃痛、呕吐、泄泻者慎用和中理脾丸 ②保和丸与加味保和丸不宜同时使用。和中理脾丸、枳术丸、香砂枳术丸、平胃散、香砂平胃丸中的任意两种或多种不宜同时使用，以免重复用药
	枳实导滞丸	宿食停滞，气机阻滞所致泄泻。症见脘腹胀满疼痛拒按，恶心，嗳腐吞酸，纳呆，或里急后重等	
	和中理脾丸	脾胃不和，清气不升，浊气不降，清浊相干所致泄泻。症见大便不调，水谷不化，大便溏薄或泄泻，脘腹胀闷不舒，呕恶嗳气，纳食减少，气短，肢倦乏力等	

续表

证型	中成药选用	临床应用	合理用药与用药指导
肝气乘脾证	痛泻宁颗粒	肝气犯脾，脾失运化所致泄泻。症见腹痛、腹泻，肠鸣攻痛，泻后痛缓，腹胀，嗳气食少	①痛泻宁颗粒服药期间偶见轻度恶心。胃脘灼热嘈杂、吞酸者及胃阴不足胃痛者忌用养胃颗粒 ②痛泻要方汤剂不宜与痛泻宁颗粒同时服用，因属重复用药
	养胃颗粒	脾胃气虚，健运失职，气机阻滞所致泄泻。症见胃脘胀痛，痛连两胁，遇劳累或烦恼后发作或加重，嗳气食少，体倦乏力，大便稀溏等	
脾胃虚弱证	人参健脾丸（大蜜丸，水蜜丸）	脾胃虚弱，运化失职所致泄泻。症见大便溏泻，水谷不化，稍进油腻之物，则大便次数增多，饮食减少，恶心呕吐，脘腹疼痛，胀闷不舒等	①孕妇慎用参苓健脾胃颗粒。湿热积滞泄泻、痞满、纳呆不宜使用人参健脾丸。阴虚内热者慎用补中益气丸。湿热中阻所致纳呆、泄泻、呕吐者不宜使用参苓健脾胃颗粒。感冒发热患者不宜服用人参健脾丸、补中益气丸、参苓健脾胃颗粒。参苓健脾胃颗粒在餐前或进食时使用为佳 ②人参健脾丸、参苓白术丸、参苓健脾胃颗粒中的任意两种或多种不宜同时使用，因皆属重复用药
	补中益气丸（水丸，小蜜丸，大蜜丸，口服液，合剂，颗粒）	脾胃虚弱，中气下陷所致泄泻。症见大便溏泻，久泻不止，水谷不化，稍进油腻等不易消化之物，则大便次数增多，气短，肢倦乏力等	
	参苓健脾胃颗粒	脾胃虚弱，气阴两虚所致泄泻。症见大便溏泻，水谷不化，稍进油腻不易消化之物，则大便次数增多，食少，脘腹胀闷等	
肾阳虚衰证	四神丸（片）	肾阳不足，伤及脾阳所致泄泻。症见肠鸣，腹胀，五更溏泻，久泻不止，食少不化，面黄，形寒肢冷	①孕妇慎用桂附理中丸，禁用肠胃宁片。儿童慎用肠胃宁片。湿热痢疾、湿热泄泻不宜使用四神丸、固本益肠片及肠胃宁片。肝胃郁热所致胃脘痛者不宜使用桂附理中丸。肠胃宁片含有罂粟壳，孕妇、哺乳期妇女及年老体弱者应在医师指导下服用 ②桂附理中丸、理中丸、附子理中丸、丁蔻理中丸、参桂理中丸、香砂理中丸中的任意两种或多种不宜同时使用。固本益肠片与肠胃宁片不宜同时使用，因皆属重复用药
	桂附理中丸	肾阳衰弱，脾胃虚寒所致泄泻。症见大便时溏时泻，水谷不化，甚则泄泻多在黎明之前，腹部作痛，肠鸣即泻，泻后则安，伴面色萎黄，肢倦乏力，形寒肢冷，腰膝酸软等	
	固本益肠片	肾阳不足，阴寒内盛，伤及脾阳所致泄泻。症见腹痛绵绵，大便清稀或有黏液及黏液血便，食少，腹胀，腰酸乏力，形寒肢冷等	
	肠胃宁片	肾阳不足，伤及脾阳，脾肾阳虚所致泄泻。症见大便不调，五更泄泻，时带黏液，伴腹胀腹痛，胃脘不舒，小腹坠胀	

第十节 便 秘

考点 1 证候类型与治则治法 ★

证候类型	辨证当分虚实。实秘包括热秘、气秘、冷秘等。虚秘见阴虚、阳虚、气虚、血虚等，以气虚秘为常见
治则治法	以通下为主。实秘以祛邪为主，据热秘、气秘、冷秘之不同，分别施以泻热、理气、温通之法配合导滞之品；虚秘以养正为先，根据气血阴阳的不同给予相应的治疗

考点 ② 辨证论治 ★★★

证型	症状	治法	方剂	中成药
热秘	大便干结，腹中胀满，口干口臭，面红身热，心烦不安，多汗，时欲冷饮，小便短赤。舌质红干，苔黄燥，或焦黄起芒刺，脉滑数或弦数	泻热导滞，润肠通便	麻子仁丸	麻仁胶囊（软胶囊，丸）、麻仁润肠丸、麻仁滋脾丸、通幽润燥丸、清泻丸（包衣水丸）、新复方芦荟胶囊（复方芦荟片中含有朱砂）
气秘	大便干结，欲便不出，胸胁满闷，腹中胀满，嗳气呃逆，食欲不振，肠鸣矢气。舌苔薄白，或薄黄，或薄腻，脉弦	顺气导滞，降逆通便	六磨汤	四磨汤口服液、厚朴排气合剂
冷秘	大便干结，腹痛拘急，胀满拒按，手足不温，呃逆呕吐。舌淡，苔白腻，脉弦紧	温里散寒，通便止痛	温脾汤合半硫丸	—
虚秘	大便并不干硬，虽有便意，但排便困难，用力努挣则汗出短气，便后乏力，面白神疲，肢倦懒言。舌淡胖，或边有齿痕，苔薄白，脉弱	益气健脾，润肠通便	黄芪汤	便秘通、便通胶囊、芪蓉润肠口服液、苁蓉通便口服液

考点 ③ 基本方剂应用 ★★

证型	方剂及组成	饮片选择	剂量建议	煎法服法
热秘	麻子仁丸：麻子仁、芍药、枳实、大黄、厚朴、杏仁	①生火麻仁：润肠通便 ②生白芍：养血柔肝，清热和营，缓急止痛 ③炒枳实：缓其酷烈之性，无破气伤正之弊 ④生大黄：攻积导滞，泻火解毒 ⑤生厚朴：行气导滞，入汤剂 姜厚朴：作丸剂 ⑥甜杏仁：润肠通便	麻子仁用量最大，二倍于杏仁	①水煎温服，每日2~3次，餐前或空腹服用 ②大黄宜后下，不宜久煎；麻子仁、枳实、苦杏仁均捣碎后入煎 ③炼蜜为丸
气秘	六磨汤：沉香、木香、槟榔、乌药、枳壳、大黄	①生木香：行气散滞 ②生槟榔：降气行滞 ③生枳壳：行气，消积，除满 ④生大黄：攻积导滞，泻火解毒 ⑤沉香屑、沉香面：辛散温通	①沉香：《中国药典》规定内服每日1~5g ②槟榔：《中国药典》规定内服每日3~10g ③方中六药各等分	①入煎剂，沉香后下，不宜久煎 ②大黄入煎剂宜后下 ③粗药末研磨取汁，温服
冷秘	温脾汤：附子、人参、大黄、干姜、甘草	①红参：补气温阳之力峻猛 ②生大黄：攻积导滞，泻下 ③清炙甘草：健脾和胃调中 蜜炙甘草：益气补脾，调和诸药 ④附子：参考"心悸"中"心阳不振证"	①大黄用量最大，其次是附子 ②附子：有毒，《中国药典》规定内服每日3~15g	①水煎温服，每日2~3次，宜餐前或空腹服用，服药后得泻即止

证型	方剂及组成	饮片选择	剂量建议	煎法服法
冷秘	半硫丸：半夏、硫黄	①清半夏：消痞散结 姜半夏：性偏温燥 ②制硫黄：补火助阳	①半夏与硫黄用量相等 ②硫黄：有毒，《中国药典》规定内服每日1.5~3g，炮制后入丸散	②附子先煎、久煎；大黄泻下后下；硫黄宜炮制后入丸散，孕妇慎用
虚秘	黄芪汤：黄芪、陈皮、火麻仁、白蜜	①蜜炙黄芪：补气润燥 ②橘红：行气宽中 ③生火麻仁：润肠通便 ④白蜜：可直接内服的蜂蜜	①黄芪与陈皮用量相等 ②火麻仁：《中国药典》规定内服每日10~15g ③蜂蜜：《中国药典》规定内服每日15~30g	①水煮火麻仁，去滓取汁，加蜜再煎，空心食前（即食前空腹）送服由黄芪、陈皮所制散剂 ②制汤剂，先水煎黄芪、陈皮、火麻仁三药，然后兑入白蜜，餐前或空腹温服；一般服药两次后，秘结即通 ③火麻仁捣碎后入煎

考点4 中成药应用 ★★★

证型	中成药选用	临床应用	合理用药与用药指导
热秘	麻仁胶囊（软胶囊，丸）	胃肠燥热，津液亏虚所致便秘。症见大便干结难下，腹部胀满，小便短赤，身热，心烦，口咽干燥等	①孕妇禁用麻仁润肠丸、通幽润燥丸、清泻丸、复方芦荟片。哺乳期妇女及肝肾功能不全者慎用新复方芦荟胶囊、禁用复方芦荟片。孕妇及脾胃虚寒型便秘慎用麻仁滋脾丸。清泻丸及复方芦荟片（均含有朱砂）不宜长期服用 ②虚寒性便秘慎用麻仁润肠丸。脾胃虚寒型便秘及年老体弱者慎用通幽润燥丸。阴虚肠燥型便秘者慎用清泻丸 ③不建议将麻仁胶囊、麻仁润肠丸、麻仁滋脾丸、通幽润燥丸中的任意两种或多种同时使用，不建议将清泻丸与复方芦荟片同时使用，因含有相同的毒性成分朱砂；不建议将复方芦荟片与新复方芦荟胶囊同时使用，因皆属重复用药
	麻仁润肠丸	胃肠积热所致便秘。症见大便秘结，胸腹胀满，口苦，尿黄等	
	麻仁滋脾丸	胃肠积热所致便秘。症见便秘难解，数日一行，脘腹胀满，饮食无味，烦躁不宁等	
	通幽润燥丸	胃肠积热所致便秘。症见大便秘结，排便困难，甚如羊粪，口干口臭，面赤，身热，小便黄而少，腹胀，腹痛拒按等	
	清泻丸（包衣水丸）	嗜食辛辣肥甘或饮食不节，胃肠实热积滞所致便秘。症见大便秘结，口干口苦，小便黄赤等	
	新复方芦荟胶囊（复方芦荟片中含有朱砂）	心肝火旺所致便秘。症见便秘，数日不行，烦躁，泛酸嘈杂，口干口苦等	

续表

证型	中成药选用	临床应用	合理用药与用药指导
气秘	四磨汤口服液	乳食内停，气机阻滞所致便秘。症见大便秘结、腹胀、腹痛、厌食纳差	①孕妇、肠梗阻、肠道肿瘤、消化道术后禁用四磨汤口服液。孕妇、肠梗阻、恶性肿瘤、血管供血不足引起的肠麻痹忌用厚朴排气合剂②四磨汤口服液与厚朴排气合剂不宜同时使用，因属重复用药
	厚朴排气合剂	腹部非肠胃吻合术后早期肠麻痹；老年性便秘等。症见腹部胀满，胀痛不适，无排气、排便等	
冷秘	小建中合剂	气血不足，寒邪与胃肠积滞互结，阻滞气机，气机逆乱所致便秘	—
	四磨汤口服液		
虚秘	便秘通	脾虚及脾肾两虚所致便秘。症见大便秘结，面色无华，腹胀，神疲气短，头晕耳鸣，腰膝酸软	①孕妇禁用便通胶囊。孕妇慎用芪蓉润肠口服液。孕妇及实热积滞致大便燥结者慎用苁蓉通便口服液。过敏体质慎用便秘通。实热便秘者慎用便通胶囊，不宜在服便通胶囊期间同时服用温补性中成药②便秘通、便通胶囊、芪蓉润肠口服液中的任意两种或多种不宜同时使用。芪蓉润肠口服液与增液口服液不宜同时使用，因皆属重复用药
	便通胶囊	脾肾不足，脏腑气滞所致便秘。症见大便秘结或排泄无力，神疲气短，头晕目眩，腰膝酸软等	
	芪蓉润肠口服液	气阴两虚，脾肾不足所致便秘。症见大便干结，临厕努挣乏力，便后疲乏，腹胀不适等	
	苁蓉通便口服液	气伤血亏，阴阳两虚所致便秘。症见大便干结，心悸气短，周身倦怠	

第十一节　头　痛

考点 1 证候类型与治则治法★

证候类型	头痛分外感、内伤两大类。外感头痛常见风寒头痛、风热头痛；内伤头痛常见肝阳头痛、血虚头痛、瘀血头痛等
治则治法	外感头痛治疗以疏风为主，兼以散寒、清热；内伤头痛属虚者以补益为主，属实者当平肝、行瘀，虚实夹杂者，酌情兼顾

考点 2 辨证论治★★★

证型	症状	治法	方剂	中成药
风寒头痛	头痛时作，痛连项背，痛势较剧，常有拘急收紧感，伴恶风畏寒，遇风尤剧，口不渴。舌苔薄白，脉浮紧	疏风散寒止痛	川芎茶调散	川芎茶调颗粒（散，丸，浓缩丸，片，口服液，袋泡茶剂）、天麻头痛片、都梁软胶囊（丸，滴丸）

续表

证型	症状	治法	方剂	中成药
风热头痛	头痛而胀，甚则头痛如裂，发热或恶风，口渴欲饮，面红目赤，或便秘溲黄。舌尖红，苔薄黄，脉浮数	疏风清热和络	芎芷石膏汤	清眩片（丸）、芎菊上清丸（大蜜丸，颗粒）
肝阳头痛	头昏胀痛，或抽掣而痛，两侧为重，头晕目眩，心烦易怒，夜寐不宁，口苦面红，或兼胁痛。舌红苔黄，脉弦数	平肝潜阳	天麻钩藤饮	天麻钩藤颗粒（胶囊）、天麻首乌片、清脑降压片、脑立清丸（胶囊，片）
血虚头痛	头痛隐隐，时时昏晕，心悸失眠，面色少华，神疲乏力，遇劳加重。舌质淡，苔薄白，脉细弱	养血滋阴和络	加味四物汤	益血生胶囊、养血清脑颗粒（丸）、天麻头痛片
瘀血头痛	头痛经久不愈，痛处固定不移，痛如锥刺，或有头部外伤史。舌紫暗，或有瘀斑，瘀点，苔薄白，脉细或细涩	活血化瘀止痛	通窍活血汤	血府逐瘀口服液（胶囊，颗粒，丸）、通天口服液、逐瘀通脉胶囊、丹七片（胶囊，软胶囊）

考点 3 基本方剂应用 ★★

证型	方剂及组成	饮片选择	剂量建议	煎法服法
风寒头痛	川芎茶调散：川芎、白芷、羌活、薄荷、细辛、荆芥、防风、甘草	①生川芎：祛风活血，止头痛 ②去梗生荆芥：疏散上部风邪 ③薄荷叶：行表疏风 ④炙甘草：调和药性	①薄荷用量最大，其次是川芎、荆芥 ②细辛：小毒，《中国药典》规定其内服1～3g，入散剂每次0.5～1g	研为细末，一次3～6g，每日2次，饭后清茶冲服。亦可水煎服，薄荷入煎剂宜后下，细辛用量较大时宜适当延长煎煮时间
风热头痛	芎芷石膏汤：川芎、白芷、石膏、菊花、藁本、羌活	①生川芎：祛风活血，止头痛 ②生石膏：清热泻火、除烦止渴 ③黄菊花：疏散风热、泻火解毒	石膏：用量宜大，《中国药典》规定内服15～60g	①水煎温服，每日2～3次，餐后服用 ②石膏捣碎后先煎
肝阳头痛	天麻钩藤饮：天麻、钩藤、生石决明、川牛膝、桑寄生、杜仲、栀子、黄芩、益母草、朱茯神、夜交藤	①生石决明：平肝潜阳，清肝明目 ②盐杜仲：补益肝肾 ③生栀子、生黄芩：清肝降火	石决明用量宜大，其次为钩藤，杜仲用量不宜过大	①水煎温服，每日2～3次，餐后服用 ②石决明打碎先煎；钩藤后下
血虚头痛	加味四物汤：白芍、当归、熟地黄、川芎、蔓荆子、菊花	①酒制当归：补血活血 ②熟地黄：滋阴补血 ③炒蔓荆子：清利头目 ④白菊花：疏风清肝、平肝、益肝阴	熟地黄、酒当归与白芍用量可大	水煎温服，每日2～3次，餐后服用

续表

证型	方剂及组成	饮片选择	剂量建议	煎法服法
瘀血头痛	通窍活血汤：赤芍、川芎、桃仁、红花、麝香、老葱、鲜姜、枣、酒	①桃仁泥或炒桃仁：活血化瘀 ②酒赤芍、酒川芎：行血 ③麝香：辛香走窜，开窍通闭 ④黄酒：引药上行，通血脉	①红花、桃仁用量最大，其次是赤芍、川芎 ②桃仁：小毒，《中国药典》规定内服5~10g ③麝香：0.15g（绢包）入煎剂后下，《中国药典》规定内服0.03~0.1g，内服入丸散剂	①用黄酒250ml，除麝香外余药纳入酒中，煎至150ml，酒亦无味，虽不能饮酒之人亦可服 ②去滓，将麝香入酒内，再煎二沸，临卧服 ③大人每日一剂，连服3剂，隔一日再服3剂；若7~8岁小儿，两晚服1剂；3~4岁小儿，三晚服1剂

考点 4 中成药应用 ★★★

证型	中成药选用	临床应用	合理用药与用药指导
风寒头痛	川芎茶调颗粒（散，丸，浓缩丸，片，口服液，袋泡茶剂）	外感风邪所致头痛。症见头痛，或见恶寒，发热，鼻塞	①孕妇禁用川芎茶调颗粒、天麻头痛片、都梁软胶囊；哺乳期妇女禁用都梁软胶囊。阴虚阳亢、肝火上炎所致头痛者慎用川芎茶调颗粒、天麻头痛片、都梁软胶囊；脾胃虚弱者慎用天麻头痛片 ②川芎茶调颗粒与都梁软胶囊、天麻头痛片与都梁软胶囊不宜联合使用
风寒头痛	天麻头痛片	外感风寒、瘀血阻滞或血虚失养所致偏正头痛。症见头痛，恶寒，鼻塞	
风寒头痛	都梁软胶囊（丸，滴丸）	风寒血阻滞脉络所致头痛。症见头胀痛或刺痛，痛有定处，反复发作，遇风寒诱发或加重	
风热头痛	清眩片（丸）	外感风热所致头痛。症见头晕目眩，偏正头痛，鼻塞牙痛	孕妇禁用清眩片；阴虚阳亢头痛、眩晕者慎用清眩片；肝火上攻、风阳上扰头痛者慎用芎菊上清丸
风热头痛	芎菊上清丸（大蜜丸，颗粒）	外感风邪所致头痛。症见恶风身热，偏正头痛，鼻流清涕，牙疼喉痛	
肝阳头痛	天麻钩藤颗粒（胶囊）	肝阳上亢所致头痛。症见头痛，眩晕，耳鸣，眼花，震颤，失眠	孕妇禁用天麻首乌片、清脑降压片、脑立清丸；孕妇慎用天麻钩藤颗粒。湿热内蕴，痰火壅盛者慎用天麻首乌片；气血不足所致头痛、头晕者以及有出血倾向者慎用清脑降压片；肾精亏虚、体弱、虚寒者慎用脑立清丸
肝阳头痛	天麻首乌片	肝肾阴虚、肝阳上扰所致头痛。症见头痛，眩晕，耳鸣，心烦易怒，腰膝酸软，神疲乏力等	
肝阳头痛	清脑降压片	肝阳上亢、肝火上炎所致头痛。症见头晕，目晕，项背强痛，目赤，大便干燥。舌红苔黄	孕妇禁用天麻首乌片、清脑降压片、脑立清丸；孕妇慎用天麻钩藤颗粒。湿热内蕴，痰火壅盛者慎用天麻首乌片；气血不足所致头痛、头晕者以及有出血倾向者慎用清脑降压片；肾精亏虚、体弱、虚寒者慎用脑立清丸
肝阳头痛	脑立清丸（胶囊，片）	肝阳上亢所致头痛。症见头痛且胀，烦劳或恼怒加重，伴面色潮红，烦躁易怒，失眠多梦	

证型	中成药选用	临床应用	合理用药与用药指导
血虚头痛	益血生胶囊	由脾肾两亏，气血虚损所致头痛，症见眩晕，面色无华，食少纳呆，体倦乏力，腰膝酸软等	①孕妇禁用养血清脑颗粒、天麻头痛片；肝功能失代偿患者禁用养血清脑颗粒。脾胃虚弱、外感者慎用益血生胶囊、养血清脑颗粒；湿痰阻络者慎用养血清脑颗粒；阴虚火旺者慎用益血生胶囊；肝火上炎所致头痛、头晕者慎用天麻头痛片②养血清脑颗粒与四物汤，天麻头痛片与都梁丸不宜联合使用，因属重复用药
血虚头痛	养血清脑颗粒（丸）	血虚肝旺所致头痛。症见头痛，眩晕，视物昏花，心悸，失眠等	
血虚头痛	天麻头痛片	血虚、瘀血阻络所致头痛。症见头痛绵绵，劳则加重或头痛如刺，痛处不移	
瘀血头痛	血府逐瘀口服液（胶囊，颗粒，丸）	气滞血瘀所致头痛。症见胸痹、头痛日久，痛如针刺而有定处，内热烦闷，心悸失眠，急躁易怒	孕妇禁用通天口服液、血府逐瘀口服液、逐瘀通脉胶囊；慎用丹七片；月经期及有出血倾向者逐瘀通脉胶囊禁用、丹七片慎用；肝火上炎头痛者慎用通天口服液；脾胃虚弱者慎用血府逐瘀口服液；体虚、便溏者慎用逐瘀通脉胶囊
瘀血头痛	通天口服液	瘀血阻滞，风邪上扰所致偏头痛。症见头部胀痛或刺痛，痛有定处，反复发作，头晕目眩，或恶心呕吐，恶风	
瘀血头痛	逐瘀通脉胶囊	血瘀所致头痛。症见眩晕，头痛耳鸣。舌质暗红，脉沉涩	
瘀血头痛	丹七片（胶囊，软胶囊）	瘀血闭阻所致头痛。症见胸痹心痛，眩晕头痛，经期腹痛	

第十二节　眩　晕

考点 1　证候类型与治则治法 ★

证候类型	需辨虚实。虚证包括气血亏虚证、肾精不足证等；本虚标实常见肝阳上亢证；实证常见痰湿中阻证等
治则治法	补虚泻实，调整阴阳。虚者应滋养肝肾、补益气血、填精生髓；实证当平肝潜阳、化痰祛湿

考点 2　辨证论治 ★★★

证型	症状	治法	方剂	中成药
肝阳上亢证	眩晕，耳鸣，头目胀痛，遇烦劳郁怒而加重，肢麻震颤，失眠多梦，急躁易怒。舌红苔黄，脉弦或数	平肝潜阳，滋养肝肾	天麻钩藤饮	天麻钩藤颗粒、松龄血脉康胶囊、复方罗布麻颗粒
气血亏虚证	头晕目眩，动则加剧，遇劳则发，面色苍白，神疲乏力，倦怠懒言，唇甲不华，心悸少寐，纳少便溏，舌淡苔薄白，脉细弱	补益气血，调养心脾	归脾汤	归脾丸（合剂，浓缩丸，颗粒）、益中生血片（胶囊）、参茸阿胶

续表

证型	症状	治法	方剂	中成药
肾精不足证	眩晕久发不已，精神萎靡，两目干涩，视力减退，耳鸣，少寐健忘，心烦口干，腰膝酸软，或遗精滑泄。舌淡苔白，脉弱	滋养肝肾，益精填髓	左归丸	左归丸、古汉养生精口服液（颗粒，片）
痰湿中阻证	眩晕，头重昏蒙，视物旋转，胸闷恶心，呕吐痰涎，食少多寐。舌苔白腻，脉濡	化痰祛湿，健脾和胃	半夏白术天麻汤	半夏天麻丸、眩晕宁颗粒（片）、晕复静片

考点 3 基本方剂应用 ★★

证型	方剂及组成	饮片选择	剂量建议	煎法服法
肝阳上亢证	天麻钩藤饮：天麻、钩藤、生石决明、川牛膝、桑寄生、杜仲、栀子、黄芩、益母草、朱茯神、夜交藤	参考"头痛"中"肝阳头痛"	参考"头痛"中"肝阳头痛"	参考"头痛"中"肝阳头痛"
气血亏虚证	归脾汤：人参、黄芪、白术、茯神、龙眼肉、酸枣仁、木香、当归、远志、生姜、大枣、甘草	参考"心悸"中"心脾两虚证"	参考"心悸"中"心脾两虚证"	参考"心悸"中"心脾两虚证"
肾精不足证	左归丸：熟地黄、山药、山茱萸、菟丝子、枸杞子、川牛膝、鹿角胶、龟板胶	①怀熟地黄：补血滋阴，补肾益精②蒸山茱萸：补益肝肾③生山药：益肺肾之阴，补肾生精④盐菟丝子：补益肝肾⑤酒制川牛膝：活血通经、祛瘀止痛，引血下行，活血利水	①熟地黄：用量最大②鹿角胶、龟板胶：滋补肾精，脾胃虚弱者用量小	①先将熟地蒸烂杵膏，炼蜜为丸，如梧桐子大。每服百余丸，食前用滚汤或淡盐汤送下②若入煎剂，水煎温服，每日2～3次，宜餐前或空腹服用。鹿角胶、龟板胶烊化后兑服
痰湿中阻证	半夏白术天麻汤：半夏、白术、天麻、橘红、茯苓、甘草、生姜、大枣	①法半夏：燥湿化痰②生白术：燥湿利水化痰炒白术：健脾止泻③生姜：降逆止呕	法半夏：小毒，《中国药典》规定内服每日3～9g	水煎温服，每日2～3次，餐后温服。大枣宜擘开后入煎

考点 4 中成药应用 ★★★

证型	中成药选用	临床应用	合理用药与用药指导
肝阳上亢证	天麻钩藤颗粒	肝阳上亢所致眩晕。症见头晕，耳鸣，眼花，震颤，失眠	①孕妇慎用天麻钩藤颗粒②孕妇及脾胃虚寒者慎用复方罗布麻颗粒③气血不足者慎用松龄血脉康胶囊
	松龄血脉康胶囊	肝阳上亢所致眩晕。症见头痛，眩晕，急躁易怒，心悸，失眠	
	复方罗布麻颗粒	肝阳上亢，肝火上攻所致眩晕。症见头晕，头胀，面红目赤，口苦而干，耳鸣	

证型	中成药选用	临床应用	合理用药与用药指导
气血亏虚证	归脾丸（合剂，浓缩丸，颗粒）	气血虚弱所致眩晕。症见头晕头昏，心悸少寐，神疲乏力，食少纳呆，面色萎黄等	①孕妇禁用参茸阿胶。感冒患者慎用归脾丸、益中生血片、参茸阿胶。阴虚火旺者慎用归脾丸；虚而夹积滞或瘀滞者慎用参茸阿胶；孕妇、胃弱者慎用益中生血片；禁用茶水送服益中生血片；禁止与含鞣质的药物合用 ②参茸阿胶与四物颗粒、四君子丸、八珍颗粒等不宜联合使用，因皆属重复用药
气血亏虚证	益中生血片（胶囊）	脾胃虚弱，气血两虚所致眩晕。症见头晕，面色萎黄，气短，纳差，食后腹胀，神疲倦怠，失眠健忘等	
气血亏虚证	参茸阿胶	气血虚弱，清窍失养所致眩晕。症见头晕动则加剧，劳累即发，面色白，神疲倦怠，饮食减少等	
肾精不足证	左归丸	真阴不足所致眩晕。症见头晕日久不愈，劳累加重，腰酸膝软，盗汗遗精，神疲口燥等	孕妇、儿童禁用左归丸；感冒患者不宜服用左归丸；外感寒湿、肾阳亏虚、命门火衰、气滞血瘀者慎用左归丸；阳热体质者、外感或实热内盛者不宜服用古汉养生精口服液
肾精不足证	古汉养生精口服液（颗粒，片）	气阴亏虚，肾精不足所致眩晕。症见头晕，动则加重，劳累易发，腰酸耳鸣	
痰湿中阻证	半夏天麻丸	脾虚湿盛，痰浊内阻所致眩晕。症见头晕，视物旋转，头重如蒙，胸脘满闷，呕吐痰涎等	①孕妇禁用半夏天麻丸、眩晕宁颗粒、晕复静片 ②肝肾阴虚、肝阳上亢所致头痛、眩晕及平素大便干燥者慎用半夏天麻丸。外感者、平素大便干燥者慎用眩晕宁颗粒。心动过速者禁用晕复静片；肝火上炎所致的眩晕慎用晕复静片；晕复静片含有马钱子，不宜久服、过量服用
痰湿中阻证	眩晕宁颗粒（片）	痰湿中阻，肝肾不足所致眩晕。症见头晕目眩，胸满痞闷，腰膝酸软	
痰湿中阻证	晕复静片	痰湿中阻，风阳上扰所致眩晕。症见头晕目眩，视物旋转，头重如蒙，胸闷，呕吐等	

第十三节 胁 痛

考点 1 证候类型与治则治法 ★

证候类型	辨气血虚实。常见肝郁气滞证、肝胆湿热证、瘀血阻络证、肝络失养证等
治则治法	疏肝和络止痛为基本原则。实证宜用理气、活血、清利湿热之法；虚证宜补中寓通，采用滋阴、养血、柔肝之法

考点 2 辨证论治 ★★★

证型	症状	治法	方剂	中成药
肝郁气滞证	胁肋胀痛，走窜不定，甚则引及项背肩臂，疼痛每因情志变化而增减，胸闷腹胀，嗳气频作，得嗳气而胀痛稍舒，纳少口苦。舌苔薄白，脉弦	疏肝理气	柴胡疏肝散	柴胡舒肝丸、四逆散、舒肝止痛丸

续表

证型	症状	治法	方剂	中成药
肝胆湿热证	胁肋重着疼痛或灼热疼痛，口苦口黏，胸闷纳呆，恶心呕吐，小便黄赤，大便不爽，或兼有身热恶寒，身目发黄。舌红苔黄腻，脉弦滑数	清热利湿	龙胆泻肝汤	龙胆泻肝丸（浓缩丸，颗粒，大蜜丸，口服液，胶囊）、利胆片、胆石清片
瘀血阻络证	胁肋刺痛，痛有定处，痛处拒按，入夜痛甚，胁肋下或见有积块。舌质紫暗，脉沉涩	祛瘀通络	血府逐瘀汤、复元活血汤	血府逐瘀口服液（胶囊，软胶囊，颗粒，片，丸）、元胡止痛片（软胶囊，颗粒，口服液，滴丸）、和络舒肝胶囊、肝达康颗粒（片，胶囊）
肝络失养证	胁肋隐痛，悠悠不休，遇劳加重，口干咽燥，心中烦热，头晕目眩。舌红少苔，脉细弦而数	养阴柔肝	一贯煎	复方益肝灵片（胶囊）、慢肝养阴胶囊

考点3 基本方剂应用★★

证型	方剂及组成	饮片选择	剂量建议	煎法服法
肝郁气滞证	柴胡疏肝散：柴胡、香附、枳壳、芍药、陈皮、川芎、炙甘草	参考"胃痛"中"肝气犯胃证"	参考"胃痛"中"肝气犯胃证"	参考"胃痛"中"肝气犯胃证"
肝胆湿热证	龙胆泻肝汤：龙胆、泽泻、木通、车前子、当归、柴胡、生地黄、黄芩、栀子、生甘草	参考"不寐"中"肝火扰心证"	参考"不寐"中"肝火扰心证"	参考"不寐"中"肝火扰心证"
瘀血阻络证	血府逐瘀汤：当归、生地黄、桃仁、红花、枳壳、赤芍、柴胡、川芎、桔梗、牛膝、甘草	参考"胸痹"中"气滞血瘀证"	参考"胸痹"中"气滞血瘀证"	参考"胸痹"中"气滞血瘀证"
	复元活血汤：柴胡、栝楼根、当归、红花、甘草、穿山甲、大黄、桃仁	①醋柴胡：疏肝解郁 ②酒当归：活血通经 ③醋穿山甲：活血通经 ④酒大黄：活血化瘀 ⑤炙甘草：补脾益气	①大黄：不建议长期过量使用，《中国药典》规定内服每日5~15g ②桃仁：小毒，《中国药典》规定内服每日5~10g	①现在可按照3∶1将水与黄酒混匀煎煮，煮时加盖，每日2~3次，餐前温服，若服药后腹泻宜调整剂量 ②桃仁捣碎后入煎
肝络失养证	一贯煎：北沙参、麦冬、当归、生地黄、枸杞子、川楝子	参考"胃痛"中"胃阴亏耗证"	参考"胃痛"中"胃阴亏耗证"	参考"胃痛"中"胃阴亏耗证"

考点4 中成药应用★★★

证型	中成药选用	临床应用	合理用药与用药指导
肝郁气滞证	柴胡舒肝丸	肝气不疏所致胁痛。症见胸胁痞闷，食滞不消，呕吐酸水	①孕妇慎用舒肝止痛丸，禁用柴胡舒肝丸。肝胆湿热、食滞胃肠、脾胃虚弱者慎用柴胡舒肝丸。肝阴亏虚气郁胁痛者、寒厥所致四肢不温者及孕妇慎用四逆散。肝阴不足、瘀血停滞所致胁痛及脾胃虚寒、呕吐泛酸者慎用舒肝止痛丸②柴胡舒肝丸与四逆散不宜联合使用，属于重复用药
	四逆散	肝气郁结所致胁痛。症见脘腹胁痛，热厥手足不温，泄痢下重	
	舒肝止痛丸	肝胃不和，肝气郁结所致胁痛。症见胁痛胀满，呕吐酸水，脘腹疼痛	
肝胆湿热证	龙胆泻肝丸（浓缩丸，颗粒，大蜜丸，口服液，胶囊）	肝胆湿热所致胁痛。症见头晕目赤，耳鸣耳聋，耳肿疼痛，胁痛口苦等	孕妇慎用利胆片、胆石清片、龙胆泻肝丸。脾胃虚寒、年老体弱者均慎用龙胆泻肝丸、利胆片、胆石清片；肝郁脾虚、肝郁血虚胁痛及阴黄者慎用利胆片
	利胆片	肝胆湿热所致胁痛。症见胁肋及脘腹部疼痛，按之痛剧，大便不通，小便短赤等	
	胆石清片	肝胆湿热，腑气不通所致胁痛。症见胁肋胀痛，大便不通	
瘀血阻络证	血府逐瘀口服液（胶囊，软胶囊，颗粒，片，丸）	气滞血瘀所致胁痛。症见胸痛，痛如针刺而有定处，烦躁，心悸，气短等	孕妇慎用元胡止痛片，禁用血府逐瘀口服液、和络舒肝胶囊、肝达康颗粒。脾胃虚弱者慎用血府逐瘀口服液。脾胃虚寒及胃阴不足型胃痛者禁用元胡止痛片。肝阴不足所致胁痛者慎用肝达康颗粒
	元胡止痛片（软胶囊，颗粒，口服液，滴丸）	气滞血瘀所致胁痛。症见胃痛，胁痛，头痛及痛经	
	和络舒肝胶囊	瘀血阻络，湿热蕴结，肝肾不足所致胁痛。症见胁下癥块，唇青面黑，肌肤甲错，腰酸尿黄等	
	肝达康颗粒（片，胶囊）	肝郁脾虚兼血瘀所致胁痛。症见疲乏纳差，胁痛腹胀，大便溏薄，胁下癥块等	
肝络失养证	复方益肝灵片（胶囊）	肝肾阴虚，湿毒未清所致胁痛。症见胁痛，纳差，腹胀，腰酸乏力，尿黄	肝郁脾虚所致胁痛慎用复方益肝灵片。急性活动期肝炎或湿热毒盛者、气滞血瘀所致胁痛者慎用慢肝养阴胶囊
	慢肝养阴胶囊	肝肾阴虚所致胁痛。症见胁痛，乏力，腰酸，目涩	

第十四节 中 风

考点1 证候类型与治则治法★

证候类型	中经络常见风痰入络证、风阳上扰证等；中脏腑分闭证和脱证，闭证常见痰热腑实证、痰火瘀闭证、痰浊瘀闭证等，脱证则为阴竭阳亡之候
治则治法	中经络以平肝息风、化痰祛瘀通络为主。中脏腑闭证，治当息风清火、豁痰开窍、通腑泄热；脱证急当救阴回阳固脱。恢复期及后遗症期，多为虚实夹杂，当扶正祛邪、标本兼顾

考点2 辨证论治★★★

证型	症状	治法	方剂	中成药
风痰入络证	突然偏身麻木，肌肤不仁，口眼㖞斜，言语不利，甚则半身不遂，舌强语謇或不语，或兼见手足拘挛，关节酸痛等症。舌苔薄白，脉浮数	祛风化痰通络	真方白丸子	大活络丸、再造丸、稀蛭络达胶囊
风阳上扰证	平素头晕头痛，耳鸣目眩，突然发生口眼㖞斜，舌强语謇，或手足重滞，甚则半身不遂。舌质红苔黄，脉弦	平肝潜阳，活血通络	天麻钩藤饮	心脑静片、松龄血脉康胶囊、全天麻胶囊
气虚血瘀证	肢体偏枯不用，肢软无力，面色萎黄。舌质淡紫或有瘀斑，苔薄白，脉细涩或细弱	益气养血，化瘀通络	补阳还五汤	脉络通颗粒（胶囊）、软脉灵口服液、脑安颗粒（胶囊，滴丸，片）、消栓胶囊（口服液，颗粒）、复方地龙胶囊（片）

考点3 基本方剂应用★★

证型	方剂及组成	饮片选择	剂量建议	煎法服法
风痰入络证	真方白丸子：半夏、白附子、天南星、天麻、川乌、全蝎、木香、枳壳	①法半夏：化痰息风 ②制白附子：祛风痰，定惊搐 ③制天南星：燥湿化痰 ④制川乌：祛风除湿温经 ⑤麸炒枳壳：下气消痰	①半夏、白附子、天南星、川乌、全蝎：有毒，不宜长期大量使用 ②《中国药典》规定法半夏用量不超过9g，制白附子用量不超过6g，制天南星用量不超过9g，制川乌用量不超过3g，全蝎用量不超过6g	研为细末，生姜汁为丸，如梧桐子大。每服20丸，食后、临卧热清茶送下，每日3次；瘫痪，温酒送下
风阳上扰证	天麻钩藤饮：天麻、钩藤、生石决明、川牛膝、桑寄生、杜仲、栀子、黄芩、益母草、朱茯神、夜交藤	参考"头痛"中"肝阳头痛"	参考"头痛"中"肝阳头痛"	参考"头痛"中"肝阳头痛"

续表

证型	方剂及组成	饮片选择	剂量建议	煎法服法
气虚血瘀证	补阳还五汤：黄芪、当归、川芎、桃仁、红花、赤芍、地龙	参考"胸痹"中"气虚血瘀证"	参考"胸痹"中"气虚血瘀证"	参考"胸痹"中"气虚血瘀证"

考点 4 中成药应用 ★★★

证型	中成药选用	临床应用	合理用药与用药指导
风痰入络证	大活络丸	风痰瘀阻，气血亏虚，肝肾不足所致中风。症见半身不遂，或瘫痪，口眼㖞斜，肢体麻木或足痿无力	孕妇禁用大活络丸、再造丸、豨莶络达胶囊。产妇慎用豨莶络达胶囊。感冒时停用再造丸。运动员慎用再造丸、豨莶络达胶囊；大活络丸不宜长期服用。再造丸（含朱砂）不宜过量久服，肝肾功能不全者慎用。出血倾向者慎用豨莶络达胶囊
风痰入络证	再造丸	风痰阻络所致中风。症见半身不遂，口眼㖞斜，手足麻木，疼痛痉挛，言语謇涩	
风痰入络证	豨莶络达胶囊	风痰瘀血，痹阻脉络所致中风。症见半身不遂，口眼㖞斜，语言不清，偏身麻木，头晕等	
风阳上扰证	心脑静片	肝阳上亢所致中风。症见头晕目眩，烦躁不宁，言语不清，手足不遂	①孕妇禁用心脑静片②肝肾功能不全者慎用心脑静片（含有朱砂）③气血不足者慎用心脑静片、松龄血脉康胶囊
风阳上扰证	松龄血脉康胶囊	肝阳上亢所致中风。症见头痛，眩晕，急躁易怒，心悸，失眠	
风阳上扰证	全天麻胶囊	肝阳上亢，肝风内动所致中风。症见肢体麻木，半身不遂，口眼㖞斜，言语謇涩	
气虚血瘀证	脉络通颗粒（胶囊）	气虚血瘀，脉络不通所致中风。症见肢体麻木，半身不遂	①孕妇禁用脉络通颗粒、软脉灵口服液、消栓胶囊、复方地龙胶囊；孕妇慎用脑安颗粒②失眠者慎用软脉灵口服液③中风急性期不宜使用软脉灵口服液；出血性中风禁用脑安颗粒；出血性倾向者、阴虚阳亢证及肝阳上亢证者慎用消栓胶囊④痰热证、火郁证、瘀热证等有热象者不宜用脉络通颗粒、软脉灵口服液、脑安颗粒、复方地龙胶囊
气虚血瘀证	软脉灵口服液	气虚血瘀，经络痹阻所致中风。症见头晕，肢体活动不利，胸闷	
气虚血瘀证	脑安颗粒（胶囊，滴丸，片）	气虚血瘀，脑络阻滞所致中风。症见肢体活动不利，动则汗出	
气虚血瘀证	消栓胶囊（口服液，颗粒）	气虚血滞，脉络瘀阻所致中风。症见半身不遂，口眼㖞斜，言语謇涩，偏身麻木，伴有气短，乏力，面色白	
气虚血瘀证	复方地龙胶囊（片）	气虚血瘀所致中风。症见半身不遂，口眼㖞斜，言语謇涩或不语，偏身麻木，乏力，心悸，气短，流涎，自汗	

第十五节 汗 证

考点 1 证候类型与治则治法 ★

证候类型	辨清阴阳虚实。汗证属虚者较多。自汗多因肺卫不固；盗汗多因心血不足、阴虚火旺导致。汗证属实者多因邪热郁蒸导致
治则治法	虚证治宜益气、养阴、补血、调和营卫等；实证治宜清肝泄热、化湿和营。虚实夹杂者，根据虚实主次而适当兼顾

考点 2 辨证论治 ★★

证型	症状	治法	方剂	中成药
肺卫不固证	汗出恶风，稍劳尤甚，易于感冒，体倦乏力，面色少华。舌苔薄白，脉细弱	益气固表	玉屏风散	玉屏风颗粒（胶囊，口服液，袋泡茶）、复芪止汗颗粒、虚汗停颗粒
心血不足证	睡则汗出，醒则自止，心悸怔忡，失眠多梦，神疲气短，面色少华。舌质淡，舌苔白，脉细	补养心血	归脾汤	归脾丸（浓缩丸，合剂，颗粒）、健脾生血颗粒（片）、参茸卫生丸
阴虚火旺证	夜寐盗汗，或有自汗，五心烦热，或兼午后潮热，两颧色红，口渴。舌红少苔，脉细数	滋阴降火	当归六黄汤	知柏地黄丸（颗粒，口服液，片，胶囊）、心脑舒口服液
邪热郁蒸证	蒸蒸汗出，汗黏，易使衣服黄染，面赤烘热，烦躁，口苦，小便色黄。舌苔薄黄，脉弦	清肝泄热，化湿和营	龙胆泻肝汤	龙胆泻肝丸（浓缩丸，颗粒，大蜜丸，口服液，胶囊）

考点 3 基本方剂应用 ★★

证型	方剂及组成	饮片选择	剂量建议	煎法服法
肺卫不固证	玉屏风散：黄芪、白术、防风	①生黄芪：益气固表 ②麸炒白术：适用于脾虚纳差，食少腹胀 土炒白术：适用于脾虚湿困，腹胀泄泻 焦白术：适用于脾虚食滞，泻下酸臭	黄芪、白术：用量大，各60g	水煎服，用量按原方比例逐减；亦可研末，每日2次，每次6~9g，大枣煎汤送服
心血不足证	归脾汤：人参、黄芪、白术、茯神、当归、龙眼肉、酸枣仁、远志、木香、甘草、生姜、大枣	参考"心悸"中"心脾两虚证"	参考"心悸"中"心脾两虚证"	参考"心悸"中"心脾两虚证"

续表

证型	方剂及组成	饮片选择	剂量建议	煎法服法
阴虚火旺证	当归六黄汤： 当归、生地黄、熟地黄、黄连、黄芩、黄柏、黄芪	①生黄芪：益卫固表止汗 ②盐黄柏：泻下焦火	生黄芪：12g	水煎温服，每日2~3次，餐后服用
邪热郁蒸证	龙胆泻肝汤： 龙胆、黄芩、栀子、泽泻、木通、车前子、当归、生地黄、柴胡、生甘草	参考"不寐"中"肝火扰心证"	参考"不寐"中"肝火扰心证"	参考"不寐"中"肝火扰心证"

考点4 中成药应用★★★

证型	中成药选用	临床应用	合理用药与用药指导
肺卫不固证	玉屏风颗粒（胶囊，口服液，袋泡茶） 复芪止汗颗粒 虚汗停颗粒	气虚卫外不固所致的自汗。症见自汗，恶风，气短，乏力。舌淡，脉虚弱	①热病汗出者、阴虚盗汗者慎用玉屏风颗粒、复芪止汗颗粒 ②感冒发热、实热汗出患者不宜服用虚汗停颗粒
心血不足证	归脾丸（浓缩丸，合剂，颗粒）	心脾两虚，气血不足所致盗汗。症见夜寐盗汗，兼气短心悸，失眠多梦，头昏头晕，肢倦乏力等	①阴虚火旺者、感冒发热患者不宜服用归脾丸 ②健脾生血颗粒忌茶，勿与含鞣酸类药物合用 ③感冒患者不宜服用健脾生血颗粒 ④服药期间，部分患儿可出现牙齿颜色变黑，停药后可逐渐消失；少数患儿服药后，可见短暂性食欲下降，恶心，呕吐，轻度腹泻，多可自行缓解 ⑤孕妇、儿童禁用参茸卫生丸。体实及阴虚火旺、感冒、脾胃虚弱者慎用参茸卫生丸
	健脾生血颗粒（片）	心脾两虚，气血不足所致汗证。症见面色萎黄或无华，食少纳呆，腹胀脘闷，大便不调，烦躁多汗，倦怠乏力	
	参茸卫生丸	气血两亏，思虑过度所致汗证。症见身体虚弱，精神不振，筋骨无力，腰膝酸痛，自汗盗汗等	
阴虚火旺证	知柏地黄丸（颗粒，口服液，片，胶囊）	阴虚火旺所致盗汗。症见潮热盗汗，口干咽痛，耳鸣遗精，小便短赤	①体实者、感冒发热者不宜服用心脑舒口服液 ②孕妇、气虚发热及实热者、脾虚便溏者、气滞中满者、感冒者不宜服用知柏地黄丸
	心脑舒口服液	因烦劳过度，或亡血失精，或邪热耗阴，以致阴液亏损，虚火内生，津液被扰，不能自藏外泄所致盗汗。症见寐中汗出，醒后自止，口渴咽干	
邪热郁蒸证	龙胆泻肝丸（浓缩丸，颗粒，大蜜丸，口服液，胶囊）	肝胆湿热所致汗证。症见蒸蒸汗出，头晕目赤，耳鸣耳聋，胁痛口苦，尿赤，湿热带下	孕妇，脾胃虚寒、年老体弱者均慎用龙胆泻肝丸

第十六节 消 渴

考点 1 证候类型与治则治法 ★

证候类型	其一分清"三消"的脏腑病位,上消以肺燥津伤为主,中消以胃热炽盛为主,下消以肾虚为主。其二辨标本。本病以阴虚为主,燥热为标,两者互为因果。其三辨本症与并发症
治则治法	以清热润燥、养阴生津为大法。因常有血脉瘀滞、阴损及阳的病变,以及并发痈疽、眼疾、肾病等,当针对具体病情,灵活辨证施治

考点 2 辨证论治 ★★★

证型	症状	治法	方剂	中成药
阴虚燥热证	烦渴引饮,消谷善饥,小便频数而多,尿浑而黄,形体消瘦。舌红,苔薄黄,脉滑数	养阴润燥	玉女煎	降糖胶囊、消渴平片、消糖灵胶囊
脾胃气虚证	口渴引饮,能食与便溏并见,或饮食减少,精神不振,四肢乏力。舌淡,苔薄白而干,脉细弱无力	健脾益气	参苓白术散	参苓白术散(丸,颗粒,胶囊,片)、益津降糖口服液
气阴两虚证	口渴引饮,咽干口燥,多食善饥,倦怠乏力,便溏溲多,或形体消瘦。舌质淡红,苔白而干,脉弱	益气健脾,生津止渴	七味白术散合生脉散	参精止渴丸、参芪降糖胶囊(片,颗粒)、消渴丸
肾阴亏虚证	尿频量多,浊如膏脂,腰酸膝软,头晕耳鸣,多梦遗精,乏力,皮肤干燥。舌红少苔,脉细数	滋养肾阴	六味地黄丸	六味地黄丸(水蜜丸,小蜜丸,大蜜丸,浓缩丸,胶囊,颗粒,口服液,软胶囊)、麦味地黄丸(水蜜丸,小蜜丸,大蜜丸,口服液)
阴阳两虚证	小便频数,甚则饮一溲一,咽干舌燥,面容憔悴,耳轮干枯,腰膝酸软,畏寒肢冷。舌淡,苔白少津,脉沉细无力	温阳滋肾	肾气丸	金匮肾气丸(片)

考点 3 基本方剂应用 ★★

证型	方剂及组成	饮片选择	剂量建议	煎法服法
阴虚燥热证	玉女煎:生石膏、熟地、麦冬、知母、牛膝	①生石膏:清热泻火 ②熟地黄:补血滋阴 　生地黄:清热凉血 ③盐知母:滋阴退蒸 ④牛膝:引血下行	①熟地黄、石膏:剂量大 ②熟地黄:脾胃虚弱者用量宜小 ③生石膏:大寒,脾虚便溏者,用量宜小	水煎温服,每日2~3次,餐后服用;生石膏打碎后先煎

续表

证型	方剂及组成	饮片选择	剂量建议	煎法服法
脾胃气虚证	参苓白术散： 莲子肉、薏苡仁、砂仁、桔梗、白扁豆、白茯苓、人参、甘草、白术、山药	参考"泄泻"中"脾胃虚弱证"	参考"泄泻"中"脾胃虚弱证"	参考"泄泻"中"脾胃虚弱证"
气阴两虚证	七味白术散： 人参、茯苓、白术、藿香叶、木香、甘草、葛根	①炒白术：益气健脾 ②生葛根：生津止渴	①葛根：剂量最大，生津止渴，升阳止泻 ②木香、广藿香叶：津液亏虚者宜减量	①水煎温服，每日2～3次，宜餐前服用 ②广藿香叶后下 ③人参另煎取汁兑服
气阴两虚证	生脉散： 人参、麦冬、五味子	参考"胸痹"中"气阴两虚证"	参考"胸痹"中"气阴两虚证"	参考"胸痹"中"气阴两虚证"
肾阴亏虚证	六味地黄丸： 熟地黄、山萸肉、山药、泽泻、丹皮、茯苓	参考"不寐"中"心肾不交"证	参考"不寐"中"心肾不交"证	参考"不寐"中"心肾不交"证
阴阳两虚证	肾气丸： 地黄、山药、山萸肉、泽泻、茯苓、丹皮、桂枝、附子	参考"喘证"中"肾不纳气证"	参考"喘证"中"肾不纳气证"	参考"喘证"中"肾不纳气证"

考点 4 　中成药应用 ★★★

证型	中成药选用	临床应用	合理用药与用药指导
阴虚燥热证	降糖胶囊	阴虚燥热所致消渴。症见口渴多饮，消谷善饥，尿频量多，形体消瘦，体倦乏力	①孕妇禁用消糖灵胶囊、消渴平片；哺乳期妇女，肝、肾功能不全者禁用消糖灵胶囊。阴阳两虚消渴者慎服降糖胶囊、消渴平片、消糖灵胶囊；1型糖尿病患者、2型糖尿病患者伴有酮症酸中毒禁用消糖灵胶囊 ②磺胺类药物过敏者禁用消糖灵胶囊 ③消糖灵胶囊（含有西药降糖成分格列本脲）与西药磺脲类或者胰岛素促泌剂联用应避免低血糖发生
阴虚燥热证	消渴平片	阴虚燥热，气阴两虚所致消渴。症见口渴喜饮，多食易饥，尿频尿多，形体消瘦，气短乏力，手足心热	
阴虚燥热证	消糖灵胶囊	阴虚燥热，气阴两虚所致消渴。症见口渴喜饮，体倦乏力，多食易饥，尿频尿多，尿有甜味，气短，形体消瘦	
脾胃气虚证	参苓白术散（丸，颗粒，胶囊，片）	脾胃虚弱所致消渴。症见口渴喜饮，体倦乏力，多食易饥，尿频尿急，形体消瘦	孕妇慎用参苓白术散、益津降糖口服液；湿热内蕴所致泄泻、厌食、水肿及痰火咳嗽者及感冒发热者不宜使用参苓白术散
脾胃气虚证	益津降糖口服液	脾胃气虚所致消渴。症见乏力，气短，自汗，口渴多饮，多食易饥，大便秘结	

续表

证型	中成药选用	临床应用	合理用药与用药指导
气阴两虚证	参精止渴丸	气阴两亏、内热津伤所致消渴。症见口干多饮，易饥多食，少气乏力，形体消瘦	①孕妇禁用消渴丸；慎用参精止渴丸。哺乳期妇女禁用消渴丸。阴阳两虚消渴者慎用参精止渴丸、参芪降糖胶囊、消渴丸。1型糖尿病患者、2型糖尿病患者伴有酮症酸中毒禁用消渴丸 ②消渴丸（含有西药降糖成分格列本脲）与西药磺脲类或者胰岛素促泌剂联用应避免低血糖发生
	参芪降糖胶囊（片，颗粒）	气阴两虚所致消渴。症见口渴多饮，咽干口燥，多食多尿，形体消瘦，倦怠乏力	
	消渴丸	气阴两虚所致消渴。症见口渴多饮，小便频数，多食善饥，肢体消瘦，体倦乏力，睡眠欠佳，腰膝酸痛	
肾阴亏虚证	六味地黄丸（水蜜丸，小蜜丸，大蜜丸，浓缩丸，胶囊，颗粒，口服液，软胶囊）	肾阴亏损所致消渴。症见口渴多饮，口干舌燥，尿频量多，浑浊如膏脂，身体消瘦	①感冒患者慎用麦味地黄丸、六味地黄丸 ②麦味地黄丸与六味地黄丸不宜同时使用，因属重复用药
	麦味地黄丸（水蜜丸，小蜜丸，大蜜丸，口服液）	肺肾阴虚，阴虚燥热所致消渴。症见口渴多饮，多食易饥，小便频数，身体消瘦等	
阴阳两虚证	金匮肾气丸（片）	阴阳两虚所致消渴。症见口渴多饮，口干舌燥，尿频尿急，多食易饥	①孕妇禁用金匮肾气丸；湿热壅盛、风水泛滥致水肿者不宜用金匮肾气丸 ②本品含有附子，有毒，不可过量久服

第十七节　淋　证

　　淋证是指以小便频数短涩，淋沥刺痛，小腹拘急引痛为主症的疾病。西医学的泌尿系感染、尿路结石、前列腺炎、尿道综合征等病，具有淋证表现特征者，可参考此内容辨证论治。

考点 1　证候类型与治则治法★

证候类型	首先辨清六淋（热淋、石淋、血淋、气淋、膏淋、劳淋）的类别。其次辨清虚实，虚实夹杂者，须分清主次、缓急
治则治法	实则清利，虚则补益。虚实夹杂者，当通补兼施

考点 2　辨证论治★★★

证型	症状	治法	方剂	中成药
热淋	小便频数短涩，灼热刺痛，尿色黄赤，少腹拘急胀痛，或有寒热，口苦，呕恶，或腰痛拒按，或大便秘结。舌质红，苔黄腻，脉滑数	清热利湿通淋	八正散	八正胶囊（颗粒，片，合剂）、复肾宁片、分清五淋丸

续表

证型	症状	治法	方剂	中成药
石淋	尿中夹有砂石，排尿涩痛，或排尿时突然中断，尿道窘迫疼痛，少腹拘急，往往突发一侧腰腹绞痛难忍，甚则牵及外阴，尿中带血。舌质红，苔薄黄，脉弦或弦数	清热利湿，排石通淋	石韦散	复方金钱草颗粒、净石灵胶囊、五淋化石丸（胶囊）
血淋	小便热涩刺痛，尿色深红，或夹有血块，疼痛满急加剧，或见心烦。舌尖红，舌苔黄，脉滑数	清热通淋，凉血止血	小蓟饮子	肾炎灵胶囊、五淋丸（散）
气淋	郁怒之后，小便涩滞，淋沥不宣，少腹胀满疼痛。舌苔薄白，脉弦	理气疏导，通淋利尿	沉香散	柴胡舒肝丸
膏淋	小便浑浊，乳白或如米泔水，上有浮油，置之沉淀，或伴有絮状凝块物，或混有血液、血块，尿时热涩疼痛，口干。舌质红，苔黄腻，脉濡数	清热利湿，分清泄浊	程氏萆薢分清饮	萆薢分清丸、前列泰片（胶囊，颗粒，丸）
劳淋	小便不甚赤涩，溺痛不甚，但淋沥不已，时作时止，遇劳即发，腰膝酸软，神疲乏力，病程缠绵。舌质淡，脉细弱	补脾益肾	无比山药丸	前列回春胶囊（片，丸）、男康片

考点 3 基本方剂应用★★

证型	方剂及组成	饮片选择	剂量建议	煎法服法
热淋	八正散：车前子、瞿麦、萹蓄、滑石、山栀子仁、甘草、木通、大黄、灯心	①盐车前子：泄热利尿，并引药下行 ②面煨大黄：使湿热从大便而去 ③选用木通科的木通，不宜选用马兜铃科的关木通 ④蜜炙甘草：调和诸药，兼能清热缓急	①各药剂量相同，为散，每次服6g ②木通：《中国药典》规定内服 3~6g	①散剂，每服6g，食后或临卧温服 ②水煎，每日2~3次，餐后温服 ③滑石粉、盐车前子：包煎；栀子仁宜捣碎后入煎
石淋	石韦散：石韦、瞿麦、滑石、冬葵子、通草、王不留行、甘草、当归、白术、赤芍	①炒冬葵子：利尿通淋 ②生甘草：清热泻火解毒 生甘草稍：通淋止痛	滑石性寒，脾胃虚弱者不宜长期、大量服用，《中国药典》规定使用剂量为10~20g	①捣筛为散。每次以麦粥清送服1~3g，日三服 ②温服水煎，每日2~3次，餐前 ③滑石粉：宜纱布包煎、先煎
血淋	小蓟饮子：小蓟、生地黄、滑石、木通、蒲黄、藕节、淡竹叶、当归、山栀子、甘草	①蒲黄炭、藕节炭：凉血止血消瘀 ②炒山栀子：清泄导热 ③生甘草：清热解毒，缓和药性 ④生小蓟、生地黄：清热凉血止血 ⑤生当归：养血和血	生地黄：用量最大，为30g，其次为小蓟、滑石 《中国药典》规定生地黄使用剂量为10~15g，可根据病情酌定	①水煎温服，每日2次，餐后服用 ②滑石粉、蒲黄炭包煎

证型	方剂及组成	饮片选择	剂量建议	煎法服法
气淋	沉香散： 沉香、石韦、滑石、当归、橘皮、白芍、冬葵子、甘草、王不留行	①炒当归：活血通经祛瘀，行气疏导 ②炒冬葵子、炒王不留行：利尿通淋，通利二便 ③炙甘草：调和诸药	各药用量以《中国药典》规定使用剂量为准	①空腹时清粥饮调下6g，以通利为度 ②水煎温服，每日2次，餐前服用 ③滑石粉包煎；沉香研末冲服
膏淋	程氏萆薢分清饮： 萆薢、黄柏、石菖蒲、茯苓、白术、莲子心、丹参、车前子	①炒黄柏：清热燥湿 ②盐车前子：利水通淋，清利膀胱湿热 ③生白术：健脾祛湿，利水	萆薢用量最大，其次为车前子等	①水煎温服，每日2次，餐前服用 ②盐车前子：纱布包煎
劳淋	无比山药丸： 山药、肉苁蓉、熟地黄、山茱萸、茯神、菟丝子、五味子、赤石脂、巴戟天、泽泻、杜仲、牛膝	①盐炙菟丝子、盐炙杜仲、盐炙巴戟天：增强补肾之功效 ②怀牛膝：补肝肾、强筋骨 ③酒苁蓉：补肾阳、益精血 ④煅赤石脂：宜水飞入丸散，增强收涩之功	五味子用量最大，其次是肉苁蓉	①炼蜜为丸。每服6~9g，每日2~3次，温开水送服 ②若水煎，宜每日2~3次，餐前服用 ③五味子宜捣碎后入煎 ④赤石脂宜先煎

考点4 中成药应用 ★★★

证型	中成药选用	临床应用	合理用药与用药指导
热淋	八正胶囊（颗粒，片，合剂）	湿热下注，蕴结下焦所致热淋。症见小便短赤，尿色黄赤，淋沥涩痛，口咽干燥等	①脾胃虚寒证患者慎用复肾宁片；肝郁气滞证患者慎用八正胶囊和分清五淋丸；脾肾两虚证患者慎用八正胶囊、分清五淋丸和复肾宁片；久病体虚者、儿童及老年人慎用八正胶囊 ②孕妇禁用八正胶囊、复肾宁片、分清五淋丸 ③八正胶囊、复肾宁片、分清五淋丸任意两者或三者不宜同时使用，属重复用药
热淋	复肾宁片	湿热下注，瘀血阻滞所致热淋。症见尿频、尿急、尿痛、口干口苦、大便干结，腰痛等	
热淋	分清五淋丸	湿热下注膀胱所致热淋。症见小便短数，尿色黄赤，灼热涩痛，大便干结等	
石淋	复方金钱草颗粒	湿热蕴结下焦所致石淋。症见尿色黄赤、淋涩频急，或排尿时突然中断，少腹拘急，腰腹绞痛难忍等	孕妇禁用净石灵胶囊、五淋化石丸。双肾结石或结石直径≥1.5cm或结石嵌顿时间长的患者不宜用复方金钱草颗粒、净石灵胶囊、五淋化石丸。肝郁气滞、脾肾阳虚所致淋证者慎用复方金钱草颗粒。脾肾亏虚者慎用五淋化石丸
石淋	净石灵胶囊	淋病日久，脾肾亏虚，膀胱气化无权而致小便艰涩，尿道窘迫疼痛，或排尿突然中断	
石淋	五淋化石丸（胶囊）	湿热蕴结下焦所致石淋。症见小便艰涩，尿数频急，尿中带血，尿道窘迫疼痛，小腹拘急或腰腹疼痛难忍，甚至尿夹砂石等	

续表

证型	中成药选用	临床应用	合理用药与用药指导
血淋	肾炎灵胶囊	下焦湿热，热迫血行所致血淋。症见浮肿，腰痛，尿频，尿血等	孕妇禁用肾炎灵胶囊，慎用五淋丸；脾肾阳虚水肿者慎用肾炎灵胶囊；脾肾亏虚的气淋、劳淋者慎用五淋丸
	五淋丸（散）	湿热浊毒蕴结下焦，热伤血络所致血淋。症见尿急频数，灼热黄赤，溺血涩痛，或尿中夹血，疼痛满急，心烦等	
气淋	柴胡舒肝丸	胸肋疼痛，胸闷喜太息，情志抑郁易怒，脉弦等	孕妇禁用柴胡舒肝丸；肝胆湿热、脾胃虚弱者慎用柴胡舒肝丸
膏淋	萆薢分清丸	肾阳不足，肾不化气，清浊不分所致膏淋。症见小便频数，尿液浑浊，或如米泔等	过敏体质者，尤其对花粉过敏者禁用前列泰片；脾胃虚寒者慎用前列泰片。浅表性胃炎者饭后服用前列泰片；膀胱湿热壅盛所致小便白浊及尿频，淋沥涩痛者慎用萆薢分清丸
	前列泰片（胶囊，颗粒，丸）	湿热夹瘀所致膏淋。症见尿频、尿痛，尿后有余沥，或尿液浑浊状若米泔，小腹胀满或痛等	
劳淋	前列回春胶囊（片，丸）	肾气不足，湿热瘀阻所致劳淋。症见小便频数短急，艰涩不畅，余沥不已，尿浊带血或阴滴白浊	孕妇禁用前列回春胶囊。肝郁气滞所致淋证患者、严重高血压者慎用前列回春胶囊。脾胃虚寒者、年老体弱、肝郁气滞、膀胱气化不利所致淋证慎用男康片。服用前列回春胶囊期间忌房事
	男康片	肾虚血瘀、湿热蕴结所致劳淋。症见小便浑浊，频数短涩，小腹拘急，阴部潮湿，尿有余沥	

第十八节　癃　闭

癃闭是以小便量少，排尿困难，甚则小便闭塞不通为主症的疾病。西医学中各种原因引起的尿潴留及无尿症，如神经性尿闭、膀胱括约肌痉挛、尿道结石、尿路肿瘤、尿道损伤、尿道狭窄、前列腺增生症、脊髓炎等病所出现的尿潴留以及肾功能不全引起的少尿、无尿症，可参考此内容辨证论治。

考点1 证候类型与治则治法★

证候类型	首先辨虚实。实证当辨湿热、浊瘀、肺热、肝郁之偏盛；虚证当辨脾、肾虚衰之不同，阴阳亏虚之差别。其次要了解病情之缓急，病势之轻重
治则治法	以"腑以通为用"为原则。通利之法，因证候虚实不同而异。实证宜清邪热，利气机，散瘀结；虚证宜补脾肾，助气化

考点2 辨证论治

证型	症状	治法	方剂	中成药
膀胱湿热证	小便点滴不通，或量极少而短赤灼热，小腹胀满，口苦口黏，或口渴不欲饮，或大便不畅。舌质红，苔黄腻，脉数	清利湿热，通利小便	八正散	八正合剂（胶囊，颗粒，片）、清淋颗粒

续表

证型	症状	治法	方剂	中成药
浊瘀阻塞证	小便点滴而下，或尿如细线，甚则阻塞不通，小腹胀满疼痛。舌质紫暗或有瘀点，脉涩	行瘀散结，通利水道	代抵当丸	癃清片（胶囊）、前列通瘀胶囊、前列通片（胶囊，栓）、癃闭舒胶囊（片）
肾阳衰惫证	小便不通或点滴不爽，排出无力，面色㿠白，神气怯弱，畏寒肢冷，腰膝冷而酸软无力。舌淡胖，苔薄白，脉沉细或弱	温补肾阳，化气利水	济生肾气丸	济生肾气丸（片，大蜜丸，水蜜丸）、金匮肾气丸（片）

考点 3 基本方剂应用 ★★

证型	方剂及组成	饮片选择	剂量建议	煎法服法
膀胱湿热证	八正散：车前子、瞿麦、萹蓄、滑石、山栀子仁、甘草、木通、大黄、灯心	参考"淋证"中"热淋"	参考"淋证"中"热淋"	参考"淋证"中"热淋"
浊瘀阻塞证	代抵当丸：当归尾、穿山甲、桃仁、大黄、芒硝、肉桂、生地黄	①酒大黄：清热活血通便 ②麸炒桃仁：活血祛瘀，润肠通便 ③芒硝（若需缓泻可用玄明粉代替）：清火消肿，泻下通便 ④穿山甲用蛤粉炒：活血祛瘀，润肠通便 ⑤醋莪术、肉桂：破血逐瘀、温通血脉	①大黄用量最大，其次是桃仁 ②生大黄：《中国药典》规定内服3～15g，用于泻下不宜久煎	①水煎温服，每日2～3次，瘀血在上，餐后服；瘀血在下，餐前服 ②芒硝冲服，桃仁捣泥，大黄后下
肾阳衰惫证	济生肾气丸：熟地黄、山茱萸、山药、茯苓、泽泻、牡丹皮、肉桂、附子、车前子、牛膝	①炮附子：温阳祛寒 ②炒山药：健脾 ③酒蒸车前子：通行气血经络 ④川牛膝：利水行血	附子：有毒，《中国药典》规定内服3～15g	①细末，炼蜜为丸，如梧桐大，每服七十丸（9g），每日2～3次，空心米饮送下 ②入汤剂附子先煎

考点 4 中成药应用 ★★★

证型	中成药选用	临床应用	合理用药与用药指导
膀胱湿热证	八正合剂（胶囊，颗粒，片）	湿热下注所致癃闭。症见小便短赤，淋沥涩痛，口燥咽干	①孕妇禁用八正合剂、清淋颗粒 ②肝郁气滞或脾肾两虚者慎用八正合剂。久病体虚者、儿童及老年人慎用八正合剂 ③肝郁气滞、脾虚气陷、肾阳衰惫、肾阴亏耗者，体质虚弱者及老年人慎用清淋颗粒 ④八正合剂与清淋颗粒不宜同时使用，属于重复用药
	清淋颗粒	湿热内蕴，下注膀胱，或膀胱湿热阻滞，气化不利所致癃闭。症见小便短赤灼热，尿线变细，甚至点滴而出，小腹胀满，口渴不欲饮等	

续表

证型	中成药选用	临床应用	合理用药与用药指导
浊瘀阻塞证	癃清片（胶囊）	小便频急，尿后余沥不尽，尿道灼热，会阴少腹腰骶部疼痛或不适等	①体虚胃寒者不宜用癃清片。肝郁气滞、脾虚气陷、肾阴亏耗所致癃闭者慎用癃清片 ②有活动性出血疾病患者和孕妇禁用前列通瘀胶囊；阳气衰惫者慎用前列通瘀胶囊 ③肝郁气滞、中气不足、肾阳衰惫者慎用前列通片；尿路梗阻严重者，不适宜使用前列通片，该药不宜过量服用及久服（含有两头尖，有毒） ④孕妇及有肝功能损害者禁用癃闭舒胶囊，该药宜饭后服用，不可超剂量用药（含有山慈菇）
	前列通瘀胶囊	慢性前列腺炎瘀血阻滞，湿热内蕴证。症见尿频尿急，余沥不尽，会阴、下腹或腰骶部坠胀疼痛，或尿道灼热，阴囊潮湿等	
	前列通片（胶囊，栓）	热瘀蕴结下焦所致癃闭。症见排尿不畅，尿流变细，小便频数，可伴有尿急、尿痛或腰痛等	
	癃闭舒胶囊（片）	肾阳衰惫，膀胱气化无权，水湿内蕴，浊瘀阻滞所致癃闭。症见腰膝酸软，排尿不畅，尿流细小，甚至滴沥不畅，小便短急频数，灼热涩痛等	
肾阳衰惫证	济生肾气丸（片）	由肾阳衰弱，气化不利所致癃闭。症见面浮身肿，腰以下尤甚，按之凹陷不起，心悸，气促，畏寒，神疲，腰部酸胀，小便不利等	①孕妇禁用金匮肾气丸，慎用济生肾气丸 ②湿热壅盛，风水泛滥水肿者不宜使用金匮肾气丸 ③济生肾气丸、金匮肾气丸均含有附子，不可过量服用、久服 ④济生肾气丸、金匮肾气丸与保钾利尿药安体舒通、氨苯蝶啶合用时，应防止高血钾症；避免与磺胺类药物同时使用 ⑤济生肾气丸与金匮肾气丸不宜合用，属于重复用药
	金匮肾气丸（片）	由肾阳衰弱，气化不利所致癃闭，症见面浮身肿，腰以下尤甚，按之凹陷不起，心悸，气促，畏寒神疲，腰部酸胀，小便不利等	

第十九节　水　肿

考点 1 证候类型与治则治法 ★

证候类型	先辨阳水、阴水。阳水多属实证，包括风水相搏证、水湿浸渍证、湿热壅盛证等；阴水多属虚证，或本虚标实证，包括脾阳虚衰证、肾阳衰微证等
治则治法	发汗、利尿、泻下逐水。阳水以祛邪为主，应予发汗、利尿或攻逐，同时配合清热解毒、理气化湿等治法；阴水应以扶正为主，健脾温肾，同时配合利水、养阴、活血、祛瘀等治法，对于虚实错杂者，辨主次，或先攻后补，或先补后攻，或攻补兼施

考点2 辨证论治★★★

证型	症状	治法	方剂	中成药
风水相搏证	眼睑浮肿，继则四肢及全身皆肿，来势迅速，多有恶寒、发热，肢节酸楚，小便不利等。偏于风热者，伴咽喉红肿疼痛，舌质红，脉浮滑数；偏于风寒者，兼恶寒，咳喘。舌苔薄白，脉浮滑或浮紧	疏风清热，宣肺行水	越婢加术汤	肾炎解热片
水湿浸渍证	全身水肿，下肢明显，按之没指，小便短少，身体困重，胸闷，纳呆，泛恶。苔白腻，脉沉缓。起病缓慢，病程较长	健脾化湿，通阳利水	五皮散合胃苓汤	肾炎消肿片
湿热壅盛证	遍体浮肿，皮肤绷急光亮，胸脘痞闷，烦热口渴，小便短赤，或大便干结。舌红，苔黄腻，脉沉数或濡数	分利湿热	疏凿饮子	肾炎灵胶囊、肾炎四味片（胶囊，颗粒，丸）
脾阳虚衰证	身肿日久，腰以下为甚，按之凹陷不易恢复，脘腹胀闷，纳减便溏，面色不华，神疲乏力，四肢倦怠，小便短少。舌质淡，苔白腻或白滑，脉沉缓或沉弱	温阳健脾，行气利水	实脾饮	肾炎温阳片
肾阳衰微证	水肿反复消长不已，面浮身肿，腰以下甚，按之凹陷不起，尿量减少或反多，腰酸冷痛，四肢厥冷，怯寒神疲，面色㿠白，甚者心悸胸闷，喘促难卧，腹大胀满。舌质淡胖，苔白，脉沉细或沉迟无力	温肾助阳，化气行水	济生肾气丸合真武汤	肾炎舒颗粒（片，胶囊）、肾炎康复片、肾康宁片（胶囊，颗粒）

考点3 基本方剂应用★★

证型	方剂及组成	饮片选择	剂量建议	煎法服法
风水相搏证	越婢加术汤：麻黄、石膏、甘草、大枣、白术、生姜	①生麻黄：辛温解表 ②生石膏：清热泻火、除烦止渴 ③生白术：健脾除湿，利水消肿 ④生甘草：清热解毒、健脾生津	①石膏用量最大，内服15～60g，脾胃虚弱者，用量宜小，其次是麻黄 ②麻黄：《中国药典》规定内服每日2～10g	①水煎，先煮麻黄，去上沫；石膏捣碎后先煎，再与群药共煎；大枣宜擘开入煎。饭后温服，每日3次 ②本方中含有麻黄，运动员禁用，心脏病、高血压患者慎用，表虚自汗、阴虚盗汗及肾虚咳喘者忌服
水湿浸渍证	五皮散：生姜皮、桑白皮、陈皮、大腹皮、茯苓皮	生桑白皮：泻肺行水	①五皮散各药等分 ②胃苓汤中，苍术与泽泻用量较大 ③水肿较重者，甘草用量宜小	水煎温服，每日2～3次，宜餐前服用
	胃苓汤：甘草、茯苓、苍术、陈皮、白术、肉桂、泽泻、猪苓、厚朴、生姜、大枣	①炙甘草：健脾益气 ②赤茯苓：行水、利湿热 ③姜厚朴：宽中理气、化湿开郁		

证型	方剂及组成	饮片选择	剂量建议	煎法服法
湿热壅盛证	疏凿饮子：泽泻、赤小豆、商陆、羌活、大腹皮、椒目、木通、秦艽、槟榔、茯苓皮、生姜	①炒赤小豆：消除水肿，解毒排脓②醋商陆：逐水消肿，通利二便③炒椒目：治水肿胀满④生槟榔：行水消肿	①茯苓皮用量最大，其次是大腹皮和赤小豆②椒目：小毒，《中国药典》规定每日内服2～5g③商陆：有毒，《中国药典》规定内服3～9g	水煎温服，每日2～3次服用，餐后服用
脾阳虚衰证	实脾饮：厚朴、白术、木瓜、木香、草果仁、槟榔、附子、茯苓、干姜、炙甘草、生姜、大枣	①姜厚朴：化湿行气②生白术：燥湿利水③木香：行气④制附子：温阳化气	附子：用量最大。有毒，《中国药典》规定内服每日3～15g，先煎、久煎	加生姜、大枣，水煎服，用量按原方比例酌减
肾阳衰微证	济生肾气丸：附子、车前子、山茱萸、山药、丹皮、牛膝、熟地黄、肉桂、茯苓、泽泻	参考"癃闭"中"肾阳衰惫证"	参考"癃闭"中"肾阳衰惫证"	参考"癃闭"中"肾阳衰惫证"
	真武汤：茯苓、芍药、白术、生姜、附子	白芍：破阴结、利小便，缓急止痛	—	①水煎温服，每日2～3次，餐前或空腹服用②附子先煎、久煎③水肿者，宜浓煎，每日服用100～150ml

考点4 中成药应用 ★★★

证型	中成药选用	临床应用	合理用药与用药指导
风水相搏证	肾炎解热片	外感风热，肺失宣发，通调失司所致水肿。症见发热恶寒，眼睑、头面浮肿，咽喉干痛，肢体酸痛，小便短赤等	孕妇、脾肾阳虚所致水肿者，慎用肾炎解热片
水湿浸渍证	肾炎消肿片	脾虚气滞，水湿内停所致水肿。症见肢体浮肿，晨起面肿甚，按之凹陷，身体重倦，尿少等	①因含香加皮，有一定的心脏毒性，心脏病患者慎用，亦不适宜长期或过量服用②孕妇及风水水肿者慎用
湿热壅盛证	肾炎灵胶囊	肾阴不足，气化失司，水湿泛滥所致水肿。症见下肢浮肿，腰膝痛，神疲乏力，小便不利	①孕妇禁用肾炎灵胶囊、肾炎四味片②脾肾阳虚水肿者，脾肾两亏，血失统摄所致尿血者慎用肾炎灵胶囊③脾肾阳虚所致水肿以及风水水肿者慎用肾炎四味片
	肾炎四味片（胶囊，颗粒，丸）	因脾气亏虚，运化失健，湿热内蕴所致水肿。症见神疲乏力，浮肿，腰痛，小便不利等	

续表

证型	中成药选用	临床应用	合理用药与用药指导
脾阳虚衰证	肾炎温阳片	因脾肾阳虚所致水肿。症见全身浮肿，面色苍白，脘腹胀满，便溏，神倦，尿少等	①肾炎温阳片阴虚火旺、津亏者慎用 ②因含香加皮，有一定的心脏毒性，心脏病患者慎用
肾阳衰微证	肾炎舒颗粒（片，胶囊）	脾肾阳虚，脾失健运，肾失开阖，水湿内蕴所致水肿。症见浮肿，腰痛，乏力，畏寒肢冷，夜尿多，尿频急或尿少等	①孕妇禁用肾炎康复片，慎用肾康宁片 ②风邪袭表，风水相搏，风水水肿者慎用肾炎舒颗粒 ③急性肾炎所致水肿者慎用肾炎康复片 ④肝肾阴虚及湿热下注所致水肿者慎用肾康宁片
	肾炎康复片	脾肾不足，气阴两虚，水湿内停所致水肿。症见神疲乏力，腰膝酸软，面目、四肢浮肿，头晕耳鸣等	
	肾康宁片（胶囊，颗粒）	脾肾阳虚，水湿瘀血阻滞所致水肿。症见下肢浮肿，乏力，腰膝冷痛，夜尿多等	

第二十节 腰 痛

考点1 证候类型与治则治法 ★

证候类型	首先辨外伤、外感与内伤。跌仆闪挫者，起病急，腰痛部位固定，瘀血症状明显，常有外伤史。外感者，多起病急，腰痛明显，常伴有外感症状。内伤者，多起病隐袭，腰部酸痛，病程缠绵，常伴有脏腑虚损症状，多见于肾虚
治则治法	治疗当分标本虚实。外伤腰痛属实，治宜活血化瘀，通络止痛。感受外邪属实，治当祛邪通络。内伤多属虚，治宜补肾固本，兼顾肝脾

考点2 辨证论治 ★★★

证型	症状	治法	方剂	中成药
寒湿腰痛	腰部冷痛重着，转侧不利，逐渐加重，静卧疼痛不减，寒冷和阴雨天加重。舌质淡，苔白腻，脉沉而迟缓	散寒除湿，温经通络	甘姜苓术汤	附桂风湿膏、狗皮膏、风寒双离拐片、祛风舒筋丸
湿热腰痛	腰部疼痛，重着而热，暑湿阴雨天气症状加重，活动后或可减轻，身体困重，小便短赤。舌质红，苔黄腻，脉濡数或弦数	清热利湿，舒筋止痛	四妙丸	三妙丸、四妙丸、湿热痹颗粒、豨莶丸、风湿圣药胶囊
瘀血腰痛	腰痛如刺，痛有定处，痛处拒按，日轻夜重，轻者俯仰不便，重则不能转侧。舌质暗紫，或有瘀斑，脉涩	活血化瘀，通络止痛	身痛逐瘀汤	瘀血痹颗粒（胶囊）、舒筋活血定痛散、腰疼丸、腰痹通胶囊

续表

证型	症状	治法	方剂	中成药
肾虚腰痛	腰部隐隐作痛，酸软无力，劳则加重，卧则减轻，或伴有耳鸣耳聋。偏于肾阴虚者，兼有手足心热，潮热盗汗，口燥咽干。舌红少苔，脉细数。偏于肾阳虚者，兼有腰部冷痛，得热则舒，肢冷畏寒，面色㿠白。舌淡胖有齿痕，脉沉细无力	补肾壮腰。偏于肾阴虚者，兼以滋补肾阴；偏于肾阳虚者，兼以温补肾阳	左归丸、右归丸	左归丸、鱼鳔丸、七宝美髯丸（颗粒，口服液）、腰痛片、杜仲补天素片、桂附地黄丸（胶囊，浓缩丸，片，口服液，颗粒）、济生肾气丸（片）

考点 3 基本方剂应用 ★★

证型	方剂及组成	饮片选择	剂量建议	煎法服法
寒湿腰痛	甘姜苓术汤：甘草、干姜、茯苓、白术	①生白术：燥湿健脾、利水消肿 ②生甘草：健脾利水	①茯苓、干姜用量最大 ②干姜：《中国药典》规定内服为 3～10g	水煎温服，每日 2～3次，餐后服用
湿热腰痛	四妙丸：黄柏、苍术、牛膝、薏苡仁	①生苍术：温燥而辛烈，祛湿 ②怀牛膝：活血通经络，补肝肾，强筋骨	①四味药等量，水泛为丸 ②生苍术：《中国药典》规定内服为每日 3～9g	口服，每日2次，餐后服用
瘀血腰痛	身痛逐瘀汤：秦艽、川芎、桃仁、红花、甘草、羌活、没药、当归、五灵脂、香附、牛膝、地龙	①醋没药：活血化瘀止痛 ②炒五灵脂：活血化瘀 ③生牛膝：通经脉、逐瘀血、利关节	《中国药典》规定内服剂量：没药为 3～5g、桃仁 5～10g、红花 3～10g、地龙 4.5～10g	水煎温服，每日 2～3次，餐后服用
肾虚腰痛	左归丸：熟地黄、山药、枸杞子、山茱萸、川牛膝、菟丝子、鹿角胶、龟板胶	①怀熟地黄：填精益髓，养血补虚 ②生山药：补脾健胃，益肾固精 ③川牛膝：活血化瘀，祛风利湿，宣通关节 怀牛膝：补肝肾、强筋骨 ④盐菟丝子：温补脾肾 ⑤鹿角胶和龟板胶：炒珠，降低滞腻之性，矫臭矫味，增强疗效	①熟地黄用量最大 ②鹿角胶和龟板胶：用量不宜过大。《中国药典》规定鹿角胶内服每日 3～6g；龟板胶每日 3～9g ③附子：有毒，《中国药典》规定内服每日 3～15g，入煎剂要先煎、久煎	参考"眩晕"中"肾精不足证"
	右归丸：熟地黄、山药、山茱萸、枸杞子、菟丝子、鹿角胶、杜仲、肉桂、当归、制附子	①熟地黄、山药、菟丝子、鹿角胶饮片选用同上 ②姜汁炒杜仲：增强改善腰膝酸软的虚寒症状 ③制附子：温补肾阳，散寒止痛		

考点 4 中成药应用 ★ ★ ★

证型	中成药选用	临床应用	合理用药与用药指导
寒湿腰痛	附桂风湿膏	风寒湿邪瘀阻所致腰痛。症见腰腿冷痛，或肌肉关节疼痛，痛处恶寒，得暖则缓等	①孕妇禁用附桂风湿膏、狗皮膏、风寒双离拐片、祛风舒筋丸 ②风湿热痹者慎用附桂风湿膏、狗皮膏、风寒双离拐片、祛风舒筋丸 ③患处皮肤破损者禁用附桂风湿膏、狗皮膏。皮肤过敏者慎用附桂风湿膏、狗皮膏 ④合并高血压病、心脏病、肝肾功能不全、癫痫、破伤风、甲亢者慎用风寒双离拐片。合并心脏病者慎用祛风舒筋丸 ⑤风寒双离拐片含马钱子，祛风舒筋丸含制川乌、制草乌，均不可过量、久用 ⑥风寒双离拐片、祛风舒筋丸不宜联合使用，属于重复用药
	狗皮膏	风寒湿阻，气血瘀滞所致腰痛。症见四肢麻木，肩臂、腰腿疼痛，筋脉拘挛	
	风寒双离拐片	因感受风寒之邪，寒瘀闭阻经络所致。症见关节疼痛，或麻木，局部畏寒，遇寒天气疼痛加重，腰膝酸软，头昏，耳鸣等	
	祛风舒筋丸	风寒湿闭阻所致痹证腰痛。症见关节疼痛，局部恶风寒，屈伸不利，四肢麻木，腰腿疼痛	
湿热腰痛	三妙丸	辅助治疗湿热阻络所致腰痛	①孕妇禁用三妙丸、四妙丸、湿热痹颗粒、风湿圣药胶囊 ②寒湿痹阻者慎用三妙丸、湿热痹颗粒、豨莶丸、风湿圣药胶囊 ③脾胃虚寒者慎用三妙丸、湿热痹颗粒 ④风寒湿痹，虚寒痿证者慎用四妙丸 ⑤三妙丸、四妙丸、湿热痹颗粒不宜同时使用，属重复用药
	四妙丸		
	湿热痹颗粒		
	豨莶丸		
	风湿圣药胶囊		
瘀血腰痛	瘀血痹颗粒（胶囊）	因邪气入络，经络瘀阻，肌肉、关节疼痛剧烈，多呈刺痛感；或久痛不已，或痛处固定不移、疼痛拒按，局部肿胀可有硬结或局部有瘀斑等	①孕妇禁用瘀血痹颗粒、舒筋活血定痛散、腰疼丸、腰痹通胶囊 ②脾胃虚弱者、月经过多者、出血性溃疡或非确定有瘀血者慎用瘀血痹颗粒。阴虚火旺者不宜使用腰疼丸。消化道溃疡者、肝功能异常者、月经期、哺乳期慎用腰痹通胶囊 ③腰痹通胶囊含有白芍，不宜与藜芦同服 ④瘀血痹颗粒（胶囊）、舒筋活血定痛散、腰疼丸、腰痹通胶囊不宜联合使用，属于重复用药
	舒筋活血定痛散	跌打损伤，闪腰岔气，伤筋动骨，血瘀肿痛。症见腰部疼痛、压痛、肿胀或屈伸不利	
	腰疼丸	多因肝肾不足、劳累过度或陈旧性腰部损伤所引起的腰部疼痛、腰肌软、遇劳加重、腰部屈伸不利。或肾气不足，劳役伤肾引起下腰痛、腿痛或间歇性跛行、腰部屈伸不利	
	腰痹通胶囊	多由长期劳损，经络气血运行不畅所致腰痛。症见腰腿不适，痛有定处，拒按，轻者俯仰不便，重者则因痛剧不能转侧等	

续表

证型	中成药选用	临床应用	合理用药与用药指导
肾虚腰痛	左归丸	肝肾不足所致腰痛。症见腰膝酸软，盗汗，乏力，耳鸣，健忘，神疲口燥等	①孕妇忌用桂附地黄丸；慎用左归丸、鱼鳔丸、七宝美髯丸、腰痛片、杜仲补天素片和济生肾气丸 ②肾阳亏虚、命门火衰、阳虚腰痛者，外感寒湿、跌扑外伤、气滞血瘀所致腰痛者均需慎用左归丸。湿热或湿寒痹阻及外伤腰痛者慎用鱼鳔丸。感冒者、脾胃虚弱者慎用七宝美髯丸。湿热痹阻所致腰痛者慎用腰痛片。湿热腰痛或跌扑外伤、气滞瘀血实邪所致腰痛者不宜服用杜仲补天素片。感冒发热者、阴虚内热者不适用桂附地黄丸 ③桂附地黄丸与济生肾气丸（均含有附子），不可过量、久用，不宜联用。桂附地黄丸、济生肾气丸中都含有肉桂，不宜同时服用赤石脂或其制剂
	鱼鳔丸	肾虚精亏，肾府失养所致腰痛。症见腰酸腿软，喜按喜揉，遇劳更甚，神疲倦怠，时作时止，或心烦失眠，头晕，耳鸣，健忘等	
	七宝美髯丸（颗粒，口服液）	因肝肾精血不足，经脉失养所致腰痛。症见腰酸背痛、腿膝无力，喜揉按，易疲乏等	
	腰痛片	由肾阳亏虚，腰府失养所致腰痛。症见腰膝酸痛，下肢痿软，畏寒，四肢欠温，少气乏力等	
	杜仲补天素片	多因肾阳亏虚，腰府失养所致腰痛。症见腰膝痛，畏寒肢冷，夜尿频多	
	桂附地黄丸（胶囊，浓缩丸，片，口服液，颗粒）	由肾阳亏虚，腰府失养所致腰痛。症见腰膝酸软，畏寒怕冷，四肢欠温，少气乏力，夜尿频多等	
	济生肾气丸（片）	由肾阳亏虚，腰府失养所致腰痛。症见腰膝酸软，畏寒，四肢欠温，少气乏力，夜尿频多等	

第二十一节 郁 证

考点 1 证候类型与治则治法 ★

证候类型	首先辨明与脏腑的关系。实证病程较短，多与肝脾关系密切。虚证病程较长，与心的关系最为密切，其次是脾、肾的亏虚
治则治法	以理气开郁，条畅气机，怡情易性为基本原则。实证以理气开郁为主。虚证或养心安神，或补益心脾，或滋养肝肾

考点 2 辨证论治 ★★

证型	症状	治法	方剂	中成药
肝气郁结证	精神抑郁，情绪不宁，胸部满闷，胁肋胀痛，痛无定处，胸闷嗳气，喜太息，不思饮食，大便不调，或秘或溏泄。舌苔薄或腻，脉弦	疏肝解郁，理气畅中	柴胡疏肝散	逍遥丸（颗粒，片，浓缩丸，胶囊）、丹栀逍遥丸（片）、越鞠丸

续表

证型	症状	治法	方剂	中成药
痰气郁结证	精神抑郁，胸部闷塞，胁肋胀满，咽中如有物梗塞，咽之不下，咯之不出。舌苔白腻，脉弦滑	行气开郁，化痰散结	半夏厚朴汤	舒肝平胃丸
心神失养证	精神恍惚，心神不宁，多疑易惊，悲忧善哭，喜怒无常，或时时欠伸，或手舞足蹈，骂詈喊叫等。舌质淡，脉弦	甘润缓急，养心安神	甘麦大枣汤	脑乐静、脑力静糖浆
心脾两虚证	情绪不宁，多思善疑，头晕神疲，心悸胆怯，失眠健忘，食少纳呆，面色不华。舌质淡，苔薄白，脉细	健脾养心，补益气血	归脾汤	归脾丸、人参归脾丸

考点 3 基本方剂应用 ★★

证型	方剂及组成	饮片选择	剂量建议	煎法服法
肝气郁结证	柴胡疏肝散：陈皮、柴胡、川芎、枳壳、芍药、炙甘草、香附	参考"胃痛"中"肝气犯胃证"	参考"胃痛"中"肝气犯胃证"	参考"胃痛"中"肝气犯胃证"
痰气郁结证	半夏厚朴汤：半夏、厚朴、茯苓、生姜、苏叶	①制半夏：降低毒性 清半夏：长于化痰 ②姜厚朴：宽中和胃	生半夏：有毒，炮制后内服，《中国药典》规定内服每日 3~9g	水煎温服，每日 4 次，餐后及睡前服用
心神失养证	甘麦大枣汤：甘草、小麦、大枣	炙甘草：甘缓和中，养心以缓急	①小麦：宜选用淮小麦，用量最大 ②甘草：《中国药典》规定内服每日 2~10g ③用药期间出现浮肿、高血压、血钾降低等不良反应时，应减少用量或递减停用	①水煎温服，每日 3 次，餐后服用 ②大枣擘开后入煎
心脾两虚证	归脾汤：人参、黄芪、白术、茯神、当归、龙眼肉、酸枣仁、远志、木香、甘草、生姜、大枣	参考"心悸"中"心脾两虚证"	参考"心悸"中"心脾两虚证"	参考"心悸"中"心脾两虚证"

考点 4 中成药应用 ★★★

证型	中成药选用	临床应用	合理用药与用药指导
肝气郁结证	逍遥丸（颗粒，片，浓缩丸，胶囊）	情志不遂，肝气郁结，肝脾不和所致郁证。症见情绪低落，闷闷不乐，喜叹息，胸闷胁痛，腹胀便溏等	①孕妇、妇女月经期慎用丹栀逍遥丸 ②肝肾阴虚所致胁肋胀痛、咽干口燥、舌红少津者慎用逍遥丸

续表

证型	中成药选用	临床应用	合理用药与用药指导
肝气郁结证	丹栀逍遥丸（片）	情志不遂，肝郁化火，肝失疏泄，肝脾不和所致郁证。症见情绪低落，闷闷不乐，喜叹息，胸闷胁痛，腹胀便溏，心烦不寐等	③脾胃虚寒致脘腹冷痛、大便溏薄者禁用丹栀逍遥丸 ④阴虚火旺者慎用越鞠丸
	越鞠丸	肝气郁结所致郁证。症见精神抑郁，情绪不宁，胸胁胀痛，脘闷嗳气，腹胀纳呆等	
痰气郁结证	舒肝平胃丸	郁证之痰气郁结证见胸胁胀满、胃脘痞塞疼痛、嘈杂嗳气、呕吐酸水、大便不调者	①孕妇慎用 ②肝寒犯胃者慎用（因其辅料为生赭石）
心神失养证	脑乐静	心气不足，心血耗伤，心神失养所致脏躁。症见精神恍惚，心神不宁，悲忧善哭等	①脑乐静、脑力静糖浆药物组成均有甘草（甘草浸膏，或甘草流浸膏）、小麦、大枣，但脑力静糖浆还含有西药成分甘油磷酸钠、维生素B_1、维生素B_2、维生素B_6 ②糖尿病患者慎服脑力静糖浆 ③脑力静糖浆与含有西药成分甘油磷酸钠、维生素B_1、维生素B_2、维生素B_6的药品不宜同时使用，属于重复用药
	脑力静糖浆	情志不遂、思虑过度、耗伤气血、心神失养所致郁证。症见心烦易躁、情绪不宁、失眠、健忘、头晕、心悸、面色不华等	
心脾两虚证	归脾丸	郁证之心脾两虚证见气短心悸，失眠多梦，头昏头晕，肢倦乏力，食欲不振，崩漏便血者	①归脾丸中用党参，人参归脾丸中为人参 ②阴虚、痰湿壅盛者慎用归脾丸和人参归脾丸 ③归脾丸、人参归脾丸与四君子丸不宜同时使用，属重复用药
	人参归脾丸	郁证之心脾两虚证见心悸，怔忡，失眠健忘，食少体倦，面色萎黄者	

第二十二节　虚　劳

考点1 证候类型与治则治法 ★

证候类型	首先辨五脏气血阴阳亏虚。以气血阴阳为纲，五脏虚候为目。其次辨有无兼夹病证。因病致虚，久虚不复者，辨明原有疾病是否继续存在；因虚致病者，应辨明有无因虚致实的表现；是否兼夹外邪
治则治法	当以补益为原则。分别采用补气、养血、滋阴、温阳的治疗方法

考点2 辨证论治 ★★★

证型	症状	治法	方剂	中成药
气虚证	面色㿠白或萎黄，气短懒言，语声低微，头昏神疲，肢体无力。舌淡，或有齿痕，舌苔薄白，脉虚无力	益气补虚	四君子汤	四君子丸（合剂，颗粒）、十一味参芪胶囊

续表

证型	症状	治法	方剂	中成药
血虚证	头晕眼花，心悸多梦，手足发麻，面色淡黄或淡白无华，口唇、爪甲色淡，妇女月经量少。舌质淡，脉细	补血养肝	四物汤	归芪口服液、再造生血片（胶囊）、薯蓣丸
阴虚证	形体消瘦，口燥咽干，潮热颧红，五心烦热，盗汗，小便短黄，大便干结。舌质红，舌面少津，苔少或无苔，脉细数	养阴生津	沙参麦冬汤	人参固本丸（水蜜丸）、河车大造丸（水蜜丸，小蜜丸，大蜜丸）
阳虚证	畏寒怕冷，四肢不温，口淡不渴，自汗，小便清长或尿少浮肿，大便溏薄。舌体胖，舌质淡，苔白滑，脉沉迟	补阳温中	附子理中丸	附子理中丸（水蜜丸，大蜜丸）、补白颗粒

考点3 基本方剂应用★★

证型	方剂及组成	饮片选择	剂量建议	煎法服法
气虚证	四君子汤：人参、白术、茯苓、炙甘草	①人参：大补元气 生晒参：补气生津 红参：振奋阳气 太子参：适用于肺脾气虚轻症 ②麸炒白术：健脾燥湿 土炒白术：健脾止泻 ③炙甘草：补脾益气	各药剂量均等，选用太子参，用量可加大	①水煎温服，每日2～3次，餐前服用 ②人参另煎，药汁兑服
血虚证	四物汤：熟地黄、当归、川芎、芍药	①熟地黄：养血填精 ②生当归：补血调经 土炒当归：适用于平素脾虚易便溏者 ③白芍：补血敛阴 炒白芍或土炒白芍：适用于平素脾虚易便溏者	①各药剂量均等 ②补血为主时加重熟地黄、白芍用量 ③血虚而滞，或血虚而寒：加重川芎、当归用量；血虚有热：可重用白芍 ④出血：川芎宜少用或不用	水煎温服，每日2～3次，餐前服用
阴虚证	沙参麦冬汤：沙参、玉竹、生甘草、冬桑叶、麦冬、白扁豆、天花粉	参考"咳嗽"中"肺阴亏虚证"	参考"咳嗽"中"肺阴亏虚证"	参考"咳嗽"中"肺阴亏虚证"
阳虚证	附子理中丸：附子、人参、白术、甘草、干姜	①炮附片：温肾暖脾 ②生晒参：补气生津，复脉固脱 ③麸炒白术：补气健脾 土炒白术：增强止泻 ④炙甘草：补脾益气 ⑤炮姜：温中止泻 干姜：温中散寒	①各药剂量均等 ②附子：有毒，《中国药典》规定内服每日3～15g	①水煎温服，每日2～3次，餐前服用 ②附子先煎30～60分钟 ③人参另煎，药汁兑服

考点 4 中成药应用 ★★★

证型	中成药选用	临床应用	合理用药与用药指导
气虚证	四君子丸（合剂，颗粒）	饮食劳倦所伤，脾失健运所致脾胃气虚证。症见胃纳不佳，神疲乏力，少气懒言，大便稀溏等	阴虚或实证者慎用四君子丸
	十一味参芪胶囊	气血不足，脾肾亏虚所致虚劳。症见面色㿠白，头晕头昏、倦怠乏力、消瘦、食欲减退、恶心呕吐等	
血虚证	归芪口服液	气血两虚所致虚劳。症见面色无华或萎黄，指甲色淡，眩晕，心悸，失眠，疲劳乏力，女子月经量少或延期而至等	①阴虚阳亢者及高血压患者慎用归芪口服液。外感者慎用再造生血片 ②归芪口服液与当归补血口服液不宜同用，再造生血片与二至丸不宜同用，薯蓣丸与四君子丸、四物膏、四物胶囊、八珍颗粒不宜同用，属于重复用药
	再造生血片（胶囊）	禀赋不足，或房事劳伤，或久病失养，肝肾不足，气血亏虚所致血虚虚劳。症见心悸气短，头晕目眩，倦怠乏力，腰膝酸软，面色苍白，唇甲色淡，或伴出血等	
	薯蓣丸	禀赋不足，或饮食失调，或久病失养，或积劳成疾，气血亏虚，脾肺不足，不能营养周身所致虚劳。症见身体消瘦，体倦乏力，头晕目眩，畏风自汗，易于感冒等	
阴虚证	人参固本丸（水蜜丸）	阴虚气弱，虚劳咳嗽，心悸气短，骨蒸潮热，腰酸耳鸣，遗精盗汗，大便干燥	①气虚发热汗出者慎用河车大造丸。外感者慎用人参固本丸、河车大造丸。孕妇慎用河车大造丸 ②人参固本丸与六味地黄丸不宜同用，属于重复用药
	河车大造丸（水蜜丸，小蜜丸，大蜜丸）	肺肾两亏，虚劳咳嗽，骨蒸潮热，盗汗遗精，腰膝酸软	
阳虚证	附子理中丸（水蜜丸，大蜜丸）	脾胃虚寒，脘腹冷痛，呕吐泄泻，手足不温	孕妇禁用附子理中丸，大肠湿热泄泻者不宜使用附子理中丸
	补白颗粒	脾肾阳虚所致虚劳。症见面色㿠白，精神不振，失眠，头昏，倦怠气短，不思饮食，小便清长，畏寒肢冷，腰际酸楚，阳事不举，精冷，带下等	

第二十三节　痹　证

考点 1 证候类型与治则治法 ★

证候类型	首先辨明病邪，临床常见行痹、痛痹、着痹、热痹、尪痹。其次辨病性虚实，病程长短。新病，病程较短者，多为行痹、热痹、痛痹；久病，病程较长者，多为着痹、尪痹
治则治法	以祛邪、通络、止痛为基本原则。分别采用祛风、散寒、除湿、清热，兼顾蠲痹通络。久瘀正虚者，多采用补肝肾、益气血之法

考点 2 辨证论治 ★★★

证型	症状	治法	方剂	中成药
行痹	肢体关节、肌肉疼痛酸楚，关节屈伸不利，可涉及肢体多个关节，疼痛呈游走性，初起可见恶风、发热等表证。舌苔薄白，脉浮或浮缓	祛风通络，散寒除湿	防风汤	九味羌活丸（颗粒，口服液）
痛痹	肢体关节疼痛，痛势较剧，部位固定，遇寒则痛甚，得热则痛缓，关节屈伸不利，局部皮肤或有寒冷感。舌质淡，舌苔薄白，脉弦紧	散寒通络，祛风除湿	乌头汤	虎力散（胶囊）、复方雪莲胶囊、寒湿痹颗粒（片）
着痹	肢体关节、肌肉酸楚、重着、疼痛，肿胀散漫，关节活动不利，肌肤麻木不仁。舌质淡，舌苔白腻，脉濡缓	除湿通络，祛风散寒	薏苡仁汤	风湿痹康胶囊、痹痛宁胶囊
热痹	关节疼痛，局部灼热红肿，痛不可触，得冷则舒，或疼痛游走不定，活动不利，或见肌肤红斑，发热，汗出，口渴，烦躁，溲赤。舌质红，苔黄或黄腻，脉滑数或浮数	清热通络，祛风除湿	白虎加桂枝汤、宣痹汤	四妙丸、湿热痹颗粒（片）、滑膜炎颗粒、豨莶丸、当归拈痛丸
尪痹	痹证日久不愈，肢体、关节疼痛，屈伸不利，关节肿大僵硬、变形，甚则肌肉萎缩，筋脉拘急，肘膝不伸，或以尻代踵，以背代头，伴腰膝酸软、骨蒸潮热、自汗、盗汗。舌红或淡，脉细数	化痰祛瘀，滋养肝肾	桃红饮合独活寄生汤	独活寄生合剂、尪痹颗粒（片）、天麻丸（片）、益肾蠲痹丸

考点 3 基本方剂应用 ★★

证型	方剂及组成	饮片选择	剂量建议	煎法服法
行痹	防风汤：防风、当归、茯苓、杏仁、黄芩、秦艽、葛根、麻黄、桂枝、生姜、甘草、大枣	①赤茯苓：利水湿 ②炒苦杏仁：温肺散寒 ③生葛根：解肌退热 ④生麻黄：发汗解表 ⑤炙甘草：益气补虚，缓急止痛	①苦杏仁：小毒，《中国药典》规定内服每日5~10g ②麻黄：含麻黄碱具有兴奋中枢神经系统的作用，用量不宜过大	①水煎温服，也可加酒煎煮，每日3次，餐后服用 ②苦杏仁捣碎后入煎；大枣需擘开或去核后入煎
痛痹	乌头汤：川乌、芍药、麻黄、黄芪、甘草	①制川乌：降低毒性 ②生白芍：平肝柔肝止痛 炒白芍：柔肝和脾止痛 ③生麻黄：宣散 ④生黄芪：益气固卫 ⑤炙甘草：益气补虚，缓急止痛	①芍药、麻黄、黄芪、甘草用量最大，其次为川乌 ②制川乌：有毒，《中国药典》规定内服每日1.5~3g，不宜大量服用或少量久服，与草乌、附子同用，需减量 ③麻黄：含麻黄碱具有兴奋中枢神经系统的作用，用量不宜过大	①水煎温服，每日2~3次，餐前服用 ②制川乌先煎30~60分钟（原方中川乌为用蜜另煎，药汁兑服）

续表

证型	方剂及组成	饮片选择	剂量建议	煎法服法
着痹	薏苡仁汤：薏苡仁、当归、川芎、麻黄、桂枝、羌活、独活、防风、川乌、苍术、甘草、生姜	①生薏苡仁：利水渗湿、除痹 ②生麻黄：宣散力强 ③制川乌：降低毒性 ④米泔水制苍术：燥湿健脾 　生苍术：祛风燥湿 ⑤炙甘草：补脾益气，缓解拘挛疼痛	①各药剂量均等 ②制川乌：有毒，《中国药典》规定内服每日1.5~3g，不宜大量服用或少量久服，与草乌、附子同用，需减量 ③麻黄：含麻黄碱具有兴奋中枢神经系统的作用，用量不宜过大	①水煎温服，每日2~3次，餐前服用 ②制川乌先煎30~60分钟
热痹	白虎加桂枝汤：知母、甘草、石膏、粳米、桂枝	①生石膏：清热泻火，除烦止渴 ②生知母：清热泻火，生津润燥 ③炙甘草、粳米：益胃护津	石膏用量最大，其次为知母，粳米用量最小	①水煎温服，每日2~3次，餐前服用 ②石膏先煎；滑石先煎，用滑石粉需包煎
热痹	宣痹汤：防己、杏仁、滑石、连翘、栀子、薏苡仁、半夏、赤小豆、蚕砂	①炒苦杏仁：毒性降低 ②生栀子：清热泻火，凉血解毒 ③生薏苡仁：利水渗湿，清热排脓，除痹止痛 ④清半夏：燥湿化痰	①防己、杏仁、滑石、薏苡仁用量最大，其余中药用量次之 ②半夏：有毒，内服炮制品，用量不宜过大，《中国药典》规定使用剂量3~9g	
尪痹	桃红饮：桃仁、红花、川芎、当归尾、威灵仙、麝香	①酒川芎：活血行气止痛 ②当归尾：长于活血 　酒当归：活血化瘀 ③酒威灵仙：通经络、祛风湿、除痹痛	麝香：多入丸散用，《中国药典》规定内服每日0.03~0.1g	①水煎温服，每日2~3次，餐前服用 ②桃仁捣碎后入煎 ③人参另煎，药汁兑服 ④麝香冲服 ⑤如使用茯苓块，宜捣碎后入煎 ⑥本方滋补肝肾，煎煮时间宜适当延长
尪痹	独活寄生汤：独活、桑寄生、杜仲、牛膝、细辛、秦艽、茯苓、肉桂心、防风、川芎、人参、甘草、当归、芍药、干地黄	①盐杜仲：补肝肾，强筋骨 ②怀牛膝：补肝肾，强筋骨 ③炙甘草：补脾益气 ④生白芍：养血敛阴 　炒白芍：柔肝和脾止痛 ⑤熟地黄：养血填精	—	

考点4 中成药应用 ★★★

证型	中成药选用	临床应用	合理用药与用药指导
行痹	九味羌活丸（颗粒，口服液）	风寒湿邪所致痹证。症见关节疼痛，腰膝沉痛等	风热感冒或湿热证者慎用

证型	中成药选用	临床应用	合理用药与用药指导
痛痹	虎力散（胶囊）	因风寒湿闭阻、瘀血阻络所致痹证。症见关节疼痛、冷痛、刺痛，或疼痛夜甚，屈伸不利，局部恶风寒，肢体麻木	①妊娠、合并心脏病者、风湿热痹者不宜服用虎力散、复方雪莲胶囊、寒湿痹颗粒。老年、体弱者慎用寒湿痹颗粒。高血压及肝、肾疾病患者忌服虎力散 ②虎力散、复方雪莲胶囊、寒湿痹颗粒均含有乌头碱类成分，不建议同时使用，不可过量服用
	复方雪莲胶囊	因风寒湿闭阻经络、气血运行不畅所致痹证。症见关节冷痛，屈伸不利，局部恶风寒，甚则肢体变形，活动受限	
	寒湿痹颗粒（片）	寒湿阻络所致痹证。症见关节冷痛，肢体沉重，或肿胀，局部畏寒，皮色不红，触之不热，遇寒痛增，得热痛减等	
着痹	风湿痹康胶囊	寒湿阻络所致痹证。症见关节冷痛沉重，屈伸不利，局部畏寒，皮色不红	①风湿热痹者慎用风湿痹康胶囊、痹痛宁胶囊。孕妇禁用风湿痹康胶囊、痹痛宁胶囊。急慢性肝炎、急慢性肾炎患者慎用风湿痹康胶囊。儿童、年老体弱者、高血压病、心脏病、肝肾功能不全、癫痫、破伤风、甲亢者、脾胃虚弱者不宜使用痹痛宁胶囊 ②不建议风湿痹康胶囊与痹痛宁胶囊同时使用，因均含有毒中药马钱子粉、全蝎，属于重复用药
	痹痛宁胶囊	寒湿痹阻经络所致痹证。症见筋骨关节疼痛，肿胀，麻木，重着，屈伸不利，遇寒加重	
热痹	四妙丸	湿热下注，经络痹阻所致痹证。症见下肢关节肿痛，痛处灼热，筋脉拘急，关节屈伸不利，小便热赤等	①寒湿痹阻证慎用四妙丸、湿热痹颗粒、滑膜炎颗粒、豨莶丸、当归拈痛丸。孕妇禁用四妙丸、湿热痹颗粒、滑膜炎颗粒，慎用当归拈痛丸 ②四妙丸与湿热痹颗粒不宜同用，滑膜炎颗粒与豨莶丸不宜同用，属于重复用药
	湿热痹颗粒（片）	湿热阻络所致痹证。症见肌肉或关节疼痛，局部灼热红肿，触之发热，遇热加重，痛不可触	
	滑膜炎颗粒	湿热瘀阻于关节经络所致痹证。症见关节红肿热痛，或关节积液，屈伸不利，或伴发热，口苦口黏，口渴不欲饮，溲黄等	
	豨莶丸	因湿热闭阻所致痹证。症见关节红肿热痛，痛无定处，伴有发热，汗出不解，口渴，心烦，小便黄等	
	当归拈痛丸	风湿之邪侵入肌肤，闭阻经络、关节，邪留日久，蕴化为热，湿热闭阻之痹证。症见关节或肌肉局部红肿、疼痛、重着，触之灼热或有热感，足胫红肿热痛，口渴不欲饮，烦闷不安；溲黄等	

证型	中成药选用	临床应用	合理用药与用药指导
尪痹	独活寄生合剂	气血不足，肝肾两亏，风寒湿闭阻所致痹证。症见腰膝酸软而痛，关节屈伸不利，入夜尤甚，或痹痛游走不定，或麻木不仁等	①湿热痹者慎用独活寄生合剂、尪痹颗粒、天麻丸和益肾蠲痹丸。孕妇禁用独活寄生合剂、尪痹颗粒、天麻丸和益肾蠲痹丸。益肾蠲痹丸（含有寻骨风）肾功能不全者慎用 ②天麻丸与尪痹颗粒不宜同时使用，均含有毒中药附子，属于重复用药
	尪痹颗粒（片）	肝肾亏损，风湿阻络，内舍筋骨所致尪痹。症见关节疼痛或关节局部肿痛，重着，麻木，畏寒喜温，或关节肿大变形，屈伸不利，甚则关节强直，足趺不能行，胫屈不能伸，肌肉瘦削	
	天麻丸（片）	风湿瘀阻，肝肾不足所致痹证。症见筋脉挛痛，手足麻木，腰腿疼痛，行走不便等	
	益肾蠲痹丸	肝肾亏虚，寒痰湿瘀痹阻经络所致痹证。症见关节肿痛，屈伸不利，肌肉疼痛，瘦削或僵硬，甚至畸形	

第二十四节　中　暑

考点 1 证候类型与治则治法 ★

证候类型	辨证应分清阴阳
治则治法	以解暑为原则。暑邪易伤津耗气，治应兼顾生津。暑多夹湿，应芳香化湿

考点 2 辨证论治 ★ ★ ★

证型	症状	治法	方剂	中成药
阳暑	发热汗多，头痛面红，烦躁，胸闷，口渴多饮，溲赤，或兼见恶寒。舌红少津，脉洪大	清热生津	白虎汤	清暑解毒颗粒、暑热感冒颗粒
阴暑	发热恶寒，无汗，身重疼痛，神疲倦怠。舌质淡，苔薄黄，脉弦细	解表散寒，祛暑化湿	香薷饮	暑湿感冒颗粒、暑症片、藿香正气水（颗粒，片，合剂，口服液，滴丸，胶囊，软胶囊）

考点 3 基本方剂应用 ★ ★

证型	方剂及组成	饮片选择	剂量建议	煎法服法
阳暑	白虎汤：石膏、知母、甘草、粳米	①生知母：清热泻火，生津润燥，泻肺胃之火 ②生石膏：清热泻火，除烦止渴 ③炙甘草：调和诸药	石膏用量为15～60g，脾胃虚寒者减少用量	①水煎温服，每日2～3次，餐后服用 ②生石膏打碎先煎

续表

证型	方剂及组成	饮片选择	剂量建议	煎法服法
阴暑	香薷饮：香薷、厚朴、白扁豆	①姜厚朴：宽中、和胃、止呕 ②炒白扁豆：健脾止泻	—	①不宜久煎 ②水煎温服，每日2~3次，餐后服用

考点4 中成药应用 ★★★

证型	中成药选用	临床应用	合理用药与用药指导
阳暑	清暑解毒颗粒	暑热或高温作业所致中暑。症见烦热口渴，头晕乏力	孕妇禁用暑热感冒颗粒，慎用清暑解毒颗粒
	暑热感冒颗粒	夏季感受暑湿病邪。症见壮热，汗多，心烦，面赤气粗，口渴	
阴暑	暑湿感冒颗粒	感受暑湿所致中暑。症见身热，微恶风，汗少，肢体酸重或疼痛，头昏重胀痛，咳嗽痰黏，鼻流浊涕，心烦，口渴	①孕妇禁用暑症片。高热神昏、亡阳厥脱者及体虚正气不足者慎用暑症片 ②正常人群不可过量、久用暑症片（因含有朱砂、雄黄） ③孕妇及风寒感冒者慎用藿香正气水与暑湿感冒颗粒 ④藿香正气水含乙醇（酒精），酒精过敏者禁用 ⑤服药期间不得与头孢菌素类（如头孢氨苄、头孢呋辛、头孢他啶）、甲硝唑、替硝唑、酮康唑、呋喃唑酮等药联合使用，以免导致双硫仑样反应；藿香正气水可引起药疹、紫癜、休克等过敏反应及肠梗阻、上消化道出血、过敏性哮喘、酒醉貌样过敏、过敏性休克等
	暑症片	暑湿之邪或暑湿秽浊之气闭阻气机所致中暑。症见胸闷，头昏，恶心，脘腹痞满，精神疲惫，甚至突然昏厥，牙关紧闭	
	藿香正气水（颗粒，片，合剂，口服液，滴丸，胶囊，软胶囊）	外感风寒、内伤湿滞所致感冒。症见恶寒发热，头身困重疼痛，胸脘满闷，恶心纳呆等	

第二十五节 内伤发热

考点1 证候类型与治则治法 ★

证候类型	首先辨证候虚实，由气郁、瘀血所致者属实，由气虚、阴虚所致者属虚。其次辨病情轻重，再次辨清病位
治则治法	证候属实者，治疗以疏肝解郁、活血化瘀为主；属虚者，以益气、滋阴为主；虚实夹杂者，宜兼顾之

考点2 辨证论治 ★★★

证型	症状	治法	方剂	中成药
气虚发热	发热，热势或低或高，常在劳累后发作或加剧，倦怠乏力，气短懒言，自汗，易于感冒，食少便溏。舌质淡，苔薄白，脉细弱	益气健脾，甘温除热	补中益气汤	补中益气丸（口服液，合剂，颗粒，小蜜丸，大蜜丸）

续表

证型	症状	治法	方剂	中成药
阴虚发热	午后潮热，或夜间发热，不欲近衣，手足心热，烦躁，少寐多梦，盗汗，口干咽燥。舌质红，或有裂纹，苔少甚至无苔，脉细数	滋阴清热	清骨散	知柏地黄丸（口服液，片，胶囊，颗粒）
气郁发热	发热多为低热或潮热，热势常随情绪波动而起伏，精神抑郁，胁肋胀满，烦躁易怒，口干而苦，纳食减少。舌红，苔黄，脉弦数	疏肝理气，解郁泻热	丹栀逍遥散	丹栀逍遥丸（片）
血瘀发热	午后或夜晚发热，或自觉身体某些部位发热，口燥咽干，但不多饮，肢体或躯干有固定痛处或肿块，面色萎黄或晦暗。舌质青紫或有瘀点、瘀斑，脉弦或涩	活血化瘀	血府逐瘀汤	血府逐瘀口服液（胶囊，颗粒，丸）

考点3 基本方剂应用 ★★

证型	方剂及组成	饮片选择	剂量建议	煎法服法
气虚发热	补中益气汤：黄芪、人参、炙甘草、当归、橘皮、升麻、柴胡、白术	①炙黄芪：补脾肺之气 ②生晒参：补气生津 ③炙甘草：补脾和胃 ④酒当归：活血调经	黄芪用量最大	①水煎温服，每日2～3次，餐后服用 ②人参另煎兑服
阴虚发热	清骨散：银柴胡、胡黄连、秦艽、鳖甲、地骨皮、青蒿、知母、甘草	①醋鳖甲：消癥、软坚散结 ②盐知母：滋阴降火，清虚热 ③炙甘草：补脾和胃	银柴胡用量最大	①水煎温服，每日2～3次，餐后服用 ②鳖甲打碎先煎
气郁发热	丹栀逍遥散：丹皮、栀子、当归、白芍、柴胡、茯苓、白术、甘草、薄荷、煨姜	①生栀子：清热泻火，凉血解毒 炒栀子：适用于平素脾胃较弱者 ②薄荷梗：疏肝行气 ③炙甘草：补脾和胃	阴血亏虚，脾虚便溏者减少生栀子用量	①水煎温服，每日2～3次，餐后服用 ②薄荷与群药同煎
血瘀发热	血府逐瘀汤：桃仁、红花、当归、生地、川芎、赤芍、牛膝、桔梗、柴胡、枳壳、甘草	参考"胸痹"中"气滞血瘀证"	参考"胸痹"中"气滞血瘀证"	参考"胸痹"中"气滞血瘀证"

考点4 中成药应用 ★★★

证型	中成药选用	临床应用	合理用药与用药指导
气虚发热	补中益气丸（口服液，合剂，颗粒，小蜜丸，大蜜丸）	脾胃虚弱，中气下陷所致发热	阴虚内热者慎用，不宜与感冒药同时使用

续表

证型	中成药选用	临床应用	合理用药与用药指导
阴虚发热	知柏地黄丸（口服液，片，胶囊，颗粒）	阴虚火旺，潮热盗汗，口干咽痛，耳鸣遗精，小便短赤	感冒发热患者不宜服用，服药期间忌不易消化食物
气郁发热	丹栀逍遥丸（片）	肝郁化火，胸胁胀痛，烦闷急躁，颊赤口干，食欲不振或有潮热	孕妇、妇女月经期慎用；脾胃虚寒所致脘腹冷痛，大便溏薄者禁用
血瘀发热	血府逐瘀口服液（胶囊，颗粒，丸）	气滞血瘀所致发热	孕妇禁用，气虚血瘀者慎用

第二十六节　积　聚

积聚，又称"癥瘕"，是腹内结块、或痛或胀的疾病。分别言之，积属有形，结块固定不移，痛有定处，病在血分，是为脏病；聚属无形，包块聚散无常，痛无定处，病在气分，是为腑病。西医学中凡多种原因引起的肝脾肿大，增生型肠结核，腹腔肿瘤等，多属"积"之范畴；不完全性肠梗阻等原因所致的包块，与"聚"关系密切。此类病证可参考本节辨证论治。

考点1 证候类型与治则治法★

证候类型	首先辨在气在血。积有形，可见块垒，固定不移，痛有定处，病在血分，以瘀血凝滞为主，属阴；聚无形，时聚时散，痛无定处，病在气分，以气机阻滞为主，属阳。其次辨明积块部位，明确所病的脏腑。再辨虚实轻重，积聚初期多属实证；中期多为虚实夹杂之证；后期多属正虚邪实
治则治法	积证初期，以祛邪为主；中期攻补兼施；后期以养正除积为主。聚证多在气病，以行气散结为主

考点2 辨证论治★★★

证型	症状	治法	方剂	中成药
肝气郁结证	腹中结块柔软，时聚时散，攻窜胀痛，脘胁胀闷不适。舌淡红，苔薄，脉弦	疏肝解郁，行气散结	逍遥散合木香顺气散	逍遥丸、木香顺气丸、宽胸舒气化滞丸
气滞血阻证	腹部积块质软不坚，固定不移，胀痛不适。舌苔薄，脉弦	理气消积，活血散瘀	柴胡疏肝散合失笑散	中华肝灵胶囊、肝脾康胶囊、阿魏化痞膏
瘀血内结证	腹部积块明显，质地较硬，固定不移，隐痛或刺痛，形体消瘦，纳谷减少，面色晦暗黧黑，面颈胸臂或有血痣赤缕，女子可见月事不下。舌质紫或有瘀斑、瘀点，脉细涩	祛瘀软坚，佐以扶正健脾	膈下逐瘀汤合六君子汤	鳖甲煎丸、化癥回生片

续表

证型	症状	治法	方剂	中成药
正虚瘀阻证	久病体弱，积块坚硬，隐痛或剧痛，饮食大减，肌肉瘦削，神疲乏力，面色萎黄或黧黑，或呕血、便血、衄血。舌质淡紫，舌光无苔，脉细数或弦细	补益气血，活血化瘀	八珍汤合化积丸	和络舒肝胶囊、慢肝养阴胶囊

考点3 基本方剂应用★★

证型	方剂及组成	饮片选择	剂量建议	煎法服法
肝气郁结证	逍遥散：柴胡、白术、白芍、当归、茯苓、甘草、薄荷、煨姜	①生柴胡：疏肝解郁 ②麸炒白术：健脾益气 ③生白芍：养血敛阴，平抑肝阳 ④土炒当归：适用于脾虚者，防止滑肠 ⑤炙甘草：补中缓急 ⑥煨生姜：温胃	当归、茯苓、芍药、白术、柴胡用量最大，其次是甘草。薄荷用于散肝郁，用量不宜过大	①水煎温服，每日2～3次，餐前服用 ②砂仁捣碎后下 ③薄荷取其疏肝解郁之效，可与群药同煎，不必后下
肝气郁结证	木香顺气散：木香、香附、槟榔、青皮、陈皮、厚朴、苍术、枳壳、砂仁、生姜、甘草	①生木香：行气 ②醋香附、醋青皮：疏肝止痛、消积化滞 ③炒槟榔：缓和药性 焦槟榔：消食导滞 ④姜厚朴：宽中和胃 ⑤米泔水制苍术：燥湿健脾 ⑥麸炒枳壳：缓和峻烈之性生枳壳：行气宽中，消胀止痛	槟榔：《中国药典》规定内服每日3～10g	
气滞血阻证	柴胡疏肝散：陈皮、柴胡、川芎、枳壳、芍药、炙甘草、香附	参考"胃痛"中"肝气犯胃证"	参考"胃痛"中"肝气犯胃证"	①水煎温服，每日2～3次，餐前服用 ②蒲黄、五灵脂包煎
气滞血阻证	失笑散：蒲黄、五灵脂	①生蒲黄：偏于行血化瘀 ②醋五灵脂：活血散瘀	①蒲黄、五灵脂剂量均等 ②五灵脂不宜大量久服	
瘀血内结证	膈下逐瘀汤：五灵脂、当归、川芎、桃仁、丹皮、赤芍、乌药、延胡索、甘草、香附、红花、枳壳	①醋五灵脂：活血散瘀 ②酒当归：活血化瘀，通络止痛 ③醋延胡索：活血行气止痛 ④炙甘草：补脾益气，缓急止痛 ⑤醋香附：疏肝止痛 ⑥生枳壳：行气宽中，消胀止痛	①桃仁、红花、当归、甘草使用剂量最大，其次是五灵脂、川芎、丹皮、赤芍、乌药 ②脾虚便溏者当归、桃仁、赤芍用量不宜过大	①水煎温服，每日2～3次，餐后服用 ②五灵脂包煎

续表

证型	方剂及组成	饮片选择	剂量建议	煎法服法
瘀血内结证	六君子汤：陈皮、半夏、茯苓、甘草、人参、白术	①制半夏：降低毒性 清半夏：化痰 ②炙甘草：补脾益气 ③生晒参：适用于脾肺气虚严重者 党参：适用于脾虚不严重者 ④生白术：燥湿健脾	半夏：有毒、经炮制后内服用量不宜过大，《中国药典》规定内服每日3～9g	③桃仁、延胡索捣碎后入煎 ④人参另煎，药汁兑服
正虚瘀阻证	八珍汤：当归、川芎、熟地黄、白芍、人参、炙甘草、茯苓、白术	①生当归：补血活血 ②熟地黄：养血填精 ③生晒参：适用于脾肺气虚严重者 党参：适用于脾虚不严重者 ④炙甘草：补脾益气 ⑤麸炒白术：健脾	八珍汤原方各药剂量相等	①水煎温服，每日2～3次，餐后服用 ②人参另煎，药汁兑服
	化积丸：三棱、莪术、阿魏、海浮石、香附、雄黄、槟榔、苏木、瓦楞子、五灵脂	①醋三棱、醋莪术：破瘀散结止痛 ②醋香附：疏肝止痛 ③炒阿魏：消食散痞 ④煅海浮石：软坚散结 ⑤生瓦楞子：消痰散结 ⑥炒槟榔：避免耗伤正气 焦槟榔：消食导滞 ⑦醋五灵脂：活血散瘀	①雄黄：有毒，多入丸散内服或外用 ②阿魏：辛散气臭，多入丸散和外用膏药 ③雄黄、阿魏：《中国药典》规定内服剂量分别为每日0.05～0.1g和每日1～1.5g	③阿魏、雄黄多研细末入丸散，入汤剂可适量冲服 ④生瓦楞子捣碎先煎 ⑤五灵脂包煎

考点 4 中成药应用 ★★★

证型	中成药选用	临床应用	合理用药与用药指导
肝气郁结证	逍遥丸	郁闷不舒、胸胁胀痛、头晕目眩、食欲减退者	①逍遥丸治疗肝郁脾虚证；木香顺气丸行气化湿力强；宽胸舒气化滞丸（含牵牛子）用于兼热积便秘者 ②孕妇禁用宽胸舒气化滞丸，慎用木香顺气丸。小儿、老人及平素体质虚弱者慎用宽胸舒气化滞丸。肝肾阴虚证慎用逍遥丸。肝胃火郁胃痛痞满者、阴液亏损者慎用木香顺气丸
	木香顺气丸	胸膈痞闷、脘腹胀痛、呕吐恶心、嗳气纳呆者	
	宽胸舒气化滞丸	两胁胀满、呃逆积滞、胃脘刺痛、大便秘结者	
气滞血阻证	中华肝灵胶囊	气滞血瘀，阻于脉络所致癥积。症见胁下积块，或刺痛	①孕妇禁用中华肝灵胶囊、肝脾康胶囊、阿魏化痞膏 ②肝胆湿热蕴结，或肝阴不足所致胁痛不宜使用中华肝灵胶囊
	肝脾康胶囊	肝郁气滞日久，血运不畅，毒瘀内蕴，瘀阻于脉络所致积聚。症见胁下积块，疼痛拒按，低热，面色晦暗等	

证型	中成药选用	临床应用	合理用药与用药指导
气滞血阻证	阿魏化痞膏	气机郁滞，瘀血内结所致积聚。症见腹内有结块，固定不移，或胀或痛，面暗消瘦，体倦乏力，饮食减少，时有寒热，女子或经闭不行等	③血虚肝旺所致胁痛者慎用肝脾康胶囊 ④皮肤破溃及皮肤过敏者不宜贴敷阿魏化痞膏
瘀血内结证	鳖甲煎丸	气滞血瘀，痰瘀互阻所致胁下癥块。症见胁下癥块触之硬痛，推之不移等	①孕妇禁用鳖甲煎丸、化癥回生片 ②出血倾向者慎用化癥回生片
	化癥回生片	瘀血内阻所致癥瘕积聚。症见腹内出现肿块，固定不移，疼痛拒按，面色晦暗，肌肤甲错等	
正虚瘀阻证	和络舒肝胶囊	湿热蕴结肝胆，血瘀阻滞肝络，肝肾不足所致癥积。症见胁下痞块，唇青而黑，肌肤甲错，腰酸，尿黄等	①孕妇禁用和络舒肝胶囊 ②急性活动期肝炎或湿热毒盛者、气滞血瘀所致胁痛者慎用慢肝养阴胶囊
	慢肝养阴胶囊	肝肾阴虚，肝络不通所致癥积。症见胁下癥积痞块，体倦乏力，腰酸，目涩，甚或可见赤缕红斑等	

第六章 中医外科常见病的辨证论治

第一节 疖

考点 1 证候类型与治则治法 ★

证候类型	疖病多见实证，常见证候有热毒蕴结证、暑热浸淫证等
治则治法	以清热解毒为基本原则，治疗须扶正固本与清热解毒并施

考点 2 辨证论治 ★★★

证型	症状	治法	方剂	中成药
热毒蕴结证	好发于项后发际、背部、臀部。轻者疖肿只有一两个，多则可散发全身，或簇集一处，或此愈彼起；伴发热、口渴、溲赤、便秘。舌苔黄，脉数	清热解毒	五味消毒饮	连翘败毒丸、芩连片、清热暗疮片（胶囊，丸）、龙珠软膏、如意金黄散
暑热浸淫证	发于夏秋季节，局部皮肤红肿结块，灼热疼痛，根脚很浅，范围局限。伴有发热、口干、便秘、溲赤等。舌苔薄腻，脉滑数	清热化湿解毒	清暑汤	金银花露、清暑解毒颗粒

考点 3 基本方剂应用 ★★

证型	方剂与组成	饮片选择	剂量建议	煎法服法
热毒蕴结证	五味消毒饮：金银花、野菊花、蒲公英、紫花地丁、紫背天葵子	均选生品，以清热解毒	—	①水煎温服，每日2～3次，餐后服用 ②加少量酒同煎，或水煎后加酒一两匙和服 ③药渣捣烂敷患部
暑热浸淫证	清暑汤：连翘、天花粉、赤芍、滑石、车前子、金银花、泽泻、甘草	均选生品，以清热解毒	各药剂量均等	①水煎温服，每日2次，餐后服用 ②滑石先煎，滑石粉包煎；车前子包煎

考点 4 中成药应用 ★★★

证型	中成药选用	临床应用	合理用药与用药指导
热毒蕴结证	连翘败毒丸	风热毒邪蕴结肌肤所致疮疡。症见肌肤红赤、肿胀，微热，疼痛等	①孕妇禁用连翘败毒丸、清热暗疮片、龙珠软膏、如意金黄散，慎用芩连片 ②疮疡阴证者慎用连翘败毒丸、芩连片、清热暗疮片、龙珠软膏、如意金黄散；脾胃虚寒者慎服连翘败毒丸、芩连片、清热暗疮片 ③皮肤过敏者慎用龙珠软膏、如意金黄散
	芩连片	脏腑蕴热所致疮疡。症见外发疮疡，红肿热痛，面红目赤，小便黄，大便干等	
	清热暗疮片（胶囊，丸）	肺胃积热所致疖。症见与毛囊一致的圆锥状炎性小结节、红肿、触痛、周围色红肿硬，伴有恶寒、发热、口干、尿黄、大便干等	
	龙珠软膏	热毒壅结肌肤所致疖。症见红肿范围小于3cm，灼热，疼痛，全身均可发生，一处或多处，或反复发作等	
	如意金黄散	热毒瘀滞肌肤所致疮疡。症见疮形高肿，皮肤色红，灼热疼痛等	
暑热浸淫证	金银花露	夏月感受暑热邪毒或热毒蕴肤所致疖。症见疖红、肿、热、痛，重者头面疖肿累累，发热，口苦舌干，皮肤热疼痛等	孕妇慎用清暑解毒颗粒
	清暑解毒颗粒	夏季暑热，高温作业所致疖	

第二节 乳 痈

考点 1 证候类型与治则治法 ★

证候类型	临床常见肝胃郁热证、热毒炽盛证等
治则治法	清热解毒为基本原则，肿胀疼痛当以消为贵，以通为主，成脓者以彻底排脓为要。并发脓毒败血症者，及时采用中西医结合综合疗法

考点 2 辨证论治 ★★★

证型	症状	治法	方剂	中成药
肝胃郁热证	乳房肿胀疼痛，结块或有或无，皮色不变或微红，排乳不畅；伴恶寒发热，头痛骨楚，胸闷呕恶，纳谷不馨，大便干结。舌质红，苔薄白或薄黄，脉浮数或弦数	疏肝清胃，通乳消肿	瓜蒌牛蒡汤	活血解毒丸、活血消炎丸
热毒炽盛证	乳房肿痛加重，结块增大，皮肤焮红灼热，继之肿块中软应指；或脓出不畅，红肿热痛不消；伴壮热不退，口渴喜饮，便秘溲赤。舌质红，苔黄腻，脉洪数	清热解毒，托里透脓	五味消毒饮合透脓散	牛黄化毒片、九一散

考点 3 基本方剂应用 ★★

证型	方剂与组成	饮片选择	剂量建议	煎法服法
肝胃郁热证	瓜蒌牛蒡汤：瓜蒌仁、牛蒡子、天花粉、黄芩、栀子、金银花、连翘、皂角刺、青皮、陈皮、柴胡、生甘草	①炒牛蒡子：解毒散结 ②生栀子：泻火解毒 　炒栀子或姜栀子：适用于脾胃虚弱者 ③生青皮：辛散破气疏肝 ④生柴胡：升散疏肝，和解退热 ⑤生甘草：清热解毒	①瓜蒌仁、牛蒡子、天花粉、黄芩、栀子、连翘、皂角刺、金银花、甘草、陈皮剂量最大，其次是青皮、柴胡 ②瓜蒌仁、牛蒡子：脾虚易便溏者用量不宜过大 ③青皮疏肝破气力强，气虚者用量不宜过大	①水煎温服，每日2～3次，餐前服用 ②药液可加酒和匀后服 ③瓜蒌仁、牛蒡子捣碎后入煎
热毒炽盛证	五味消毒饮：金银花、野菊花、蒲公英、紫花地丁、紫背天葵子	参考"疖"中"热毒蕴结证"	参考"疖"中"热毒蕴结证"	①水煎温服，每日2～3次，餐后服用 ②药液可加酒和匀后服
	透脓散：生黄芪、当归、穿山甲、皂角刺、川芎	①生黄芪：托毒生肌 ②炮山甲：消肿排脓，搜风通络	黄芪用量最大	

考点 4 中成药应用

证型	中成药选用	临床应用	合理用药与用药指导
肝胃郁热证	活血解毒丸	乳络不通，热毒瘀滞所致乳痈。症见乳房胀痛、皮色微红、皮肤发热、有肿块，乳汁不畅等	孕妇禁用活血解毒丸、活血消炎丸。疮疡阴证者、痈疽已溃破者、脾胃虚弱者慎用活血解毒丸、活血消炎丸
	活血消炎丸	肝胃蕴热郁滞于乳络所致乳痈。症见乳房肿胀疼痛，皮色微红，皮温升高，肿块或有或无，乳汁分泌不畅等	
热毒炽盛证	牛黄化毒片	热毒瘀滞所致乳痈。症见乳房胀痛、皮色微红、皮肤发热，或有肿块，或乳汁不畅等	①孕妇禁用牛黄化毒片、九一散 ②慢性溃疡无脓者慎用九一散 ③九一散含红粉，不可久用，不可内服
	九一散	疮疡痈疽溃后，流腐未尽，或已渐生新肉的疮口	

第三节 乳 癖

考点 1 证候类型与治则治法 ★★★

证候类型	多见肝郁痰凝证、冲任失调证等
治则治法	止痛与消结是治疗要点。肝郁痰凝者需疏肝解郁，化痰散结；冲任失调者需调摄冲任

考点 2 辨证论治★

证型	症状	治法	方剂	中成药
肝郁痰凝证	多见于青壮年妇女。乳房肿块，质韧不坚，胀痛或刺痛，症状常随喜怒消长；伴胸闷胁胀，善郁易怒，失眠多梦，心烦口苦。舌苔薄黄，脉弦滑	疏肝解郁，化痰散结	逍遥蒌贝散	乳核散结片、乳疾灵颗粒、乳康片（胶囊，丸，颗粒）
冲任失调证	多见于中年妇女。乳房肿块月经前加重，经后缓解；伴腰膝酸软，神疲倦怠，月经失调，量少色淡，或闭经。舌质淡，苔白，脉沉细	调摄冲任，和营散结	二仙汤合四物汤	乳增宁胶囊（片）

考点 3 基本方剂应用★★

证型	方剂与组成	饮片选择	剂量建议	煎法服法
肝郁痰凝证	逍遥蒌贝散：柴胡、当归、白芍、茯苓、白术、瓜蒌、贝母、半夏、南星、生牡蛎、山慈菇	①醋柴胡：疏肝止痛 ②生当归：养血活血 ③生白术：燥湿健脾 ④川贝母、浙贝母均可，浙贝母善清热散结 ⑤制半夏：可选清半夏，长于燥湿化痰 ⑥制天南星：燥湿化痰 ⑦生牡蛎：软坚散结	①牡蛎剂量最大，其他中药次之 ②制天南星：有毒，《中国药典》规定剂量为每日3～9g	①水煎温服，每日2次，餐前服用 ②生牡蛎捣碎先煎 ③山慈菇捣碎后入煎
冲任失调证	二仙汤：仙茅、淫羊藿、当归、巴戟天、黄柏、知母	①酒仙茅：助阳祛寒湿 ②炙淫羊藿：温肾壮阳 ③盐巴戟天：补肾助阳 ④盐黄柏、盐知母：滋阴降火	①仙茅、淫羊藿、当归、巴戟天剂量最大，其次是黄柏、知母 ②仙茅：有毒，《中国药典》规定其内服剂量为每日3～10g	水煎温服，每日2次，餐前服用
	四物汤：当归、川芎、芍药、熟地黄	参考"虚劳"中"血虚证"	参考"虚劳"中"血虚证"	

考点 4 中成药应用

证型	中成药选用	临床应用	合理用药与用药指导
肝郁痰凝证	乳核散结片	肝郁气滞，痰瘀互结所致乳癖。一侧或双侧乳房肿块，肿块边界欠清，与周围组织不粘连，乳房可有胀痛，每随喜怒而消长，常在月经前加重，月经后缓解	孕妇禁用乳核散结片、乳疾灵颗粒、乳康片；月经期慎用乳康片
	乳疾灵颗粒	肝郁气滞、痰瘀互结所致乳癖。症见一侧或双侧乳房肿块，可有触痛，肿块边界欠清，与周围组织不粘连，乳房可有胀痛，每随喜怒而消长，常在月经前加重，月经后缓解	
	乳康片（胶囊，丸，颗粒）	肝郁气滞、痰瘀互结所致乳癖。症见一侧或双侧乳房肿块，可有触痛，肿块边界欠清，与周围组织不粘连，乳房可有胀痛，每随喜怒而消长，常在月经前加重，月经后缓解	

续表

证型	中成药选用	临床应用	合理用药与用药指导
冲任失调证	乳增宁胶囊（片）	冲任失调，肝郁痰凝所致乳癖。症见单侧或双侧乳房疼痛并出现肿块，乳房疼痛或肿块多与月经周期及情志有关、肿块常随喜怒消长、月经前肿块或疼痛常加重、经后缓解、乳房肿块大小不一、形态不等、边界不清、质地不硬、活动度好。可伴有胸闷胁胀，善郁易怒，心烦，口苦，月经失调	孕妇禁用乳增宁胶囊

第四节　粉　刺

考点1 证候类型与治则治法★

证候类型	早期以肺热及胃肠湿热为主，晚期常兼夹痰、瘀。临床辨证常见肺经风热证、胃肠湿热证、痰湿瘀滞证等
治则治法	以清热祛湿为主，或配合化痰散结、活血祛瘀等治法，内、外治相结合

考点2 辨证论治★★★

证型	症状	治法	方剂	中成药
肺经风热证	丘疹色红，或有痒痛，或有脓疱；伴口渴喜饮，大便秘结，小便短赤。舌质红，苔薄黄，脉弦滑	疏风清肺	枇杷清肺饮	化瘀祛斑胶囊
胃肠湿热证	颜面、胸背皮肤油腻，皮疹红肿疼痛，或有脓疱；伴口臭，便秘，溲黄。舌质红，苔黄腻，脉滑数	清热除湿解毒	茵陈蒿汤	消痤丸、金花消痤丸（胶囊）、清热暗疮片（胶囊，丸）
痰湿瘀滞证	皮疹颜色暗红，以结节、脓肿、囊肿、瘢痕为主，或见窦道，经久难愈；伴纳呆腹胀。舌质暗红，苔黄腻，脉弦滑	除湿化痰，活血散结	二陈汤合桃红四物汤	当归苦参丸

考点3 基本方剂应用★★

证型	方剂与组成	饮片选择	剂量建议	煎法服法
肺经风热证	枇杷清肺饮：人参、枇杷叶、桑白皮、生甘草、黄连、黄柏	①生晒参：补气生津　西洋参：补气养阴，清热生津　②生枇杷叶、生桑白皮：清肺力强　③生甘草：清热解毒　④生黄连、生黄柏：清热燥湿	—	①水煎温服，每日2~3次，餐前服用　②人参另煎，药汁兑服
胃肠湿热证	茵陈蒿汤：茵陈、栀子、生大黄	生栀子、生大黄：泻火解毒；脾胃较弱者选用炒栀子或姜栀子	生大黄：无热结便秘者不宜大量使用	①水煎温服，每日3次，餐后服用　②茵陈先煎

证型	方剂与组成	饮片选择	剂量建议	煎法服法
痰湿瘀滞证	二陈汤：半夏、陈皮、茯苓、甘草	参考"喘证"中"痰浊阻肺证"	参考"喘证"中"痰浊阻肺证"	参考"喘证"中"痰浊阻肺证"
	桃红四物汤：桃仁、红花、当归、白芍、川芎、熟地黄	①酒当归：活血化瘀 ②生白芍：清热养血和营 ③熟地黄：养血滋阴	—	①水煎温服，每日3次，餐后服用 ②桃仁捣碎后入煎

考点 4 中成药应用 ★★★

证型	中成药选用	临床应用	合理用药与用药指导
肺经风热证	化瘀祛斑胶囊	肺经风热，瘀阻脉络所致粉刺。症见丘疹、脓疱，可伴色素沉着和凹陷性疤痕	孕妇禁用化瘀祛斑胶囊；感冒者不宜服用化瘀祛斑胶囊
胃肠湿热证	消痤丸	湿热毒邪聚结肌肤所致粉刺。症见颜面红斑、淡红色毛囊性粉刺、丘疹、散在脓疱，多见于额头、口鼻周围	①孕妇禁用消痤丸、金花消痤丸、清热暗疮片；哺乳期妇女慎用金花消痤丸、清热暗疮片；过敏体质者慎用清热暗疮片 ②脾胃虚寒者慎用消痤丸、金花消痤丸、清热暗疮片
	金花消痤丸（胶囊）	肺胃热盛所致粉刺。症见颜面红斑、粉刺与毛囊一致性丘疹、脓疱，尤以额头、口鼻周围为重	
	清热暗疮片（胶囊，丸）	肺胃积热所致粉刺。症见毛囊性粉刺、丘疹、脓疱、囊肿、结节，多发于面、前胸、后背等皮脂腺分布区	
痰湿瘀滞证	当归苦参丸	湿热瘀阻所致粉刺。症见颜面、胸背多发粉刺、炎性丘疹、脓疱或硬结，常伴有疼痛	①孕妇禁用当归苦参丸 ②脾胃虚寒者慎用当归苦参丸

第五节 瘾 疹

考点 1 证候类型与治则治法 ★

证候类型	临床常见风寒束表证、风热犯表证、胃肠湿热证、血虚风燥证等
治则治法	以辨证论治为主，特殊类型者采用中西医结合治疗

考点 2 辨证论治 ★★★

证型	症状	治法	方剂	中成药
风寒束表证	风团色白，遇寒加重，得暖则减；伴恶寒，口不渴。舌质淡红，苔薄白，脉浮紧	疏风散寒，解表止痒	桂枝麻黄各半汤	荆防颗粒、肤痒颗粒
风热犯表证	风团鲜红，灼热剧痒，遇热则剧，得冷则减；伴发热，恶寒，咽喉肿痛。舌质红，苔薄白或薄黄，脉浮数	疏风清热，解表止痒	消风散	消风止痒颗粒、荆肤止痒颗粒、皮敏消胶囊

续表

证型	症状	治法	方剂	中成药
胃肠湿热证	风团大片色红，瘙痒剧烈；发疹的同时伴脘腹疼痛，恶心呕吐，神疲纳呆，大便秘结或泄泻。舌质红，苔黄腻，脉弦滑数	疏风解表，通腑泄热	防风通圣散	防风通圣丸（颗粒，大蜜丸，浓缩丸）、皮肤病血毒丸、乌蛇止痒丸
血虚风燥证	反复发作，迁延日久，午后或夜间加剧；伴心烦易怒，口干，手足心热。舌红少津，脉沉细	养血祛风，润燥止痒	当归饮子	润燥止痒胶囊

考点 3 基本方剂应用★★

证型	方剂与组成	饮片选择	剂量建议	煎法服法
风寒束表证	桂枝麻黄各半汤：桂枝、芍药、生姜、甘草、麻黄、大枣、苦杏仁	①白芍：益阴敛营 ②炙甘草：调和药性 ③生麻黄：发汗解表 ④炒苦杏仁：降低毒性，且苦泄之性减缓	①苦杏仁：小毒，《中国药典》规定内服每日5~10g ②麻黄：含麻黄碱，用量不宜过大	①水煎温服，每日2~3次，餐后服用 ②苦杏仁捣碎后入煎 ③大枣破开或去核后入煎 ④服药后覆被令汗出，注意汗出勿当风
风热犯表证	消风散：荆芥、防风、当归、生地、苦参、苍术、蝉蜕、胡麻仁、牛蒡子、知母、石膏、甘草、木通	①生荆芥：解表散风 ②生地黄：清热凉血 ③生苍术：燥湿、祛风 ④炒牛蒡子：解毒透疹 ⑤生知母、生石膏：清热泻火 ⑥生甘草：清热解毒	脾虚便溏者，当归、生地、牛蒡子用量不宜过大	①水煎温服，每日2~3次，餐前服用 ②石膏捣碎先煎 ③牛蒡子捣碎后入煎
胃肠湿热证	防风通圣散：防风、荆芥、连翘、麻黄、薄荷、川芎、当归、白芍、栀子、大黄、芒硝、石膏、黄芩、桔梗、滑石、甘草	①生荆芥、生麻黄：发散解表 ②生大黄：清热泻下 ③生栀子：清热泻火 炒栀子或姜栀子：适用于脾胃较弱者 ④生石膏：清热泻火 ⑤生甘草：清热解毒	①滑石剂量最大，其次为甘草 ②大便得下之后应调整大黄、芒硝的用量	①水煎温服，每日2~3次，餐后服用 ②生石膏、滑石捣碎先煎；滑石粉包煎 ③薄荷后下 ④芒硝溶入药汁内
血虚风燥证	当归饮子：当归、生地黄、白芍、川芎、何首乌、荆芥、防风、白蒺藜、黄芪、炙甘草	①生当归：补血活血 ②生地黄：清热凉血 ③生白芍：清热敛阴平肝 ④制何首乌：补益精血 ⑤生荆芥：祛风解表 ⑥炒蒺藜：减缓辛散之性 ⑦生黄芪：益气固表 ⑧炙甘草：补脾益气，调和诸药	①当归、白芍、川芎、生地黄、白蒺藜、防风、荆芥剂量最大，其次是何首乌、黄芪、炙甘草 ②蒺藜：小毒，《中国药典》规定内服每日6~10g	水煎温服，每日2~3次，餐前服用

考点 4 中成药应用 ★★★

证型	中成药选用	临床应用	合理用药与用药指导
风寒束表证	荆防颗粒	瘾疹之风寒束表证，症见头身疼痛，恶寒无汗，鼻塞流涕者	①风热感冒或湿热证者慎用荆防颗粒 ②孕妇禁服肤痒颗粒 ③消化道溃疡者慎用肤痒颗粒
	肤痒颗粒	外感风寒，湿蕴肌肤所致瘾疹	
风热犯表证	消风止痒颗粒	风湿热邪蕴阻肌肤所致小儿瘾疹。症见皮损为散在的梭形丘疹性风团，风团上或有水疱，瘙痒剧烈等	①孕妇禁用消风止痒颗粒、皮敏消胶囊 ②阴血亏虚者不宜服用消风止痒颗粒 ③哺乳期禁用皮敏消胶囊 ④脾胃虚寒者、儿童、老年人、体质虚弱者慎用皮敏消胶囊
	荆肤止痒颗粒	风热侵袭，或湿热内蕴所致瘾疹。症见风团样丘疹，皮肤瘙痒，恶风，身热，口渴，尿黄等	
	皮敏消胶囊	湿热内蕴或风热袭表所致瘾疹。症见皮肤灼热刺痒，搔后即随之起红色风团，时隐时现，部位不定，皮疹色红，随搔抓而增多和增大，遇热加剧	
胃肠湿热证	防风通圣丸（颗粒，大蜜丸，浓缩丸）	内蕴湿热，复感风邪所致风疹湿疮。症见恶寒发热，头痛，咽干，小便短赤，大便秘结，丹斑瘾疹，瘙痒难忍或湿疮	①孕妇禁用皮肤病血毒丸、乌蛇止痒丸 ②哺乳期慎用皮肤病血毒丸、乌蛇止痒丸 ③运动员禁用防风通圣丸 ④虚寒证者慎用防风通圣丸 ⑤风寒证或肺脾气虚型荨麻疹者不宜使用皮肤病血毒丸 ⑥月经期慎用皮肤病血毒丸
	皮肤病血毒丸	血热风盛，湿毒瘀结所致瘾疹。症见皮肤灼热刺痒，遇热加重，搔后即起红色风团	
	乌蛇止痒丸	风湿热邪蕴于肌肤所致瘾疹。症见风团此起彼伏，反复发作，迁延日久	
血虚风燥证	润燥止痒胶囊	症见皮肤瘙痒、便秘者	肝功能失代偿者禁用润燥止痒胶囊；孕妇慎用润燥止痒胶囊

第六节 湿 疮

　　湿疮是一种因皮损总有湿烂、渗液、结痂而得名的过敏性炎症皮肤疾患。其临床特征是皮损对称分布，多形损害，剧烈瘙痒，有渗出倾向，反复发作，易成慢性等。根据病程分为急性、亚急性、慢性三类。西医学中湿疹可参考此内容辨证论治。

考点 1 证候类型与治则治法 ★

证候类型	常见湿热蕴肤证、脾虚湿蕴证、血虚风燥证等
治则治法	以清热利湿止痒为主。急性者以清利湿热为主；慢性者以养血润肤为主。外治法，宜用温和药物

考点 2 辨证论治 ★★★

证型	症状	治法	方剂	中成药
湿热蕴肤证	发病快，病程短，皮肤潮红，有丘疱疹，灼热瘙痒无休，抓破渗液流脂水，伴心烦口渴，身热不扬，大便干，小便短赤。舌红苔薄白或黄，脉滑或数	清热利湿止痒	龙胆泻肝汤合萆薢渗湿汤	龙胆泻肝丸（浓缩丸，颗粒，大蜜丸，口服液，胶囊）、消风止痒颗粒
脾虚湿蕴证	发病较缓，皮损潮红，有丘疹，瘙痒，抓后糜烂渗出，可见鳞屑；伴纳少，腹胀便溏。舌淡胖，苔白腻，脉濡缓	健脾利湿止痒	除湿胃苓汤或参苓白术散	参苓白术散（丸，胶囊，颗粒，口服液，片）
血虚风燥证	病程久，反复发作，皮损色暗或色素沉着，或皮损粗糙肥厚，剧痒难忍，遇热或肥皂水洗后瘙痒加重；伴口干不欲饮，纳差、腹胀。舌淡，苔白，脉弦细	养血润肤，祛风止痒	当归饮子或四物消风饮	润燥止痒胶囊

考点 3 基本方剂应用 ★★

证型	方剂与组成	饮片选择	剂量建议	煎法服法
湿热蕴肤证	龙胆泻肝汤： 龙胆草、栀子、黄芩、木通、泽泻、车前子、柴胡、甘草、当归、生地黄	参考"不寐"中"肝火扰心证"	参考"不寐"中"肝火扰心证"	参考"不寐"中"肝火扰心证"
	萆薢渗湿汤： 萆薢、薏苡仁、茯苓、黄柏、牡丹皮、泽泻、滑石、通草	①生薏苡仁：利水渗湿，清热排脓 ②生关黄柏：清热、燥湿、解毒	除甘草外，其他中药可酌情予10~15g	①水煎温服，每日2~3次，餐后服用 ②车前子包煎
脾虚湿蕴证	除湿胃苓汤： 防风、苍术、白术、茯苓、陈皮、厚朴、猪苓、栀子、木通、泽泻、滑石、甘草、薄桂	①麸炒苍术：健脾和胃 ②土炒白术：补脾止泻 ③炒栀子：缓和苦寒之性，焦栀子：适用于脾胃较虚弱者 ④炙甘草：补脾和胃	甘草和桂枝用量偏小，其他药物等分	①水煎温服，每日2~3次，餐前服用 ②生晒参入汤剂时另煎兑服，也可研粉吞服 ③砂仁后下
	参苓白术散： 白扁豆、白术、白茯苓、甘草、桔梗、莲子肉、人参、砂仁、山药、薏苡仁	参考"泄泻"中"脾胃虚弱证"	参考"泄泻"中"脾胃虚弱证"	参考"泄泻"中"脾胃虚弱证"
血虚风燥证	当归饮子： 当归、生地黄、白芍、川芎、何首乌、荆芥、防风、白蒺藜、黄芪、炙甘草	参考"瘾疹"中"血虚风燥证"	参考"瘾疹"中"血虚风燥证"	参考"瘾疹"中"血虚风燥证"
	四物消风饮： 生地、当归、荆芥、防风、赤芍、川芎、白鲜皮、蝉蜕、薄荷、独活、柴胡	①生当归：补血调经，润肠通便 土当归：减滑肠之弊 ②生荆芥：解表祛风 ③生柴胡：升散	生地量最大，其次当归	①水煎温服，每日2~3次 ②薄荷后下

考点 4 中成药应用 ★★★

证型	中成药选用	临床应用	合理用药与用药指导
湿热蕴肤证	龙胆泻肝丸（浓缩丸，颗粒，大蜜丸，口服液，胶囊）	用于肝胆湿热，症见头晕目赤，耳鸣耳聋，胁痛口苦，尿赤，湿热带下	①孕妇慎用龙胆泻肝丸，禁用消风止痒颗粒 ②脾胃虚寒者及体弱年老者慎用龙胆泻肝丸 ③阴血亏虚者不宜服用消风止痒颗粒；服用消风止痒颗粒期间出现胃脘疼痛或腹泻时应及时停用
	消风止痒颗粒	风湿热邪蕴阻肌肤所致湿疮。症见皮肤初起潮红、热，轻度肿胀，继而粟疹成片或水疱密集等	
脾虚湿蕴证	参苓白术散（丸，胶囊，颗粒，口服液，片）	症见食少便溏，气短咳嗽，肢倦乏力	①湿热内蕴所致泄泻、厌食、水肿及痰火咳嗽者慎用参苓白术散 ②孕妇慎用参苓白术散
血虚风燥证	润燥止痒胶囊	血虚风燥所致皮肤瘙痒	①因糖尿病、肾病、肝病、肿瘤等疾病引起的皮肤瘙痒患者，不宜选用 ②用药期间不宜同时服用温热性药物

第七节 白 疕

白疕是一种以红斑、丘疹、鳞屑损害为主要表现的慢性复发性炎症性皮肤病。其临床特征是红斑基础上覆盖多层银白色鳞屑，刮去鳞屑有薄膜及露水珠样出血点。病程较长，反复发作，不易根治。西医学中银屑病可参考此内容辨证论治。

考点 1 证候类型与治则治法 ★

证候类型	常见血热内蕴证、血虚风燥证、湿毒蕴积证、风寒湿痹证等
治则治法	寻常型进行期多以清热凉血解毒为基本原则，静止期多以养血滋阴润燥或活血化瘀、解毒通络为基本原则

考点 2 辨证论治 ★★★

证型	症状	治法	方剂	中成药
血热内蕴证	皮疹多呈点滴状，发展迅速，颜色鲜红，层层鳞屑，瘙痒剧烈，刮去鳞屑有点状出血；伴口干舌燥，咽喉疼痛，心烦易怒，便干溲赤。舌质红，苔薄黄，脉弦滑或数	清热凉血，解毒消斑	犀角地黄汤	消银颗粒（片，胶囊）、复方青黛胶囊
血虚风燥证	病程较久，皮疹多呈斑片状，颜色淡红，鳞屑减少，干燥皲裂，自觉瘙痒；伴口咽干燥。舌淡红，苔少，脉沉细	养血滋阴，润肤息风	当归饮子	消银颗粒（片，胶囊）
湿毒蕴积证	皮损多发生于腋窝、股沟等褶皱部位，红斑糜烂有渗出，痂屑黏厚，瘙痒剧烈，或表现为掌跖红斑、脓疱、脱皮，或伴关节酸痛、肿胀，下肢沉重。舌质红，苔黄腻，脉滑	清利湿热，解毒通络	萆薢渗湿汤	银屑灵

续表

证型	症状	治法	方剂	中成药
风寒湿痹证	皮疹红斑不鲜，鳞屑色白而厚，抓之易脱，关节肿痛，活动受限，甚至僵硬畸形；伴形寒肢冷。舌质淡，苔白腻，脉濡滑	祛风除湿，散寒通络	独活寄生汤合桂枝芍药知母汤	独活寄生合剂

考点 3 基本方剂应用 ★★

证型	方剂与组成	饮片选择	剂量建议	煎法服法
血热内蕴证	犀角地黄汤：水牛角、牡丹皮、生地、赤芍	水牛角代替犀角	生地剂量最大	①水煎温服，每日2~3次，餐后服用 ②水牛角宜先煎
血虚风燥证	当归饮子：当归、生地黄、白芍、川芎、何首乌、荆芥、防风、白蒺藜、黄芪、炙甘草	参考"瘾疹"中"血虚风燥证"	参考"瘾疹"中"血虚风燥证"	参考"瘾疹"中"血虚风燥证"
湿毒蕴积证	萆薢渗湿汤：萆薢、薏苡仁、茯苓、黄柏、牡丹皮、泽泻、滑石、通草	参考"湿疮"中"湿热蕴肤证"	参考"湿疮"中"湿热蕴肤证"	参考"湿疮"中"湿热蕴肤证"
风寒湿痹证	独活寄生汤：独活、桑寄生、杜仲、牛膝、细辛、秦艽、茯苓、肉桂心、防风、川芎、人参、甘草、当归、芍药、干地黄	①盐杜仲：补益肝肾 ②怀牛膝：补肝肾，强筋骨 ③酒秦艽：祛风湿，舒筋络 ④生晒参：补气生津，安神	①独活用量最大，其他药等分 ②人参：3~9g	①水煎温服，每日2~3次，餐后服用 ②附子宜先煎，久煎 ③生晒参入汤剂时另煎兑服，也可研粉吞服
	桂枝芍药知母汤：桂枝、芍药、知母、甘草、麻黄、生姜、防风、附子、白术	①炙麻黄：辛散发汗作用缓和 ②生附子：有毒，用黑顺片	附子：有毒，《中国药典》规定使用剂量为3~15g，用量不宜过大	

考点 4 中成药应用 ★★★

证型	中成药选用	临床应用	合理用药与用药指导
血热内蕴证	消银颗粒（片，胶囊）	血热风燥型白疕和血虚风燥型白疕。症见点滴状皮疹，基底鲜红色，表面覆有银白色鳞屑，或皮疹表面覆有较厚的银白色鳞屑，较干燥等	①孕妇禁用消银颗粒 ②肝功能异常者慎用消银颗粒 ③脾胃虚寒者慎用消银颗粒和复方青黛胶囊 ④老年体弱者及哺乳期妇女慎用复方青黛胶囊 ⑤服用复方青黛胶囊4周以上应定期检查血常规及肝功能
	复方青黛胶囊	血热所致白疕。症见点滴至钱币状浸润丘疹不断出现，或旧皮损面积扩大，上覆多层银屑，刮之可见薄膜现象，筛状出血，瘙痒明显等	
血虚风燥证	消银颗粒（片，胶囊）	血热风燥型白疕和血虚风燥型白疕	参考本节中"血热内蕴证"

续表

证型	中成药选用	临床应用	合理用药与用药指导
湿毒蕴积证	银屑灵	湿热蕴肤，郁滞不通所致白疕。症见浸润性红斑、丘疹、斑块，上覆黏腻鳞屑，有渗出倾向等	血虚风燥证患者慎用
风寒湿痹证	独活寄生合剂	白疕风寒湿痹证	孕妇禁用，热痹者慎用独活寄生合剂

第八节 蛇串疮

考点1 证候类型与治则治法★

证候类型	初期以湿热火毒为主，后期正虚血瘀兼夹湿邪为患。常见肝经湿热证、脾虚湿蕴证、气滞血瘀证等
治则治法	以清热利湿、行气活血止痛为主要治法。初期以清热利湿为主；后期以活血通络止痛为主。体虚者以扶正祛邪与通络止痛并用

考点2 辨证论治★★★

证型	症状	治法	方剂	中成药
肝经湿热证	皮损鲜红，灼热刺痛，疱壁紧张；口苦咽干，心烦易怒，大便干燥，小便黄。舌质红，苔薄黄或黄腻，脉弦滑数	清热解毒，利湿止痛	龙胆泻肝汤	龙胆泻肝丸（水丸，颗粒，大蜜丸，口服液，胶囊）、片仔癀（胶囊）、新癀片、重楼解毒酊、复方片仔癀软膏（片仔癀）
脾虚湿蕴证	皮损色淡，疼痛持续，疱壁松弛，口不渴，食少腹胀，大便时溏。舌淡或正常，苔白或白腻，脉沉缓或滑	健脾利湿，解毒止痛	除湿胃苓汤	参苓白术散（丸）、四妙丸
气滞血瘀证	皮疹减轻或消退后局部疼痛不止，发射到附近部位，痛不可忍，坐卧不安，重者可持续数月或更长时间。舌暗，苔白，脉弦细	理气活血，通络止痛	桃红四物汤	血府逐瘀口服液（胶囊，颗粒，丸）、元胡止痛片（软胶囊，颗粒，口服液，滴丸）、七厘散（胶囊）

考点3 基本方剂应用★★

证型	方剂与组成	饮片选择	剂量建议	煎法服法
肝经湿热证	龙胆泻肝汤：龙胆草、栀子、黄芩、木通、泽泻、车前子、柴胡、甘草、当归、生地	①酒炒龙胆草：缓和过于苦寒之性，引药上行②酒炒黄芩：清上焦热③酒炒栀子：清上焦之热④酒炒当归或酒洗当归：活血通经止痛⑤酒炒生地：凉血不妨胃⑥生甘草：清热解毒	—	—

续表

证型	方剂与组成	饮片选择	剂量建议	煎法服法
脾虚湿蕴证	除湿胃苓汤：防风、苍术、白术、茯苓、陈皮、厚朴、猪苓、栀子、木通、泽泻、滑石、甘草、薄桂	①炒苍术：减少燥性 ②姜炒厚朴：宽中和胃 ③土炒白术：补气健脾 ④生栀子：走气分而泻火 ⑤生甘草：清热解毒	—	加水400ml，加入灯心20根，煎至200ml，空腹服用
气滞血瘀证	桃红四物汤：熟地黄、当归、白芍、川芎、桃仁、红花	①生地黄：凉血清热，滋阴养血，生津止渴 细生地：适用于胃弱者 ②赤芍：清热凉血，散瘀止痛	①红花6g，余药9g ②桃仁用前宜捣碎成泥	水煎煮或加入适量黄酒煎煮，空腹，热服，每日2～3次

考点 4 中成药应用 ★★★

证型	中成药选用	临床应用	合理用药与用药指导
肝经湿热证	龙胆泻肝丸（水丸，颗粒，大蜜丸，口服液，胶囊）	肝胆湿热所致蛇串疮。症见疮面疼痛，灼热，口苦咽干，便秘，尿赤等	①孕妇禁用新癀片，忌服片仔癀，慎用龙胆泻肝丸，慎用复方片仔癀软膏 ②哺乳期妇女禁用新癀片 ③片仔癀、复方片仔癀软膏因皆含麝香，运动员慎用 ④活动性溃疡病、消化道出血及病史者、溃疡性结肠炎及病史者，癫痫患者，帕金森病及精神病患者，支气管哮喘者，血管神经性水肿者，肝肾功能不全者，对新癀片所含成分、阿司匹林或其他非甾体抗炎药过敏者禁用新癀片 ⑤脾胃虚寒者慎用龙胆泻肝丸 ⑥新癀片为中西复方制剂，口服本品时，应避免与吲哚美辛等非甾体类抗炎药物同时口服使用。为减少新癀片对胃肠道的刺激，本品宜于饭后服用，或与食物或制酸药同服 ⑦重楼解毒酊忌内服
	片仔癀（胶囊）	热毒血瘀所致痈疽疔疮，跌打损伤	
	新癀片	热毒瘀血所致蛇串疮。症见局部红肿热痛，脓已成或脓未成，伴发热，烦渴，目赤，便秘，尿赤等	
	重楼解毒酊	肝经火毒所致的带状疱疹，皮肤瘙痒，虫咬皮炎，流行性腮腺炎	
	复方片仔癀软膏（片仔癀）	带状疱疹，单纯疱疹，脓疱疮，毛囊炎，痤疮	
脾虚湿蕴证	参苓白术散（丸）	脾失运化所致蛇串疮。症见发病较缓，皮损潮红，瘙痒，抓后糜烂流滋，可见鳞屑，伴纳少，神疲，腹胀便溏等	①孕妇、湿热内蕴者慎用参苓白术散，孕妇禁用四妙丸 ②虚寒证慎用四妙丸
	四妙丸	症见皮疹红，疱壁松弛，糜烂渗出较多，疼痛等	
气滞血瘀证	血府逐瘀口服液（胶囊，颗粒，丸）	气滞血瘀所致蛇串疮。症见患病日久，痛呈刺痛，且痛处固定不移，疼痛以夜间为甚，常伴局部色素沉着等	①孕妇禁用血府逐瘀口服液、七厘散，慎用元胡止痛片 ②脾胃虚寒及胃阴不足型胃痛者禁用元胡止痛片

证型	中成药选用	临床应用	合理用药与用药指导
气滞血瘀证	元胡止痛片（软胶囊，颗粒，口服液，滴丸）	症见患病日久，痛呈刺痛，且痛处固定不移，疼痛以夜间为甚等	③脾胃虚弱者慎用血府逐瘀口服液 ④皮肤过敏者禁用七厘散 ⑤血府逐瘀口服液不宜与海藻、京大戟、红大戟、甘遂、芫花通用
	七厘散（胶囊）	症见患病日久，痛呈刺痛，且痛处固定不移，疼痛以夜间为甚，常伴局部色素沉着等	

第九节　痔

考点 1　证候类型与治则治法 ★

证候类型	需分辨内痔、外痔及混合痔
治则治法	内治法根据风伤肠络证、湿热下注证、气滞血瘀证、脾虚气陷证等采取不同的治疗方法 外治法多适用于各期内痔及内痔嵌顿肿痛者，或外痔及混合痔肿胀疼痛者

考点 2　辨证论治 ★★★

证型	症状	治法	方剂	中成药
风伤肠络证	大便带血，滴血或喷射状出血，血色鲜红，或有肛门瘙痒。舌质红，苔薄白或薄黄，脉浮数	清热凉血祛风	凉血地黄汤	槐角丸（水蜜丸，小蜜丸，大蜜丸）、痔疮片（胶囊）、痔康片（胶囊）、参蛇花痔疮膏
湿热下注证	便血鲜红，量较多，肛内肿物外脱，可自行回缩，肛门灼热。舌质红，苔黄腻，脉弦数	清热利湿止血	脏连丸	地榆槐角丸（大蜜丸，水蜜丸）、痔特佳片、消痔软膏、肛泰栓（软膏）
气滞血瘀证	肛内肿物脱出，甚至嵌顿，肛管紧缩，坠胀疼痛，甚则肛缘水肿、血栓形成，触痛明显。舌质暗红，苔白或黄，脉弦细涩	理气祛风活血	止痛如神汤	马应龙麝香痔疮膏、痔宁片
脾虚气陷证	肛门松弛，痔核脱出需手法复位，便血色鲜或淡；伴面白少华，神疲乏力，少气懒言，纳少便溏。舌质淡，边有齿痕，苔薄白，脉弱	补中益气	补中益气汤	补中益气丸、补气升提片、消痔丸

考点 3 基本方剂应用 ★★

证型	方剂与组成	饮片选择	剂量建议	煎法服法
风伤肠络证	凉血地黄汤：细生地、当归尾、地榆、槐角、黄连、天花粉、升麻、赤芍、枳壳、黄芩、荆芥、生甘草、生侧柏	①生地黄：清热凉血 ②当归尾：活血 ③地榆、槐角、黄芩、荆芥：均炒炭，止血 ④生侧柏叶：凉血止血 　侧柏叶炭：止血 ⑤生甘草：清热解毒	①槐角用量最大，其次是细生地、黄连、地榆、生侧柏，升麻、甘草用量最小 ②槐角：《中国药典》规定内服每日 6～9g	①水煎温服，每日 2～3 次，餐前服用 ②同时用上方煎汤熏洗患处
湿热下注证	脏连丸：黄连、黄芩、赤芍、当归、阿胶珠、荆芥穗、炒槐花、地榆炭、地黄、蜜炙槐角、猪大肠	①阿胶珠：固涩止血 ②炒槐花：凉血止血 ③地榆炭：专于止血 ④生地黄：清热凉血 ⑤炒槐角：防止伤脾胃 　蜜炙槐角：润肺滋燥	①黄芩用量最大，其次是槐角 ②黄芩：《中国药典》规定内服每日 3～10g	①将群药粗末装入猪大肠内，两头扎住，蒸熟晒干，为细末，炼蜜为丸 ②入煎剂，每日 2～3 次，餐前温服
气滞血瘀证	止痛如神汤：秦艽、桃仁、皂角子、苍术、防风、黄柏、当归、泽泻、槟榔、熟大黄	①米泔水制苍术：缓和燥性 ②皂角子：润肠通便，止血 ③酒当归尾：活血 ④生槟榔：利气行滞力强 ⑤熟大黄：活血散瘀，清热化湿	①秦艽、桃仁、皂角子、熟大黄用量最大，其次是苍术、防风 ②皂角子：有毒，不宜大量服用和久服	①水煎温服，每日 2～3 次，宜餐前服用 ②桃仁、皂角子均捣碎后入煎
脾虚气陷证	补中益气汤：黄芪、人参、炙甘草、当归、橘皮、升麻、柴胡、白术	参考"内伤发热"中"气虚发热证"	参考"内伤发热"中"气虚发热证"	①水煎温服，每日 2～3 次，宜餐前服用 ②人参入煎宜另煎，药汁兑服

考点 4 中成药应用 ★★★

证型	中成药选用	临床应用	合理用药与用药指导
风伤肠络证	槐角丸（水蜜丸，小蜜丸，大蜜丸）	风邪热毒或湿热壅遏大肠，灼伤血络所致痔疮。症见便血，血色鲜红，大便不畅，痔疮肿痛	①孕妇禁用痔康片。脾胃虚寒者慎用槐角丸、痔疮片、痔康片。经期及哺乳期妇女、过敏体质者均慎用痔疮片。使用参蛇花痔疮膏后若出现皮肤过敏反应，应及时停用 ②槐角丸、痔特佳片、地榆槐角丸中的任意两种或多种不宜同时使用，属于重复用药
	痔疮片（胶囊）	热毒壅盛，风伤肠络所致痔疮。症见大便出血或有痔核脱出，可自行回纳，肛缘有肿物，色鲜红或青紫、疼痛	
	痔康片（胶囊）	热毒风盛或湿热下注所致痔疮。症见大便出血，肛门肿痛，有下坠感或痔核脱出，可自行回纳	
	参蛇花痔疮膏	风伤肠络，湿热下注所致内痔、外痔。症见便血鲜红，肛门红肿热痛，便血量多鲜红，便后坠胀不适	

证型	中成药选用	临床应用	合理用药与用药指导
湿热下注证	地榆槐角丸（大蜜丸，水蜜丸）	脏腑实热，大肠火盛所致痔疮。症见大便出血或有痔核脱出，可自行回纳或不可自行回纳、肛缘有肿物，色鲜红或青紫、疼痛等	①孕妇禁用地榆槐角丸、痔特佳片、消痔软膏、肛泰栓。脾胃虚寒者慎用地榆槐角丸。肠胃虚寒者慎用痔特佳片。严重肾功能不全者、完全性房室传导阻滞者、溶血性贫血患者及葡萄糖-6-磷酸脱氢酶缺乏患者禁用肛泰栓；肝肾功能不全者、心脏病患者、运动员慎用肛泰栓（含有盐酸罂粟碱）②青光眼患者长期使用肛泰栓应定期检查眼压；使用肛泰栓后出现黄疸、眼及皮肤明显黄染，提示肝功能受损③肛泰栓应30℃以下保存
	痔特佳片	血热风盛，湿热下注所致痔疮。症见大便出血或有痔核脱出，或不可自行回纳等	
	消痔软膏	风热瘀阻或湿热壅滞所致内痔。症见大便时出血或有痔核脱出，可自行回纳等	
	肛泰栓（软膏）	湿热下注所致内痔。症见大便出血，或有痔核脱出，可自行回纳等	
气滞血瘀证	马应龙麝香痔疮膏	湿热瘀阻所致内痔。症见大便时出血、有痔核脱出、可自行回纳或不可自行回纳	①孕妇慎用马应龙麝香痔疮膏，用药后如出现皮肤过敏反应或月经不调者需及时停用②孕妇、肠胃虚寒者、妇女月经期均慎用痔宁片
	痔宁片	实热内结或湿热瘀滞所致痔疮。症见大便出血或有痔核脱出，可自行回纳或不可自行回纳，肛缘有肿物者，色红或青紫而疼痛	
脾虚气陷证	补中益气丸	脾虚气陷所致内痔，症见肛门下坠或脱出，伴面色苍白，唇淡，气短，倦怠乏力，腹胀腹痛等	①阴虚内热者慎用补中益气丸、补气升提片。消痔丸口服，小儿酌减，孕妇禁用②补中益气丸与补气升提片不宜同时使用，属重复用药
	补气升提片	脾虚气陷所致内痔，症见少气懒言，神疲乏力，心悸，气短，食少纳呆，心下痞闷，小腹坠胀，腹泻或便溏等	
	消痔丸	主治痔疾肿痛，便秘出血，脱肛不收以及肠风下血，积滞不化	

第十节　阳　痿

考点 1 证候类型与治则治法 ★

证候类型	辨清虚实及病损之脏腑
治则治法	实证应疏利，肝郁不舒者，宜疏肝解郁；虚证当补益，惊恐伤肾者，宜益肾宁神；心脾两虚者，宜补益心脾；命门火衰者，宜温补下元

考点 2 辨证论治 ★★★

证型	症状	治法	方剂	中成药
惊恐伤肾证	阳痿不振，伴心悸易惊，胆怯多疑，夜多噩梦，常有被惊吓史。舌苔薄白，脉弦细	益肾宁神	启阳娱心丹	滋肾宁神丸、补肾安神口服液
心脾两虚证	阳痿不举；伴心悸，失眠多梦，神疲乏力，面色无华，食少纳呆，腹胀便溏。舌苔薄白，脉细弱	补益心脾	归脾汤	人参归脾丸、刺五加脑灵液、强力脑清素片
肾阴亏虚证	阳事不举，或举而不坚，多由正常而逐渐不举，终至痿软不起；伴腰膝酸软，眩晕耳鸣，失眠多梦，遗精，形体消瘦。舌红少津，脉细数	滋阴补肾	左归丸合二地鳖甲煎	龟鹿二仙膏、还少胶囊（大蜜丸）、三宝胶囊（片）
肾阳不足证	阳事不举，或举而不坚，精薄清冷；伴神疲倦怠，形寒肢冷，阴部冷凉，面色无华，头晕耳鸣，腰膝酸软，小便清长。舌淡胖，苔薄白，脉沉细	温肾助阳	右归丸	益肾灵颗粒（胶囊）、强龙益肾胶囊（片）、蚕蛾公补片（胶囊、合剂，酒剂）、海龙蛤蚧口服液、健阳片（胶囊）
肝气郁结证	阳事不兴，或举而不坚；伴心情抑郁，烦躁易怒，胸胁胀满，善太息。舌苔薄白，脉弦	疏肝解郁	逍遥散	疏肝益阳胶囊

考点 3 基本方剂应用 ★★

证型	方剂与组成	饮片选择	剂量建议	煎法服法
惊恐伤肾证	启阳娱心丹：人参、远志、茯神、石菖蒲、甘草、橘红、砂仁、柴胡、菟丝子、白术、酸枣仁、当归、白芍、山药、神曲	①生晒参：补气生津 ②制远志：安神益智 ③炙甘草：益气补中 ④醋柴胡：疏肝 ⑤盐菟丝子：补肾益精 ⑥麸炒白术：健脾 ⑦生酸枣仁：适用于肝胆虚热引起的惊悸不安、失眠 ⑧生当归：补血和血　炒当归：适用于脾虚便溏者 ⑨生白芍：养血敛阴，平抑肝阳 ⑩生山药：滋阴益气 ⑪麸炒神曲：醒脾和胃	①菟丝子、白术用量最大，各八两；《中国药典》规定菟丝子、白术的内服剂量为每日 6～12g ②白芍、山药各六两	①水煎温服，每日 2～3次，宜餐前服用 ②人参另煎，药汁兑服 ③酸枣仁捣碎后入煎 ④砂仁捣碎，后下
心脾两虚证	归脾汤：人参、白术、黄芪、当归、甘草、茯神、远志、酸枣仁、木香、龙眼肉、生姜、大枣	参考"心悸"中"心脾两虚证"	参考"心悸"中"心脾两虚证"	参考"心悸"中"心脾两虚证"

续表

证型	方剂与组成	饮片选择	剂量建议	煎法服法
肾阴亏虚证	左归丸： 熟地黄、山药、枸杞子、山茱萸、川牛膝、菟丝子、鹿角胶、龟甲胶	①大怀熟地黄：补血滋阴，益精填髓 ②生山药：气阴双补，补脾养胃，生津益肺，补肾涩精 　炒山药或麸炒山药：健脾益胃 ③酒山萸肉或蒸山萸肉：补益肝肾 ④怀牛膝：补益肝肾，舒筋健骨 　盐炒牛膝：益肾养筋 　川产牛膝，酒洗蒸熟：加强补益 ⑤盐菟丝子：补肾 ⑥炒鹿角胶、龟甲胶：炼蜜为丸	熟地黄用量最大，与山药、山茱萸、枸杞子、菟丝子、鹿角胶、龟甲胶用量的比例皆为2∶1	①水煎温服，每日2～3次，宜餐前服用 ②鹿角胶、龟甲胶用黄酒烊化后，药汁兑服 ③生鳖甲、生龟甲入煎剂，打碎先煎 ④煎煮时间宜长
	二地鳖甲煎： 生地黄、熟地黄、沙苑子、茯苓、枸杞、巴戟天、生鳖甲、龟甲、丹参、白芷、杜仲、桑寄生	①盐沙苑子：补益肝肾 ②甘草水制巴戟肉：解毒，缓性 ③盐制巴戟肉：益元阳，填阴水 ④生丹参：凉血清心除烦 ⑤炒白芷：燥湿 ⑥盐杜仲：补益肝肾	以滋阴补肾为主，温阳药用量不宜过大	
肾阳不足证	右归丸： 熟地黄、制附子、肉桂、山药、山茱萸、菟丝子、鹿角胶、枸杞子、当归、杜仲	①熟地黄：滋肾阴，益精髓 ②炮附子、黑顺片：温肾助阳 ③生山药：补肾生精 　炒山药或麸炒山药：健脾益胃 ④蒸山茱萸：滋补肝肾，益精生血，固精缩尿 　酒山茱萸：滋补肝肾 ⑤酒菟丝子饼：补肾壮阳，健脾止泄	①熟地黄用量最大，其次是山药、枸杞子、鹿角胶、菟丝子、杜仲，山茱萸、当归用量相等，肉桂、制附子可依据病情逐渐加量 ②附子：有毒，《中国药典》规定其炮制后内服剂量为每日3～15g	①水煎温服，每日2～3次，餐前服用 ②入煎剂，鹿角胶烊化后，药汁兑服 ③附子先煎
肝气郁结证	逍遥散： 柴胡、当归、茯苓、白芍、白术、甘草、薄荷、煨姜	参考"积聚"中"肝气郁结证"	参考"积聚"中"肝气郁结证"	参考"积聚"中"肝气郁结证"

考点4 中成药应用 ★★★

证型	中成药选用	临床应用	合理用药与用药指导
惊恐伤肾证	滋肾宁神丸	肝肾阴亏所致头晕耳鸣，失眠多梦，怔忡健忘，腰酸遗精，神经衰弱等	①滋肾宁神丸口服，每次10g，每日2次 ②严重感冒者慎用滋肾宁神丸
	补肾安神口服液	阳痿属惊恐伤肾者，伴见失眠健忘，头晕耳鸣，心慌，腰膝酸软等	③补肾安神口服液口服，一次10ml，一日2次 ④外感发热者禁服补肾安神口服液

续表

证型	中成药选用	临床应用	合理用药与用药指导
心脾两虚证	人参归脾丸	心脾两虚所致心悸、失眠等	阳痿属心脾两虚证者，临床上可酌情选用这三种药
	刺五加脑灵液	心脾两虚所致失眠、健忘、乏力等	
	强力脑清素片	心脾两虚，肾精不足所致失眠乏力、腰膝酸软、健忘头晕等	
肾阴亏虚证	龟鹿二仙膏	肾中精气亏虚，宗筋弛纵不收所致的阳痿。症见阳事不举，腰膝酸软，头晕耳鸣，精神萎靡等	①脾胃虚弱、阴虚火旺者慎用龟鹿二仙膏。伤风感冒及热证者忌用还少胶囊。感冒发热患者不宜服用三宝胶囊 ②龟鹿二仙膏与左归丸、三宝胶囊中的任意一种或两种不宜同时使用，属重复用药
	还少胶囊（大蜜丸）	肾中精气亏虚导致的阳痿。症见阳事不举，腰膝酸软，遗精，精神萎靡等	
	三宝胶囊（片）	肾精亏虚、心血不足所致阳痿。症见腰酸腿软、阳痿遗精、头晕眼花、耳鸣耳聋、心悸失眠，食欲不振	
肾阳不足证	益肾灵颗粒（胶囊）	肾阳亏虚，宗筋失养所致阳痿。症见阳事不举，精薄清冷，精神萎靡，腰膝酸软，畏寒肢冷等	①心火亢盛、心肾不交、湿热下注所致遗精、早泄者慎用益肾灵颗粒 ②肝郁不舒、湿热下注、惊恐伤肾所致阳痿者慎用益肾灵颗粒、强龙益肾胶囊 ③痰热内扰、肝郁化火、阴虚火旺所致失眠者慎用强龙益肾胶囊 ④湿热所致阳痿、早泄者慎用蚕蛾公补片 ⑤湿热、阴虚火旺所致阳痿、遗精者及伤风感冒、发热、咽喉痛时慎服海龙蛤蚧口服液 ⑥湿热蕴结、肝郁不舒所致阳痿、早泄者慎用健阳片
	强龙益肾胶囊（片）	肾阳不足，宗筋失养所致阳痿。症见阳事不举或举而易泄，伴有腰膝酸软，头晕耳鸣，畏寒肢冷等	
	蚕蛾公补片（胶囊，合剂，酒剂）	肾阳不足，精血虚损所致阳痿。症见阳事不举，勃起不坚，面色无华，头晕目眩，精神萎靡，腰膝酸软等	
	海龙蛤蚧口服液	肾阳虚衰，宗筋失养所致阳痿。症见阳事不举，举而易泄，面色无华，头晕目眩，精神萎靡，腰膝酸软等	
	健阳片（胶囊）	房劳过度，精气受损，肾阳不足所致阳痿。症见阳事不举，勃起不坚，腰膝酸软，疲乏无力等	
肝气郁结证	疏肝益阳胶囊	肝郁肾虚和肝郁肾虚兼血瘀证所致功能性阳痿和轻度动脉供血不足性阳痿。症见阳痿，阴茎痿软不举或举而不坚，胸闷善太息，胸胁胀满，腰膝酸软等	出血性疾病患者慎用疏肝益阳胶囊；感冒期间停用本品；治疗期间禁止酗酒及过量吸烟，避免一切过度精神刺激

第十一节 跌打损伤

考点 1 证候类型与治则治法 ★

证候类型	应区分跌打损伤的类型，注意将扭伤、肌肉劳损与骨折、脱位、韧带断裂等鉴别开
治则治法	应根据损伤部位、新旧程度，以及气滞血瘀、瘀血阻络、风寒湿瘀等不同证候区别诊治

考点2 辨证论治★★★

证型	症状	治法	方剂	中成药
气滞血瘀证	患部剧烈疼痛，活动受限，腰部的俯、仰、转侧均感困难，不能挺直，严重者不能站立。若因挫伤引起，则局部肿胀、压痛均较明显。舌质偏暗或有瘀斑，脉弦或紧	初期宜活血祛瘀，行气止痛；后期宜舒筋活血，补益调治	初期：顺气活血汤 后期：疏风养血汤或舒筋活血汤	活血止痛散（胶囊，软胶囊，片）、舒筋活血定痛散、跌打片（丸）、腰痛片（丸）
瘀血阻络证	伤后疼痛，活动受限，常因运动时间长久后伤处附近关节疼痛，乏力、酸软，夜间较重，可伴不规则的发热，心悸，食欲不振。舌质紫，苔白，脉涩弦	活血止痛，舒筋活络	身痛逐瘀汤或桃红饮	伸筋丹胶囊、沈阳红药、愈伤灵胶囊
风寒湿瘀证	多有不同程度的慢性外伤史。多发为隐痛，往往与腰部劳累或天气变化有关。急性发作时疼痛加剧，还可伴有腰肌痉挛、腰部活动受限。舌偏淡暗，苔白腻，脉濡细或涩	祛风除湿，温经通络	独活寄生汤或补肾壮筋汤	独活寄生合剂（大蜜丸，颗粒）、虎力散（片，胶囊）、痹祺胶囊

考点3 基本方剂应用★★

证型	方剂与组成	饮片选择	剂量建议	煎法服法
气滞血瘀证	顺气活血汤：苏梗、厚朴、枳壳、砂仁、赤芍、当归尾、红花、木香、桃仁、苏木、香附	①紫苏梗：行气宽中，理气止痛，调气活血 ②炒赤芍：缓其寒性 ③当归尾：活血 ④生香附：疏肝解郁，理气止痛 　酒制香附：通行经络	—	①水煎温服，每日2~3次，餐前服用 ②顺气活血汤可加酒煎煮，或加酒和服 ③砂仁捣碎，后下 ④桃仁捣碎入煎
气滞血瘀证	疏风养血汤：荆芥、羌活、防风、当归、川芎、白芍、秦艽、薄荷、红花、天花粉	①酒当归：活血化瘀、止痛通络 ②酒白芍：行血活血 ③赤芍：活血祛瘀止痛 　酒炒赤芍：行血 　醋炒赤芍：祛瘀止痛	—	①水煎温服，每日2~3次，餐前服用 ②顺气活血汤可加酒煎煮，或加酒和服 ③砂仁捣碎，后下 ④桃仁捣碎入煎
	舒筋活血汤：荆芥、羌活、防风、当归、独活、续断、青皮、牛膝、红花、五加皮、杜仲、枳壳	①酒续断：活血脉、通经络 ②醋青皮：疏肝、理气、止痛 　酒青皮：破气散结、止痛 ③川牛膝：活血散瘀，宣通关节 ④五加皮：祛风湿，强筋骨，补益肝肾 ⑤炒杜仲：益肝舒筋 ⑥生枳壳：理气宽中		

续表

证型	方剂与组成	饮片选择	剂量建议	煎法服法
瘀血阻络证	身痛逐瘀汤：桃仁、红花、当归、川芎、秦艽、羌活、五灵脂、香附、牛膝、没药、甘草、地龙	①酒当归：活血化瘀、止痛通络 ②炒秦艽：适用于瘀血阻络兼风寒湿 ③醋五灵脂：散瘀止痛 ④醋香附：消积止痛 ⑤川牛膝：活血散瘀，宣通关节 ⑥醋没药：活血止痛、消肿生肌	桃仁、红花、当归、牛膝用量最大，其次是川芎、甘草、没药、五灵脂、地龙，秦艽、羌活、香附用量较小	①水煎温服，每日2~3次，餐前服用 ②五灵脂包煎 ③桃仁捣碎入煎
	桃红饮：桃仁、红花、当归尾、川芎、威灵仙、麝香	参考"痹证"中"尪痹"	参考"痹证"中"尪痹"	参考"痹证"中"尪痹"
风寒湿瘀证	独活寄生汤：独活、桑寄生、秦艽、防风、当归、川芎、牛膝、杜仲、茯苓、人参、干地黄、芍药、细辛、甘草、肉桂心	参考"痹证"中"尪痹"	参考"痹证"中"尪痹"	参考"痹证"中"尪痹"
	补肾壮筋汤：当归、山茱萸、续断、熟地黄、牛膝、茯苓、五加皮、杜仲、青皮、芍药	①生当归：补血活血 ②酒山茱萸：补肝肾 ③酒续断：活血脉、通经络 ④盐杜仲：补益肝肾 ⑤醋青皮：疏肝、理气、止痛 酒青皮：破气散结、止痛	—	①水煎温服，每日2~3次，餐前服用 ②全方以滋补肝肾，补益气血为主，煎煮时间宜适当延长；服药后保暖避寒

考点 4 中成药应用 ★★★

证型	中成药选用	临床应用	合理用药与用药指导
气滞血瘀证	活血止痛散（胶囊，软胶囊，片）	多因外受损伤，瘀血阻滞所致。症见伤处青红紫斑，痛如针刺，瘀肿闷胀，不敢触摸，活动受限等	①孕妇禁用活血止痛散、舒筋活血定痛散、跌打片、腰痛丸。脾胃虚弱者、经期及哺乳期妇女慎用活血止痛散 ②骨折、脱臼患者应于手法复位后，再用舒筋活血定痛散等药物治疗 ③肝肾功能异常者禁用跌打片。脾胃虚弱者慎用跌打片；阴虚火旺者不宜使用腰痛片 ④活血止痛散宜饭后半小时服用。舒筋活血定痛散、跌打片宜饭后服用。活血止痛散、舒筋活血定痛散、跌打片中的任意两种或多种不宜同时使用，属重复用药
	舒筋活血定痛散	各种间接、直接暴力引起的跌打损伤，致使肌肉、筋膜、韧带损伤。症见局部瘀血肿胀，剧烈疼痛，关节活动不利	
	跌打片（丸）	多因外力诸如跌打、扭挫致气血凝滞不通。症见受损局部肿胀，疼痛，活动受限而未见皮肤破损	
	腰痛片（丸）	多因外力诸如挑担负重，搬物过重所致经络气血运行不畅。症见腰痛甚则连及下肢，活动受限	

续表

证型	中成药选用	临床应用	合理用药与用药指导
瘀血阻络证	伸筋丹胶囊	血瘀阻络所致骨折后遗症。症见伤处剧烈疼痛，肢体畸形，活动受限，肿胀疼痛，青紫斑块等	①孕妇禁用伸筋丹胶囊、沈阳红药、愈伤灵胶囊。哺乳期妇女禁用伸筋丹胶囊 ②风湿热痹、关节红肿热痛者及心脏病者慎用伸筋丹胶囊；饭后服用伸筋丹胶囊可减轻胃肠反应；不可过量、久服。风湿热痹，关节红肿热痛者慎用沈阳红药；经期停用此药
	沈阳红药	外伤、扭挫而致跌打损伤。症见局部肿胀，皮肤青紫，疼痛，活动受限等	
	愈伤灵胶囊	各种间接、直接暴力所致跌打损伤及伤筋动骨。症见伤处剧烈疼痛，肢体畸形肿痛，功能活动障碍等	
风寒湿瘀证	独活寄生合剂（大蜜丸，颗粒）	风寒湿痹阻，肝肾两亏，气血不足所致痹证。症见腰膝冷痛、屈伸不利	孕妇禁用独活寄生合剂；热痹者慎用独活寄生合剂；孕妇及哺乳期妇女禁用虎力散，严重心脏病、高血压及肝肾疾病者忌服；孕妇、高血压、冠心病、肝肾功能不全、癫痫、破伤风、甲亢患者禁用痹祺胶囊（含有马钱子），亦不可过量或久服；风湿热痹患者慎用痹祺胶囊
	虎力散（片，胶囊）	跌打损伤，创伤流血。症见筋骨疼痛，风湿麻木等	
	痹祺胶囊	气血不足，风湿瘀阻或脱力劳伤所致腰痛。症见腰部酸软疼痛，喜揉喜按，腿膝无力，遇劳更甚，卧则减轻，反复发作等	

第七章　中医妇科常见病的辨证论治

第一节　月经先期

考点 1　证候类型与治则治法★

证候类型	辨别虚、实证或虚实错杂证。虚证包括脾气虚证、肾气虚证等，实证包括肝郁血热证等
治则治法	补脾益气、温补肾阳、疏肝清热，兼以调经，血热证清热凉血、养阴清热而调经，不论实热虚热皆切勿妄用寒凉

考点 2　辨证论治★★★

证型	症状	治法	方剂	中成药
脾气虚证	月经周期提前，经量多，色淡红，质清稀；神疲乏力，气短懒言，小腹空坠，纳少便溏。舌淡红，苔薄白，脉细弱	补脾益气，摄血调经	补中益气汤或归脾汤	人参归脾丸（大蜜丸，水蜜丸，小蜜丸，浓缩丸）、当归丸
肾气虚证	月经周期提前，经量或多或少，色淡暗，质清稀；腰膝酸软，头晕耳鸣，面色晦暗或面有暗斑。舌淡暗，苔白润，脉沉细	补益肾气，固冲调经	固阴煎或归肾丸	女金丹丸
阴虚血热证	月经周期提前，经量少或多，色红，质稠；或伴两颧潮红，手足心热，咽干口燥。舌质红，苔少，脉细数	养阴清热，凉血调经	两地汤	固经丸、安坤颗粒、归芍地黄丸
肝郁血热证	月经周期提前，经量或多或少，经色深红或紫红，质稠，经行不畅，或有块；或少腹胀痛，或胸闷胁胀，或乳房胀痛，或心烦易怒，口苦咽干。舌红，苔薄黄，脉弦数	疏肝清热，凉血调经	丹栀逍遥散	丹栀逍遥丸（片）

考点 3　基本方剂应用★★

证型	方剂与组成	饮片选择	剂量建议	煎法服法
脾气虚证	补中益气汤： 黄芪、炙甘草、人参、当归、橘皮、升麻、柴胡、白术	参考"内伤发热"中"气虚发热"	参考"内伤发热"中"气虚发热"	①水煎温服，每日2~3次，餐前服用 ②人参另煎，药汁兑服 ③酸枣仁捣碎后入煎 ④大枣破开或去核后入煎
	归脾汤： 人参、黄芪、白术、当归、茯神、龙眼肉、酸枣仁、木香、远志、甘草、生姜、大枣	参考"心悸"中"心脾两虚证"	参考"心悸"中"心脾两虚证"	

续表

证型	方剂与组成	饮片选择	剂量建议	煎法服法
肾气虚证	固阴煎： 人参、熟地、山药、山茱萸、远志、炙甘草、五味子、菟丝子	①生晒参：补气生津；脾虚便溏者，选用党参 ②熟地黄：滋阴补血，益精填髓 ③炒山药：健脾益胃 ④酒山萸肉：滋补肝肾 ⑤炙远志：安神益智 ⑥炙甘草：补脾益气 ⑦醋五味子：益肾固精 ⑧盐菟丝子：平补肝肾，补肾固精	熟地使用剂量最大，其次是菟丝子	①水煎温服，每日2~3次，餐前服用 ②人参另煎，药汁兑服
	归肾丸： 熟地、菟丝子、山药、枸杞、茯苓、杜仲、山茱萸、当归	①生山药：补肾生精 ②盐杜仲：引药入肾，补肝肾 ③生当归：补血调经 ④熟地、菟丝子、山茱萸：同固阴煎	①熟地使用剂量最大，其次是山药、山茱萸、茯苓、枸杞、杜仲、菟丝子 ②月经量多及便溏者当归用量不宜过大，反酸、胃灼热者山茱萸用量不宜过大	
阴虚血热证	两地汤： 生地黄、地骨皮、玄参、麦冬、阿胶、白芍	①生地黄：清热凉血、养阴生津 　酒炒大生地：兼有血瘀者 ②酒白芍：调经止血，柔肝止痛	生地黄、玄参使用量最大，白芍、麦冬次之，地骨皮、阿胶用量最小	水煎温服，每日2~3次，餐前服用。方中阿胶需烊化
肝郁血热证	丹栀逍遥散： 丹皮、栀子、当归、白芍、柴胡、白术、茯苓、煨姜、薄荷、甘草	参考"内伤发热"中"气郁发热"	参考"内伤发热"中"气郁发热"	参考"内伤发热"中"气郁发热"

考点4 中成药应用★★★

证型	中成药选用	临床应用	合理用药与用药指导
脾气虚证	人参归脾丸（大蜜丸，水蜜丸，小蜜丸，浓缩丸）	脾气虚弱，统摄无权，血溢脉外所致月经先期。症见月经先期、量多色淡等	①阴虚、痰湿壅盛者慎用人参归脾丸 ②阴虚内热者、月经过多者不宜使用当归丸
	当归丸	脾气不足，营血亏虚，冲任不固，血失统摄所致月经先期。症见月经提前，经水量多，色淡质稀，行经腹痛，面色无华，肢体乏力等	

续表

证型	中成药选用	临床应用	合理用药与用药指导
肾气虚证	女金丹丸	肾亏血虚所致月经先期。症见经期提前，经量少，色淡质稀，腰酸腿软，面色晦暗，头晕耳鸣等	①孕妇及哺乳期妇女禁用女金丹丸 ②肝肾功能不全、造血系统异常者禁用女金丹丸 ③感冒者不宜使用女金丹丸 ④因含有朱砂，不宜长期服用 ⑤服用超过1周者，应检查血、尿中汞离子浓度，检查肝、肾功能，超过规定限度者立即停用
阴虚血热证	固经丸	阴液亏损，虚热内生，热扰冲任、迫血下行所致月经先期。症见月经先期，经量少或正常，经色深红，质稠，手足心热等	①脾胃虚寒者不宜使用固经丸、安坤颗粒 ②肾阳虚、脾虚湿困者慎用归芍地黄丸 ③有瘀者不宜使用固经丸 ④孕妇禁用安坤颗粒 ⑤不建议安坤颗粒与二至丸同时使用、归芍地黄丸与六味地黄丸同时使用，属于重复用药
	安坤颗粒	阴虚内热，水亏火旺等所致月经先期。症见经水量较多，经色红质稀，五心烦热，腰膝酸软，口干喜饮等	
	归芍地黄丸	肝肾两亏、阴虚血热所致月经失调。症见月经失调，月经先期，量少或量多，血色鲜红，质稠，颧红，手足心热，潮热，盗汗等	
肝郁血热证	丹栀逍遥丸（片）	肝郁化火，冲任失调所致月经不调。症见月经周期紊乱，经前烦躁易怒，乳房胀痛，经期腹痛，腹胀便溏等	①脾胃虚寒，脘腹冷痛，大便溏薄者禁用丹栀逍遥丸。孕妇、妇女月经期慎用丹栀逍遥丸 ②丹栀逍遥丸与加味逍遥丸、逍遥丸不宜同时使用，属于重复用药

第二节　月经后期

考点1 证候类型与治则治法 ★

证候类型	虚证包括肾虚证、血虚证、血寒证等，实证包括气滞证、痰湿证等
治则治法	以调整周期为主，属虚属寒者，温经养血；属瘀属滞者，活血行滞；虚实相兼者，分别其主次而兼治之

考点2 辨证论治 ★★★

证型	症状	治法	方剂	中成药
肾虚证	月经周期延后，经量少，色暗淡，质清稀，或带下清稀；腰膝酸软，头晕耳鸣，面色晦暗，或面部暗斑。舌淡，苔薄白，脉沉细	补肾养血调经	归肾丸	春血安胶囊、天紫红女金胶囊

续表

证型	症状	治法	方剂	中成药
血虚证	月经周期延后，经量少，色淡红，质清稀，或小腹绵绵作痛；或头晕眼花，心悸少寐，皮肤不润，面色苍白或萎黄。舌质淡红，苔薄白，脉细弱	补血益气调经	大补元煎	复方益母草膏（胶囊）、四物益母丸
血寒证	月经周期延后，经量少，色淡红，质清稀，或小腹隐痛，喜暖喜按；腰酸无力，小便清长，大便稀溏。舌淡，苔薄白，脉沉迟或细弱	扶阳祛寒调经	温经汤	温经丸、艾附暖宫丸
气滞证	月经周期延后，量少或正常，色暗红或有血块，小腹胀痛；或精神抑郁，胸胁乳房胀痛。舌质正常或红，苔薄白或微黄，脉弦或弦数	理气行滞调经	乌药汤	益母丸、得生丸、调经丸、调经活血片（胶囊）
痰湿证	月经周期延后，量少，色淡红，质黏稠；头晕体胖，心悸气短，脘闷恶心，口腻多痰，或带下量多黏腻。舌淡胖，苔白腻，脉滑	燥湿化痰，活血调经	芎归二陈汤	二陈丸

考点 3 基本方剂应用 ★★

证型	方剂与组成	饮片选择	剂量建议	煎法服法
肾虚证	归肾丸：菟丝子、茯苓、山药、熟地、杜仲、当归、山茱萸、枸杞子	参考"月经先期"中"肾气虚证"	参考"月经先期"中"肾气虚证"	水煎温服，每日2～3次，餐前服用
血虚证	大补元煎：人参、山药、熟地、杜仲、当归、山茱萸、枸杞子、炙甘草	①生晒参：补气生津　党参：适用于脾虚便溏者 ②生山药：补肾生精 ③熟地：滋阴补血，益精填髓 ④盐杜仲：补肝肾 ⑤生当归：补血调经 ⑥酒山黄肉：滋补肝肾 ⑦炙甘草：益气补中	①熟地、当归、枸杞子使用剂量最大，山药、杜仲次之 ②气血虚弱较重者熟地、人参也可加大剂量 ③月经量多及便溏者当归用量不宜过大，反酸、胃灼热者山茱萸用量不宜过大	① 水煎温服，每日2～3次，餐前服用 ② 人参另煎，药汁兑服
血寒证	温经汤：当归、吴茱萸、桂枝、白芍、川芎、生姜、丹皮、法半夏、麦冬、人参、阿胶、甘草	①生当归：补血调经，瘀滞明显者用酒当归 ②生白芍：养阴和营，缓急止痛 ③法半夏：祛寒痰，调和脾胃 ④生晒参：补气生津 ⑤炙甘草：补中缓急	①麦冬使用剂量最大 ②吴茱萸：小毒，用量不宜过大，《中国药典》规定使用剂量为2～5g ③半夏：有毒，内服炮制品，用量不宜过大，《中国药典》规定使用剂量为3～9g	① 水煎温服，每日3次，餐前服用 ② 人参另炖，药汁兑服 ③阿胶烊化

续表

证型	方剂与组成	饮片选择	剂量建议	煎法服法
气滞证	乌药汤： 乌药、香附、木香、当归、甘草	①醋香附：调经止痛 ②生木香：行气 ③生当归：养血调经；血瘀明显者，用酒当归 ④生甘草：调和诸药	①香附使用剂量最大，其次是乌药 ②当归：月经量多及便溏者用量不宜过大	水煎温服，每日2~3次，餐前服用
痰湿证	芎归二陈汤： 陈皮、半夏、茯苓、甘草、川芎、当归	①清半夏：长于化痰 制半夏：降低毒性 ②生当归：养血调经 酒当归：适用于血瘀明显者 ③炙甘草：益气补中，调和诸药	①半夏、当归使用剂量最大，其次是川芎 ②生半夏：有毒，《中国药典》规定炮制后内服每日3~9g	水煎温服，每日2~3次，餐前服用

考点 4 中成药应用 ★★★

证型	中成药选用	临床应用	合理用药与用药指导
肾虚证	春血安胶囊	肝肾不足，冲任失调所致月经失调。症见经行错后、经水量多或淋漓不净、经行小腹冷痛等	①孕妇禁用天紫红女金胶囊 ②阴虚血热所致月经不调、崩漏者慎用天紫红女金胶囊
	天紫红女金胶囊	气血不足，肾气虚寒所致月经后期。症见经水后错，月经量多或月经量少，有血块，经行腰腹冷痛等	
血虚证	复方益母草膏（胶囊）	营血亏虚，兼冲任瘀血阻滞，血海不充，冲任不通所致月经不调。症见月经后期，经水量少，有血块，或行经腹痛，面色少华等	①孕妇禁用复方益母草膏、四物益母丸 ②感冒者、月经过多者不宜服用四物益母丸
	四物益母丸	先天禀赋不足，或劳倦内伤，血虚血滞，经血运行不畅所致月经不调。症见月经周期错后，行经量少，精神不振，肢体乏力，面色无华等	
血寒证	温经丸	寒凝胞宫，冲任瘀阻所致月经后期。症见月经周期后错7天以上，经血色暗红，有血块，或月经量少，经行不畅，或伴少腹冷痛等	①热证者不宜使用温经丸、艾附暖宫丸 ②孕妇禁用温经丸、艾附暖宫丸
	艾附暖宫丸	阴血不足，胞宫虚寒，冲任阻滞所致月经后期。症见月经逾期7天以上，经血色暗，有血块，小腹畏寒疼痛，腹胀，喜温按等	
气滞证	益母丸	瘀血内停，冲任二脉气血阻隔，血海不得按时盈溢下行所致月经不调。症见经期错后，经水量少、有血块、血色暗，行经腹痛，经水畅行后痛减等	①孕妇禁用益母丸、得生丸、调经丸、调经活血片。气不摄血所致月经过多者慎用益母丸。气血不足所致月经失调慎用得生丸、调经丸、调经活血片
	得生丸	忧思抑郁或恚怒伤肝，气滞血瘀，冲任阻滞所致月经后期。症见经期延后，经水量少、有血块，胸腹、两胁作胀，或经前乳房胀痛，烦躁易怒等	

续表

证型	中成药选用	临床应用	合理用药与用药指导
气滞证	调经丸	气血瘀滞，肝气不疏，冲任气血失调所致月经不调。症见经行愆期，经期腹痛，经血量少，或有血块，或崩漏、带下，或经前乳胀、烦躁不安等	②益母丸与得生丸不宜同时使用，属于重复用药
	调经活血片（胶囊）	肝气不疏，冲任气血瘀滞所致月经不调。症见经期错后，经水量少，夹有血块，经色紫暗，行经腹痛，块下痛减等	
痰湿证	二陈丸	月经后期之痰湿证见胸脘胀闷、恶心呕吐者	①肺阴虚者慎用二陈丸 ②二陈丸辛香温燥易伤阴津，不宜长期服用

第三节　月经先后无定期

月经周期时或提前时或延后7天以上，连续3个周期以上者，称为"月经先后无定期"。本病以月经周期紊乱为特征，可连续两个周期提前又出现一次延后；或两三个周期错后，又见一次提前；或见提前延后错杂更迭不定。西医学排卵型功能失调性子宫出血出现月经先后无定期征象者可按本病治疗。

考点1 证候类型与治则治法★

证候类型	实证主要包括肝郁证，虚证主要包括脾虚证、肾虚证等
治则治法	以健脾、补肾、疏肝，调理冲任气血为原则

考点2 辨证论治★★★

证型	症状	治法	方剂	中成药
肝郁证	经来先后无定，经量或多或少，色暗红或紫红，有血块，或经行不畅；胸胁、乳房、少腹胀痛，脘闷不舒，时叹息，嗳气食少。苔薄白或薄黄，脉弦	疏肝理气调经	逍遥散	妇科调经片、香附丸、妇科十味片
脾虚证	经来先后无定，经量多，色淡质稀，神倦乏力，脘腹胀满，纳呆食少。舌淡，苔薄，脉缓	补脾益气、养血调经	归脾汤	归脾丸（浓缩丸，合剂，颗粒）、薯蓣丸
肾虚证	经行或先或后，量少，色淡暗，质稀薄；或腰骶酸痛，或头晕耳鸣。舌淡苔白，脉细弱	补肾调经	固阴煎	鹿胎胶囊（膏，颗粒）

考点3 基本方剂应用★★

证型	方剂与组成	饮片选择	剂量建议	煎法服法
肝郁证	逍遥散：柴胡、当归、白芍、白术、茯苓、甘草、薄荷、煨姜	参考"积聚"中"肝气郁结证"	参考"积聚"中"肝气郁结证"	①水煎温服，每日2~3次，餐后服用 ②薄荷后下

续表

证型	方剂与组成	饮片选择	剂量建议	煎法服法
脾虚证	归脾汤： 人参、黄芪、白术、当归、茯神、龙眼肉、远志、酸枣仁、木香、甘草、生姜、大枣	参考"心悸"中"心脾两虚证"	参考"心悸"中"心脾两虚证"	水煎温服，每日2~3次，餐前服用
肾虚证	固阴煎： 熟地、山药、山茱萸、人参、炙甘草、五味子、菟丝子、远志	参考"月经先期"中"肾气虚证"	参考"月经先期"中"肾气虚证"	参考"月经先期"中"肾气虚证"

考点4　中成药应用★★★

证型	中成药选用	临床应用	合理用药与用药指导
肝郁证	妇科调经片	肝郁血虚所致经期先后不定。症见月经先后不定期，经量或多或少，色暗红，或有血块，或色暗红，或经行不畅，小腹隐痛，胸闷不舒等	①妇科调经片、香附丸、妇科十味片孕妇禁用 ②湿热蕴结所致月经不调者慎用妇科调经片、香附丸 ③妇科十味片（含碳酸钙），不宜与其他含碳酸钙的药物同用
	香附丸	肝郁血虚，脾失健运所致月经不调。症见月经先后不定期，经量或多或少，有血块，经期胸闷心烦，双乳胀痛，食欲不振等	
	妇科十味片	肝郁血虚所致月经不调。症见经水量少，色暗，有血块，经前乳房胀痛，经期心情烦躁，胸胁胀满等	
脾虚证	归脾丸（浓缩丸，合剂，颗粒）	心脾两虚，气血不足所致月经不调。症见经血非时而下，淋漓不断，量多色淡，质清稀，神疲体倦，面色萎黄等	①归脾丸阴虚火旺者慎用 ②感冒患者不宜服用薯蓣丸 ③薯蓣丸含人参，服药期间不宜服用藜芦、五灵脂或其制剂，不宜饮浓茶、食用萝卜
	薯蓣丸	气血不足，冲任失养所致月经不调。症见月经先后不定期，经血量多或量少，色淡，质清稀，疲乏无力等	
肾虚证	鹿胎胶囊（膏，颗粒）	气血两虚，肾气不足所致月经不调。症见月经先后不定期，经行不畅，经色暗淡，神疲乏力，腰膝酸软等	①孕妇禁用鹿胎胶囊 ②肾虚兼有内热者、经期出血量过多者慎用鹿胎胶囊 ③患性激素依赖型肿瘤者慎用（因鹿胎、鹿茸含有多种激素） ④鹿胎胶囊含人参，服药期间不宜服用藜芦、五灵脂或其制剂，不宜饮浓茶、食用萝卜

第四节 月经过少

考点 1 证候类型与治则治法 ★

证候类型	虚证包括肾虚证、血虚证等，实证包括痰湿证、血瘀证等，或见虚实错杂证
治则治法	虚者重在补益脾肾；实者重在疏肝、活血通利，佐以行气、祛痰

考点 2 辨证论治 ★★★

证型	症状	治法	方剂	中成药
肾虚证	经行量少，经色淡暗；伴面容憔悴，头晕耳鸣，腰骶酸软，小腹凉，夜尿多。舌淡暗，苔薄白，脉沉细	补肾益精，养血调经	归肾丸	妇宁康片、调经促孕丸、巴戟口服液
血虚证	月经量渐少，或点滴即净，色淡，质稀；或伴小腹隐痛，头晕眼花，心悸怔忡，面色萎黄。舌淡红，脉细	养血益气调经	滋血汤	驴胶补血颗粒、八珍益母丸（胶囊）、养血当归糖浆（胶囊）
痰湿证	经血量少，色淡红，质黏稠或夹杂黏液；形体肥胖，胸脘满闷，倦怠乏力，或带下量多，色白质稀。舌胖，边有齿痕，苔白腻，脉弦滑或细滑	运脾化痰，和血调经	六君子加归芎汤	益母丸、二陈丸
血瘀证	经血量少，色暗红，或夹有小血块；小腹胀痛不适，经行后痛减，或伴胸胁胀痛，腰骶疼痛。舌紫暗，有瘀斑或瘀点，脉沉涩或沉弦	活血化瘀，养血调经	桃红四物汤	益母草颗粒（膏，片，胶囊，口服液）、复方益母草膏（胶囊）、调经活血片（胶囊）、加味八珍益母膏

考点 3 基本方剂应用 ★★

证型	方剂与组成	饮片选择	剂量建议	煎法服法
肾虚证	归肾丸：熟地、山药、山茱萸、菟丝子、茯苓、当归、枸杞子、杜仲	参考"月经先期"中"肾气虚证"	参考"月经先期"中"肾气虚证"	参考"月经先期"中"肾气虚证"
血虚证	滋血汤：人参、山药、黄芪、白茯苓、川芎、当归、白芍、熟地	①红参：大补元气、益气养血 ②熟地：补肝肾、益精血、填骨髓	—	①水煎温服，每日2~3次，餐前服用 ②补益类中药煎煮时间可适当延长 ③红参另煎兑服，服药期间不宜饮浓茶、食用萝卜 ④有外感症状时不宜服用

续表

证型	方剂与组成	饮片选择	剂量建议	煎法服法
痰湿证	六君子加归芎汤：人参、白术、茯苓、炙甘草、陈皮、法半夏、当归、川芎	参考"积聚"中"瘀血内结证"	半夏有毒，经炮制后内服用量不宜过大，《中国药典》规定每日3～9g	①水煎温服，每日2～3次，餐后服用 ②人参可另煎兑服，服药期间应注意饮食，不宜饮浓茶、食用萝卜
血瘀证	桃红四物汤：桃仁、红花、当归、川芎、白芍、熟地黄	参考"粉刺"中"痰湿瘀滞证"	参考"粉刺"中"痰湿瘀滞证"	参考"粉刺"中"痰湿瘀滞证"

考点4 中成药应用★★★

证型	中成药选用	临床应用	合理用药与用药指导
肾虚证	妇宁康片	肝肾不足，冲任失调所致月经量少，或月经先后不定期，或月经后期。症见经行量少，情志抑郁，心神不安等	①调经促孕丸孕妇禁用，阴虚火旺、月经量过多者不宜服用，患性激素依赖型肿瘤者慎用（因调经促孕丸含鹿茸） ②调经促孕丸、妇宁康片、巴戟口服液热证、实证，及患有外感疾病者均不宜服用 ③妇宁康片（含人参）服药期间不宜服用藜芦、五灵脂或其制剂，不宜饮浓茶、食用萝卜 ④巴戟口服液含糖，糖尿病患者慎用
	调经促孕丸	脾肾阳虚，瘀血阻滞所致月经量少。症见经行量少，经期错后，色暗红，质清稀，头晕耳鸣，腰痛喜暖，肢倦神乏，畏寒肢冷，性欲淡漠，小便频数，大便溏薄等	
	巴戟口服液	肾阳虚所致月经量少。症见经行量少，经期错后，经行腹痛等	
血虚证	驴胶补血颗粒	素体虚弱，气血两虚所致月经量少。症见经行量少，或点滴即净，色淡无块，小腹隐痛喜按，头晕眼花，面色苍白或萎黄	①孕妇禁用八珍益母丸，慎用养血当归糖浆 ②月经过多者不宜服用八珍益母丸、驴胶补血颗粒 ③热证、实证，及患有外感疾病者均不宜服用驴胶补血颗粒、八珍益母丸、养血当归糖浆 ④驴胶补血颗粒分为有糖型和无糖型，糖尿病患者应注意选用无糖剂型 ⑤糖尿病患者慎用养血当归糖浆
	八珍益母丸（胶囊）	气血两虚兼有血瘀所致月经量少。症见经行量少，月经周期错后，淋漓不断，精神不振，肢体乏力等	
	养血当归糖浆（胶囊）	气血两虚所致月经量少。症见面黄肌瘦，神疲乏力，心悸气短等	
痰湿证	益母丸	—	①益母丸与二陈丸合用，用于治疗月经过少属痰湿证者 ②孕妇禁用益母丸 ③气不摄血、月经过多者慎用益母丸 ④二陈丸（辛香温燥易伤阴津）不宜长期服用
	二陈丸		
血瘀证	益母草颗粒（膏，片，胶囊，口服液）	血瘀所致月经量少。症见经行量少，淋漓不净，经色紫暗，有血块，行经腹痛，块下痛减等	①益母草颗粒、复方益母草膏、调经活血片、加味八珍益母膏，孕妇禁用，月经量多者慎用

证型	中成药选用	临床应用	合理用药与用药指导
血瘀证	复方益母草膏（胶囊）	血虚血瘀所致月经量少。症见经行量少，有血块，月经后期，行经腹痛等	②复方益母草膏、益母草颗粒、加味八珍益母膏均含糖，糖尿病患者慎用 ③加味八珍益母膏含人参，服药期间不宜服用藜芦、五灵脂或其制剂，不宜饮浓茶、食用萝卜
	调经活血片（胶囊）	气滞血瘀兼血虚所致月经量少。症见经行量少，夹有血块，行经腹痛等	
	加味八珍益母膏	瘀血内阻，气血不足所致月经量少。症见经行量少，色暗红或有血块，小腹刺痛拒按等	

第五节　月经过多

考点 1　证候类型与治则治法 ★

证候类型	虚证包括气虚证等，实证包括血热证、血瘀证等
治则治法	经期以止血固冲为主，以减少血量；平时根据辨证，采用益气、清热、化瘀等不同的治法，从本论治

考点 2　辨证论治 ★★★

证型	症状	治法	方剂	中成药
气虚证	经行量多，色淡红，质清稀；神疲肢倦，气短懒言，小腹空坠，面色㿠白。舌淡，苔薄，脉细弱	补气升阳，安冲摄血	举元煎合安冲汤	当归丸、益气养元颗粒、八珍颗粒（丸，浓缩丸）、十全大补丸（口服液）
血热证	经行量多，经色鲜红或深红，有光泽，质黏稠；伴心烦口渴，身热面赤，大便干结，小便黄赤，或有灼热感。舌红绛，苔黄，脉滑数	清热凉血，固冲止血	保阴煎	宫血宁胶囊、断血流片（胶囊，颗粒）、止血灵胶囊
血瘀证	经行量多，或持续时间延长，经色紫黑，多血块；胸闷烦躁，腰骶酸痛，或小腹满痛，肌肤不泽。舌质紫暗，或有瘀斑、瘀点，脉涩或细弦	活血化瘀，理冲止血	失笑散	宫血停颗粒、坤宁口服液、宫宁颗粒

考点 3　基本方剂应用 ★★

证型	方剂及组成	饮片选择	剂量建议	煎法服法
气虚证	①举元煎：人参、黄芪、白术、升麻、炙甘草 ②安冲汤：黄芪、白术、白芍、干生地、炒续断、海螵蛸、茜草、龙骨、牡蛎	①炙黄芪：补中益气 ②炙甘草：补脾和胃 ③麸炒白术：缓和燥性，健脾益气 ④干地黄：滋阴 ⑤煅龙骨、煅牡蛎：收敛固涩，固崩摄血	甘草：具有糖皮质激素样作用，大量服用易导致假性醛固酮增多及水钠潴留，避免长期大量服用	①水煎温服，每日2~3次，餐前服用 ②人参另煎兑服，服药期间不宜饮浓茶、食用萝卜 ③龙骨、牡蛎宜打碎先煎 ④有外感症状时不宜服用

续表

证型	方剂及组成	饮片选择	剂量建议	煎法服法
血热证	保阴煎： 生地、熟地、黄芩、黄柏、白芍、山药、续断、甘草	①生地：凉血清热 ②熟地：补肾，滋阴补血 ③生黄柏：清热泻火解毒 ④生甘草：清热	①生地、熟地、白芍用量较大，其次是山药、续断、黄芩、黄柏 ②甘草具有糖皮质激素样作用，应避免长期大剂量服用	①水煎温服，每日2~3次，餐后服用 ②黄芩、黄柏宜饭后温服，女性应避免在经期服用
血瘀证	失笑散： 蒲黄、五灵脂	参考"积聚"中"气滞血阻证"	参考"积聚"中"气滞血阻证"	参考"积聚"中"气滞血阻证"

考点4 中成药应用 ★★★

证型	中成药选用	临床应用	合理用药与用药指导
气虚证	当归丸	气血两虚所致月经过多。症见经行量多，色淡质稀，行经腹痛，面色无华，肢体乏力	①孕妇慎用益气养元颗粒、十全大补丸 ②热证、实证，及患有外感疾病者均不宜服用当归丸、益气养元颗粒、八珍颗粒、十全大补丸 ③益气养元颗粒含紫河车，患性激素依赖型肿瘤者慎用 ④益气养元颗粒含糖，糖尿病患者慎用 ⑤糖尿病患者应注意选用无糖剂型八珍颗粒
	益气养元颗粒	气血两亏所致月经过多。症见经行量多，色淡红，质清稀，小腹空坠，面色苍白，神疲体倦，气短懒言	
	八珍颗粒（丸，浓缩丸）	气血两虚所致月经过多。症见经行量多，色淡红，质清稀，小腹空坠，面色苍白，神疲体倦，气短懒言	
	十全大补丸（口服液）	气血两虚所致月经过多。症见经行量多，色淡红，质清稀，小腹空坠，面色苍白，神疲体倦，四肢不温，气短懒言	
血热证	宫血宁胶囊	血分伏热，扰动血海所致月经过多。症见经行量多，色深红，质黏稠，伴心烦口渴，尿黄，便结等	①宫血宁胶囊、断血流片孕妇忌用，且不宜用于脾虚、肾虚、血瘀证者 ②血瘀证、脾胃虚寒者慎用止血灵胶囊 ③出血量大者，应注意及时就诊并采取相应措施
	断血流片（胶囊，颗粒）	血热妄行所致月经过多。症见经行量多，色深红，质黏稠，伴心烦口渴，尿黄便结等	
	止血灵胶囊	气虚血热所致月经过多。症见经行量多，色淡红，质清稀或鲜红，伴气短乏力，心烦口渴，尿黄等	
血瘀证	宫血停颗粒	气虚血瘀所致月经过多。症见经行量多，色暗，有血块，经行小腹隐痛，气短懒言，神疲肢倦等	①宫血停颗粒孕妇禁用，阴虚火旺者不宜服用 ②坤宁口服液于经期或阴道出血期间服用，急性大出血者慎用 ③宫宁颗粒治疗月经过多者于经前2天或来经时开始服药，治疗经期延长者于经期第3天开始服药 ④糖尿病患者慎用宫血停颗粒、坤宁口服液
	坤宁口服液	气滞血瘀所致月经过多。症见经行量多，有血块，胸腹、两胁胀痛，或经前乳房胀痛，烦躁易怒等	
	宫宁颗粒	血瘀热证所致月经过多。症见经行量多，经期延长，淋漓不净，伴有血块等	

第六节　痛　经

考点 1 证候类型与治则治法 ★

证候类型	虚证包括气血虚弱证、肝肾亏虚证等，实证包括气滞血瘀证、寒凝血瘀证、湿热蕴结证等
治则治法	补益气血、疏肝、温经、化湿，兼以活血止痛

考点 2 辨证论治 ★★★

证型	症状	治法	方剂	中成药
气滞血瘀证	经前或经期小腹胀痛，经血量少，行而不畅，经色紫暗有块，块下则痛减；乳房胀痛，胸闷不舒。舌质紫暗或有瘀点，脉弦	理气行滞，化瘀止痛	膈下逐瘀汤	调经丸、元胡止痛片（颗粒，软胶囊，滴丸，口服液）、益母丸、舒尔经颗粒
寒凝血瘀证	经行小腹冷痛，得热则舒，经量少，色紫暗有块；形寒肢冷，小便清长。脉细或沉紧	温经散寒除湿，化瘀止痛	少腹逐瘀汤	温经丸、少腹逐瘀丸（颗粒）、妇科万应膏
湿热蕴结证	经前或经期小腹灼热胀痛，拒按，经色暗红，质稠有块；平素带下量多，黄稠臭秽，或平时小腹疼痛，经来疼痛加剧，或伴经前低热，口干舌燥，心烦意乱，小便黄赤。舌质红，苔黄腻，脉滑数或或濡数	清热除湿，行气止痛	当归芍药散	当归芍药颗粒、潮安胶囊
气血虚弱证	经期或经后小腹隐痛喜按，或小腹空坠不适，月经量少，色淡，质清稀；面色无华，头晕心悸，神疲乏力。舌淡，脉细无力	益气养血，调经止痛	圣愈汤	妇女养血丸、参茸白凤丸、八宝坤顺丸
肝肾亏虚证	经期或经后小腹绵绵作痛，经行量少，色暗淡，质稀薄；腰膝酸软，头晕耳鸣。舌淡红，苔薄，脉沉细	益肾养肝，缓急止痛	调肝汤	安坤赞育丸、复方乌鸡口服液

考点 3 基本方剂应用 ★★

证型	方剂与组成	饮片选择	剂量建议	煎法服法
气滞血瘀证	膈下逐瘀汤：当归、川芎、赤芍、桃仁、红花、枳壳、延胡索、五灵脂、丹皮、乌药、香附、甘草	参考"积聚"中"瘀血内结证"	参考"积聚"中"瘀血内结证"	参考"积聚"中"瘀血内结证"
寒凝血瘀证	少腹逐瘀汤：小茴香、干姜、延胡索、没药、当归、川芎、肉桂、赤芍、蒲黄、五灵脂	①醋没药：活血止痛 ②醋延胡索：活血行气止痛 ③醋五灵脂：活血祛瘀止痛 ④炮姜：温经止血 ⑤盐炒小茴香：温肾祛寒止痛	①当归、蒲黄用量最大，其次是干姜、赤芍、五灵脂 ②肉桂：阴虚火旺及有出血倾向者忌服，且不宜过量使用	①水煎温服，每日2~3次，餐后服用 ②五灵脂、蒲黄包煎 ③饭后温服，以减少对胃肠道的刺激 ④应避免在经期服用，孕妇禁用

证型	方剂与组成	饮片选择	剂量建议	煎法服法
湿热蕴结证	当归芍药散：当归、白芍、茯苓、白术、泽泻、川芎，可加入黄连、薏苡仁、香附	①全当归：补血活血 ②生白芍：养血柔肝、缓急止痛 ③炒白术：补气健脾	芍药用量最大，泽泻、川芎用量次之，其次为茯苓、白术、当归	①以酒调和服用，每日2～3次 ②宜饭后温服 ③经前3天开始服药，孕妇慎用
气血虚弱证	圣愈汤：人参、黄芪、当归、川芎、熟地黄、白芍	①当归身：养血调经 ②酒白芍：养血调经，柔肝止痛	—	①水煎温服，每日2～3次，餐前服用 ②人参另煎兑服，服药期间不宜饮浓茶、食用萝卜 ③有外感症状时不宜服用
肝肾亏虚证	调肝汤：当归、白芍、山茱萸、巴戟天、阿胶、山药、甘草	①酒当归：活血调经 ②酒白芍：养血调经、柔肝止痛 ③盐巴戟天：补肾助阳	①山药用量最大 ②阿胶、当归、白芍、山茱萸量其次 ③甘草：具有糖皮质激素样作用，大量服用易导致假性醛固酮增多及水钠潴留	①水煎温服，每日2～3次，餐前服用 ②阿胶单独烊化后兑入汤药中服用

考点 4 中成药应用 ★★★

证型	中成药选用	临床应用	合理用药与用药指导
气滞血瘀证	调经丸	气滞血瘀所致痛经。症见经行腹痛，经血量少，有血块，块下痛减，经前双乳胀痛，心烦易怒等	①调经丸、益母丸、舒尔经颗粒孕妇禁用，元胡止痛片孕妇慎用 ②气虚不摄血，月经过多者慎用益母丸、调经丸 ③湿热蕴结和气虚痛经者慎用舒尔经颗粒 ④脾胃虚寒及胃阴不足者不宜服用元胡止痛片
气滞血瘀证	元胡止痛片（颗粒，软胶囊，滴丸，口服液）	气滞血瘀所致痛经。症见经前或经期腹痛，痛处固定不移，拒按，或伴有胸胁乳房胀痛，或经量少，或经行不畅，经色紫暗有块等	
气滞血瘀证	益母丸	气滞血瘀所致痛经。症见经行腹痛，经血量少，色紫暗，有血块，块下痛减等	
气滞血瘀证	舒尔经颗粒	气滞血瘀所致痛经。症见经前心烦易怒，胸乳胀痛或乳房有块，小腹两侧或一侧胀痛，经初行不畅，色暗或有血块	
寒凝血瘀证	温经丸	寒凝血瘀所致经期腹痛。症见经行小腹冷痛，腰膝无力，湿寒白带，血色暗淡，子宫虚冷	①孕妇禁用温经丸、少腹逐瘀丸、妇科万应膏 ②少腹逐瘀丸、温经丸、湿热或阴虚有热者慎用 ③妇科万应膏注意避免贴敷于皮肤破溃处
寒凝血瘀证	少腹逐瘀丸（颗粒）	寒凝血瘀所致痛经。症见经行小腹冷痛，经血紫暗，有血块，块下痛减，肢末不温等	
寒凝血瘀证	妇科万应膏	寒凝血瘀所致痛经。症见经前或经期腹痛，得热则舒，经色紫暗有血块，块下痛减，肢冷畏寒，面色青白等	

续表

证型	中成药选用	临床应用	合理用药与用药指导
湿热蕴结证	当归芍药颗粒	血虚、肝郁、脾虚所致痛经。症见经行前后腹痛，乏力，呕吐，腹泻，腰酸，肛坠，经期乳房胀痛等	①潮安胶囊孕妇禁用，寒凝血瘀者慎用 ②当归芍药颗粒孕妇慎用 ③当归芍药颗粒或潮安胶囊配合二妙丸同服治疗湿热瘀阻型痛经
	潮安胶囊	瘀热互结所致痛经。症见经前或经期小腹疼痛拒按，有灼热感，平时小腹疼痛，经前加重，经色紫红，质稠有血块等	
气血虚弱证	妇女养血丸	气虚血亏，受寒引起的行经腹痛伴身体虚弱，气短烦倦，午后身热	①妇女养血丸、八宝坤顺丸孕妇禁用 ②妇女养血丸月经过多者不宜服用 ③参茸白凤丸、八宝坤顺丸血热证、实热证，及患有外感症状时均不宜服用 ④妇女养血丸、参茸白凤丸可于早晚餐前空腹温服，以利于吸收 ⑤妇女养血丸、参茸白凤丸、八宝坤顺丸含人参，服药期间不宜服用藜芦、五灵脂或其制剂，不宜饮浓茶、食用萝卜
	参茸白凤丸	气血不足所致月经不调，经行腹痛。症见经期小腹隐隐坠痛，喜按，月经量少，色淡，腰膝酸软，神疲乏力，面色不华等	
	八宝坤顺丸	气血两虚所致痛经。症见经期后错，经血量少，行经腹痛	
肝肾亏虚证	安坤赞育丸	—	①安坤赞育丸、复方乌鸡口服液孕妇禁用 ②安坤赞育丸、复方乌鸡口服液热证、实证，及有外感疾病者均不宜服用 ③安坤赞育丸含鹿茸、紫河车，患性激素依赖型肿瘤者慎用；含人参，服药期间不宜服用藜芦、五灵脂或其制剂，不宜饮浓茶、食用萝卜 ④复方乌鸡口服液含糖，糖尿病患者慎用
	复方乌鸡口服液		

第七节　崩　漏

崩漏是月经的周期、经期、经量发生严重失常的病证，经血非时暴下不止或不尽，前者谓之崩中，后者谓之漏下。西医学中的无排卵型功能性子宫出血可参照此内容进行辨证治疗。

考点1 证候类型与治则治法 ★

证候类型	首辨出血期还是止血后，出血期常见实证或虚实夹杂证，血止后常见虚证，以脾虚证、肾虚证等为主，实证见血热证、血瘀证等
治则治法	"急则治其标，缓则治其本"为基本原则，运用补益气血、滋补肝肾、补气摄血、活血止血、清热凉血、固冲止血等治法

考点2 辨证论治 ★ ★ ★

证型	症状	治法	方剂	中成药
血热证	月经无期，经血突然暴崩如注，或淋漓不尽日久难止，血色深红，质稠；口渴烦热，便秘溺黄。舌红，苔黄，脉滑数	清热凉血，固冲止血	清热固经汤	断血流胶囊（片，颗粒）、宫血宁胶囊、止血灵胶囊

续表

证型	症状	治法	方剂	中成药
脾虚证	经血非时暴下不止，或淋漓日久不尽，血色淡、质清稀；面色㿠白，气短神疲，或面浮肢肿，小腹空坠，四肢不温，或饮食不佳，大便溏。舌质淡胖，边有齿痕，苔薄白，脉沉弱	补气摄血，固冲止崩	固本止崩汤	人参归脾丸（水蜜丸，小蜜丸，浓缩丸）、阿胶三宝膏、山东阿胶膏
肾虚证	多见于青春期少女或经段前后妇女经乱无期，出血量多势急如崩，或淋漓日久不净，或由崩而漏，由漏而崩反复发作，色淡红或淡暗，质清稀；面色晦暗，眼眶暗，小腹空坠，腰脊酸软。舌淡暗，苔白润，脉沉弱	补肾益气，固冲止血	加减苁蓉菟丝丸	妇科止血灵片、安坤赞育丸、春血安胶囊
血瘀证	经血非时而下，量时多时少，时出时止，或淋沥不断，或停闭数月又突然崩中，继之漏下，经色暗有血块。舌质紫暗或尖边有瘀点，脉弦细或涩	活血化瘀，固冲止血	逐瘀止血汤或将军斩关汤	宫血停颗粒、四物胶囊（颗粒，片）、茜芷胶囊（片）

考点3 基本方剂应用 ★★

证型	方剂与组成	饮片选择	剂量建议	煎法服法
血热证	清热固经汤：生地黄、龟甲、牡蛎、阿胶、栀子、地榆、黄芩、地骨皮、生藕节、棕榈炭、生甘草	①醋制龟甲：矫臭 ②煅牡蛎：收敛固涩 ③焦栀子：凉血止血	—	①水煎温服，每日2～3次，餐前服用 ②阿胶烊化兑服
脾虚证	固本止崩汤：人参、黄芪、白术、熟地黄、当归、黑姜，加升麻、山药、大枣、海螵蛸	①麸炒白术：健脾益气 ②蜜炙黄芪：补中益气	—	①水煎温服，每日2～3次，餐前服用 ②实证、热证及有外感症状时不宜服用 ③人参另煎兑服 ④服药期间不宜饮浓茶、食用萝卜
肾虚证	加减苁蓉菟丝丸：熟地黄、肉苁蓉、覆盆子、当归、枸杞子、桑寄生、菟丝子、艾叶、党参、黄芪、阿胶	酒肉苁蓉、酒菟丝子、酒当归：活血通络	艾叶：小毒，《中国药典》规定内服3～9g	①水煎温服，每日2～3次，餐前服用 ②阿胶烊化兑服 ③实证、热证，及有外感症状时不宜服用
血瘀证	逐瘀止血汤：生地黄、大黄、赤芍、丹皮、当归尾、枳壳、龟甲、桃仁	①酒炒生地：滋补而不腻 ②当归尾：活血破血 ③醋龟甲：补肾健骨、滋阴止血	—	①水煎温服，每日2～3次，餐后服用 ②桃仁捣碎后入煎 ③实证、热证，及有外感症状时不宜服用
	将军斩关汤：熟军炭、巴戟天、仙鹤草、茯神、蒲黄炒阿胶、黄芪、炒当归、白术、生地、熟地、焦谷芽	①熟军炭：凉血化瘀止血 ②蒲黄炒阿胶：止血安络		

考点 4 中成药应用 ★★★

证型	中成药选用	临床应用	合理用药与用药指导
血热证	断血流胶囊（片，颗粒）	热迫经血，冲任不固，经血非时妄行所致崩漏。症见经血非时忽然大下，或淋漓日久不净，色深红质稠，口渴，烦热等	脾虚、肾虚、血瘀证者及妊娠期出血者不宜使用断血流胶囊、宫血宁胶囊、止血灵胶囊
血热证	宫血宁胶囊	血分伏热，热迫经血，经血非时妄行所致崩漏。症见经血非时而下，或淋漓日久不净，色深红质稠等	
血热证	止血灵胶囊	气虚血热所致崩漏。症见经血非时而下，色深红质稠，伴气短，乏力，心烦，潮热等	
脾虚证	人参归脾丸（水蜜丸，小蜜丸，浓缩丸）	脾气虚弱、统摄无权、血脉外溢所致崩漏。症见经血非时而下，淋沥不尽，量多色淡，质清稀等	①实证、热证，及有外感症状时，不宜服用人参归脾丸、阿胶三宝膏、山东阿胶膏②阿胶三宝膏、山东阿胶膏含糖，糖尿病患者慎用③人参归脾丸中含人参，服药期间不宜服用藜芦、五灵脂或其制剂，不宜饮浓茶、食用萝卜
脾虚证	阿胶三宝膏	脾胃气虚、气血不足、统摄无权、冲任失固，不能约束经血所致崩漏。症见经血非时而下，淋沥不尽，血色淡而质清稀，气短神疲等	
脾虚证	山东阿胶膏	脾气不足，统摄无权所致崩漏。症见经血量多，淋沥不尽，色淡质薄，神疲乏力，面色㿠白，心悸，气短懒言等	
肾虚证	妇科止血灵片	肾阴不足，虚火动血所致崩漏。症见经乱无期，经量多或淋沥不尽，色鲜红，质稍稠，伴头晕耳鸣，手足心热，腰膝酸软等	①孕妇禁用妇科止血灵、安坤赞育丸②热证、实证，及患有外感疾病者均不宜服用妇科止血灵、安坤赞育丸、春血安胶囊③安坤赞育丸含鹿茸、紫河车，患性激素依赖型肿瘤者慎用；含人参，服药期间不宜服用藜芦、五灵脂或其制剂，不宜饮浓茶、食用萝卜
肾虚证	安坤赞育丸	气血两虚，肝肾不足，冲任不固，气虚不能摄血所致崩漏。症见经行无期，经血量多或淋沥不尽，色淡质稀，腰腿酸软，头晕心悸，肢体乏力等	
肾虚证	春血安胶囊	肝肾不足，冲任不固所致崩漏。症见月经过多，行经腹痛等	
血瘀证	宫血停颗粒	气滞血瘀，血不归经所致崩漏。症见经水量多，淋沥日久，经色暗有血块，小腹隐痛等	①孕妇禁用宫血停颗粒、四物胶囊、茜芷胶囊②阴虚火旺者慎用宫血停颗粒，血热所致崩漏者慎用四物胶囊③宫血停颗粒含糖，糖尿病患者慎用
血瘀证	四物胶囊（颗粒，片）	瘀血阻滞，气血虚弱所致崩漏。症见行经时间延长，量或多或少，色暗红，有血块或淋沥不尽，小腹疼痛拒按等	
血瘀证	茜芷胶囊（片）	气滞血瘀，冲任阻滞所致崩漏。症见经期延长，淋沥不尽，经水量少，有血块，腹痛，两胁作胀等	

第八节 经断前后诸证

考点 1 证候类型与治则治法★

证候类型	虚证见脾肾阳虚证、阴虚火旺证等，虚实错杂有肝郁肾虚证等
治则治法	以调节肾阴阳之虚为主，或疏肝、养阴、温阳，肝、脾、肾共调或兼而治之

考点 2 辨证论治★★★

证型	症状	治法	方剂	中成药
阴虚火旺证	绝经前后，月经紊乱，心烦易怒，懊恼易不安，坐卧不宁，哭笑无常，夜卧多梦善惊，口干渴饮，尿黄便燥。舌质红，苔薄黄，脉弦细而数	滋阴降火宁神	百合地黄汤	更年安片（胶囊、丸）、更年宁心胶囊、灵莲花颗粒
脾肾阳虚证	经断前后，腰脊冷痛，肢软无力，神疲体倦，或浮肿便溏，或纳差腹胀，或带下量多，色白清稀。甚者畏寒肢冷，面色㿠白。舌淡嫩，苔白润，脉细弱无力	温肾健脾，强筋壮骨	右归丸合四君子汤	龙凤宝胶囊
肝郁肾虚证	经断前后，阵发性烘热汗出，腰膝酸软，烦躁易怒，情绪异常，头晕耳鸣，乳房胀痛，月经紊乱，或胸闷善太息。舌淡红或偏暗，苔薄白，脉弦细	滋肾养阴，疏肝解郁	一贯煎合逍遥散	女珍颗粒、坤宝丸

考点 3 基本方剂应用★★

证型	方剂与组成	饮片选择	剂量建议	煎法服法
阴虚火旺证	百合地黄汤：百合、生地黄	①生百合：清心安神 ②生地黄：滋阴凉血	—	①水煎温服，睡前服用 ②脾肾阳虚者慎用
脾肾阳虚证	右归丸：大怀熟地、炒山药、炒山茱萸、枸杞子、炒鹿角胶、菟丝子、制附子、杜仲、当归、肉桂	参考"腰痛"中"肾虚腰痛"	附子：有毒。《中国药典》规定内服剂量为 3~15g	①水煎温服，每日 2~3 次，餐后服用 ②附子先煎、久煎 ③鹿角胶烊化兑服
	四君子汤：人参、茯苓、白术、炙甘草	参考"虚劳"中"气虚证"	—	
肝郁肾虚证	一贯煎：北沙参、麦冬、当归、生地黄、枸杞子、川楝子	参考"胃痛"中"胃阴亏耗证"	川楝子：小毒。《中国药典》规定内服剂量为 5~10g	①水煎温服，睡前服用 ②肾阳虚者慎用
	逍遥散：柴胡、当归、白芍、白术、茯苓、甘草、薄荷、煨姜	参考"月经先后无定期"中"肝郁证"	—	

考点 4 中成药应用 ★★★

证型	中成药选用	临床应用	合理用药与用药指导
阴虚火旺证	更年安片（胶囊，丸）	肾阴虚所致绝经前后诸证。症见烘热汗出，眩晕耳鸣，手足心热，烦躁不安	①孕妇禁用更年安片 ②脾肾阳虚者慎用更年安片、更年宁心胶囊、灵莲花颗粒 ③灵莲花颗粒偶有胃部不适，纳差或恶心的不良反应，建议饭后服用
	更年宁心胶囊	肾阴虚所致绝经前后诸证。症见潮热面红，自汗盗汗，心烦不宁，失眠多梦，头晕耳鸣，腰膝酸软，手足心热	
	灵莲花颗粒	心肾阴虚，水火不交所致绝经前后诸证。症见烘热汗出，心悸失眠，心烦不宁，多梦易惊，头晕耳鸣，腰腿酸痛等	
脾肾阳虚证	龙凤宝胶囊	脾肾阳虚所致绝经前后诸证。症见腰膝酸软，烘热汗出，神疲乏力，畏寒肢冷等	龙凤宝胶囊孕妇禁用，阴虚火旺者慎用，患外感疾病期间不宜服用
肝郁肾虚证	女珍颗粒	肝肾阴虚，心肝火旺所致绝经前后诸证。症见烘热汗出，五心烦热，头晕耳鸣，烦躁易怒，心悸失眠等	①孕妇禁用坤宝丸，本药因含有何首乌，不宜长期过量服用 ②脾肾阳虚者慎用女珍颗粒、坤宝丸
	坤宝丸	肝肾阴虚所致绝经前后诸证。症见烘热汗出，心烦易怒，少寐健忘，头晕耳鸣，口渴咽干，四肢酸楚	

第九节 带下过多

考点 1 证候类型与治则治法 ★

证候类型	常见脾虚湿盛证、肾阳亏虚证及湿热下注证
治则治法	以除湿为主，治脾宜运、宜升、宜燥；治肾宜补、宜固、宜涩；治湿热宜清、宜利。实证治疗也可配合外治法

考点 2 辨证论治 ★★★

证型	症状	治法	方剂	中成药
脾虚湿盛证	带下量多，色白或淡黄，质稀薄，或如涕如唾，绵绵不断，无臭；面色㿠白或萎黄，四肢倦怠，脘胁不舒，纳少便溏，或四肢浮肿。舌淡胖，苔白或腻，脉细缓	健脾益气，升阳除湿	完带汤	除湿白带丸、妇科白带膏
肾阳亏虚证	带下量多，绵绵不断，质清稀如水；腰痛如折，畏寒肢冷，小腹冷感，面色晦暗，小便清长，或夜尿多，大便溏薄。舌质淡，苔白润，脉沉迟	温肾培元，固涩止带	内补丸	金樱子膏、参茸卫生丸
湿热下注证	带下量多，色黄或呈脓性，质黏，有臭气，或带下色白质黏，呈豆渣样，外阴瘙痒，小腹作痛，口苦口腻，胸闷纳呆，小便短赤。舌红，苔黄腻，脉滑数	清热利湿，解毒杀虫	止带方	妇炎净胶囊、妇炎康片、盆炎净颗粒、宫炎平片（滴丸）

考点3 基本方剂应用 ★★

证型	方剂与组成	饮片选择	剂量建议	煎法服法
脾虚湿盛证	完带汤：人参、白术、山药、苍术、陈皮、柴胡、白芍、黑芥穗、车前子、甘草	①生晒参：补气生津　党参：适用脾虚便溏②土炒白术：健脾止泻③麸炒山药：健脾止泻止带④米泔水制苍术：燥湿健脾⑤生柴胡：升阳、疏肝⑥酒白芍：行血活血⑦黑芥穗或荆芥穗炭：搜血中之风邪⑧炒车前子：利水湿而不伤中阳⑨炙甘草：补脾益气，调和诸药	白术、山药使用剂量最大，其次是白芍	①水煎温服，每日2~3次，餐前服用②人参另煎，药汁兑服③车前子包煎
肾阳亏虚证	内补丸：鹿茸、肉苁蓉、菟丝子、沙苑子、肉桂、制附子、黄芪、桑螵蛸、蒺藜、紫菀、茯神	①鹿茸：温补力强②酒苁蓉：补肾助阳③盐菟丝子：补肾益脾止泻④炙黄芪：益气补中⑤炒蒺藜：疏肝祛风	①蒺藜：小毒②制附子：有毒	①水煎温服，每日2~3次，餐前服用②鹿茸另煎，药汁兑服；鹿角胶烊化，鹿角霜捣碎先煎③附子先煎30~60分钟
湿热下注证	止带方：猪苓、茯苓、车前子、泽泻、茵陈、赤芍、牡丹皮、黄柏、栀子、牛膝	①生车前子：清热利尿②生泽泻：利水泻热③生赤芍：清热凉血④生黄柏：清热燥湿、泻火解毒⑤生栀子：清热泻火　炒栀子或姜栀子：适用于脾胃较弱⑥生川牛膝或生怀牛膝：引火下行	①脾胃虚寒者赤芍、牡丹皮、黄柏、栀子等用量不宜过大②月经过多者赤芍、牡丹皮用量不宜过大	①水煎温服，每日2~3次，餐前服用②车前子包煎

考点4 中成药应用 ★★★

证型	中成药选用	临床应用	合理用药与用药指导
脾虚湿盛证	除湿白带丸	脾虚湿盛所致带下病。症见带下色白或淡黄，质稀，无臭气，绵绵不断，面色黄白或萎黄，倦怠乏力，腹胀，食少，便溏等	①寒湿带下者慎用除湿白带丸②湿热带下者慎用妇科白带膏③孕妇慎用除湿白带丸、妇科白带膏
	妇科白带膏	脾虚湿盛所致带下病。症见带下色白或淡黄，质稀，无臭气，绵绵不断，面色黄白或萎黄，腰腿痛，倦怠乏力，腹胀，食少，便溏等	
肾阳亏虚证	金樱子膏	肾不固摄所致白带过多。症见白带量多质稀清淡，伴腰膝酸软，小腹冷感，形寒肢冷等	①肝经湿热者慎用金樱子膏②体实及阴虚火旺者、脾胃虚弱者慎用参茸卫生丸
	参茸卫生丸	脾气素弱，或饮食失节，或忧愁思虑过极，脾运失职，或大病久病及肾，或年老肾气日衰，任带不固，以致子宫虚寒所致带下病。症见带下量多，色白，质地清稀，无味，伴腰疼腹痛，四肢不温	

中药学综合知识与技能

· 196 ·

续表

证型	中成药选用	临床应用	合理用药与用药指导
湿热下注证	妇炎净胶囊	湿热蕴结，损及任带二脉所致带下病。症见带下量多，色黄质黏稠，有臭气，或伴阴部瘙痒，胸闷心烦，口苦咽干，小腹胀痛，小便短赤等	①气血虚弱、脾肾阳虚等各种虚证及寒湿所致带下病者慎用妇炎净胶囊、妇炎康片、盆炎净颗粒、宫炎平片 ②孕妇禁用妇炎净胶囊、妇炎康片、盆炎净颗粒，慎用宫炎平片
	妇炎康片	湿热下注，毒瘀互阻所致带下病。症见带下量多，色黄，黏稠或如脓，臭秽，阴部瘙痒，小腹疼痛，心烦，口苦等	
	盆炎净颗粒	湿热阻滞，损及任带所致带下病。症见带下增多，色黄质稠，有臭味，或小腹作痛，或阴痒，胸闷心烦，口苦咽干，纳差，小便黄少等	
	宫炎平片（滴丸）	湿热瘀阻，流注下焦所致带下病。症见带下量多，色黄质稠，小腹隐痛，或阴痒，小便黄少等	

第八章　中医儿科及五官科常见病的辨证论治

第一节　反复呼吸道感染

反复呼吸道感染是指一年内发生呼吸道感染次数过于频繁，超过了一定的范围。西医学根据部位可分为反复上呼吸道感染（鼻炎、咽炎、扁桃体炎）和反复下呼吸道感染（支气管炎、毛细支气管炎、肺炎等），表现为上述症状者，可参考此内容辨证论治。

考点1 证候类型与治则治法 ★

证候类型	应分清虚实病性，辨别脏腑病位。常见肺脾气虚证、气阴两虚证、肺胃实热证等
治则治法	虚证居多，治疗以补虚为主。治宜补肺健脾、益气养阴。若属实证，则以清泻肺胃为主

考点2 辨证论治 ★★★

证型	症状	治法	方剂	中成药
肺脾气虚证	反复外感，鼻塞流涕，咳嗽，动则汗出，少气懒言，面黄少华，食少纳呆，口唇色淡，大便不调。舌质淡红，脉细无力，指纹淡	健脾补肾	玉屏风散	玉屏风胶囊（颗粒，口服液，袋泡茶），黄芪精，龙牡壮骨颗粒
气阴两虚证	反复外感，手足心热，或低热盗汗，口干，神疲乏力，纳呆食少，大便偏干。舌质红，苔少或花剥，脉细无力，指纹淡红	益气养阴	生脉散	槐杞黄颗粒，荣心丸
肺胃实热证	反复外感，咽部微红，口臭，口舌易生疮，汗多而黏，夜寐欠安，大便干。舌质红，苔黄，脉滑数	清泻肺胃	凉膈散	儿感清口服液，小儿豉翘清热颗粒

考点3 基本方剂应用 ★★

证型	方剂及组成	饮片选择	剂量建议	煎法服法
肺脾气虚证	玉屏风散：黄芪、白术、防风	①生防风：祛风解表 ②蜜炙黄芪：补中益气 ③炒白术：补气健脾	—	适量加入大枣，去渣，饭后热服
气阴两虚证	生脉散：人参、麦冬、五味子	①红参或别直参：适用于元气大虚者 ②生晒参或白参：适用于阴虚较显者 ③西洋参：适用于虚而有火者 ④党参：适用于气阴不足者 ⑤太子参：补气生津，适用于小儿或气虚津伤所致虚热汗多者	—	①选用人参、西洋参贵重药材，另煎兑服 ②选用党参、太子参，水煎服

续表

证型	方剂及组成	饮片选择	剂量建议	煎法服法
肺胃实热证	凉膈散：栀子、连翘、黄芩、薄荷、竹叶、芒硝、大黄、甘草	①栀子仁：清内热、除心烦 ②青连翘：清热解毒 ③薄荷叶、竹叶：轻清疏散 ④生大黄：清热泻火通便 ⑤芒硝、甘草：通便导滞，清泄胸膈郁积	连翘用量最大，其次是大黄、芒硝、甘草	①若煮散剂，竹叶、蜂蜜为药引，去渣，食后温服 ②若水煎，薄荷、大黄宜后下，芒硝冲服 ③汤剂每日2~3次，饭后温服 ④随岁数增长适当调整饮片剂量及服用的汤液量 ⑤出现大便稀溏或腹泻时，应停止服药

考点 4 中成药应用 ★★★

证型	中成药选用	临床应用	合理用药与用药指导
肺脾气虚证	玉屏风胶囊（颗粒，口服液，袋泡茶）	表虚不固所致。症见自汗，恶风，气短，乏力等	①热病汗出者、阴虚盗汗者慎用玉屏风胶囊 ②实热邪盛多汗者慎用黄芪精、龙牡壮骨颗粒 ③发热期间应暂停服用玉屏风胶囊、黄芪精、龙牡壮骨颗粒，有恶风表现的患者适宜选用玉屏风胶囊 ④玉屏风胶囊、黄芪精、龙牡壮骨颗粒二者或二者以上联用属于重复用药
肺脾气虚证	黄芪精	气血亏虚所致小儿反复呼吸道感染，兼有自汗，气短，乏力等	
肺脾气虚证	龙牡壮骨颗粒	禀赋不足、体质柔弱，或喂养不当致卫表不能固摄或久病迁延不愈。症见反复呼吸道感染，面色少华，形体消瘦，少气懒言，气短等	
气阴两虚证	槐杞黄颗粒	气阴两虚引起的儿童体质虚弱，反复感冒，头晕、神疲乏力、口干气短，心悸，易出汗，食欲不振，大便秘结	感冒发热不宜服用槐杞黄颗粒
气阴两虚证	荣心丸	气阴两虚引起的儿童反复外感，面黄乏力，烦躁，口中有味或口臭，大便干结	
肺胃实热证	儿感清口服液	小儿素体肺胃蕴热，复感风寒所致。症见发热恶寒，鼻塞，流清涕，咽喉肿痛，咳嗽有痰，色白，口渴等	①咳嗽有痰适宜选儿感清口服液；纳呆、腹胀、便秘者适宜选小儿豉翘清热颗粒 ②风寒感冒和腹泻的小儿均不适宜使用小儿豉翘清热颗粒
肺胃实热证	小儿豉翘清热颗粒	小儿风热感冒夹滞证，症见发热咳嗽，鼻塞流涕，咽红肿痛，纳呆口渴，脘腹胀满，便秘等	

第二节　积　滞

考点 1 证候类型与治则治法

证候类型	母乳喂养或牛奶喂养的婴儿发病，为伤乳；幼儿发病者，为伤食。证候以辨虚实为主，病程较短，脘腹胀痛拒按，或伴低热，哭闹不安，多属实证；病程较长，脘腹胀满喜按，神疲形瘦，多属虚中夹实证；纯属虚证则少见

续表

治则治法	乳食内积之实证以消食导滞为主；脾虚夹积之虚中夹实证以健脾消食、消补兼施为法，积重而脾虚轻者，宜消中兼补；积轻而脾虚甚者，则补中兼消

考点 2 辨证论治 ★★★

证型	症状	治法	方剂	中成药
乳食内积证	不思乳食，嗳腐酸馊，或呕吐食物、乳片，脘腹胀满疼痛，大便酸臭或便秘，烦躁啼哭，夜眠不安，手足心热。舌质红，苔白厚，或黄厚腻，脉弦滑，或指纹紫滞	消乳化食，和中导滞	乳积：消乳丸食积：保和丸	保和丸（水丸，水蜜丸）、小儿消食片、大山楂丸（颗粒）、四磨汤口服液
食积化热证	不思乳食，口干，脘腹胀满，腹部灼热，手足心热，心烦易怒，夜寐不安，小便黄，大便臭秽或秘结。舌质红，苔黄腻，脉滑数，或指纹紫	清热导滞，消积和中	枳实导滞丸	小儿化食丸（口服液）、一捻金（胶囊）、小儿七星茶口服液
脾虚夹积证	面色萎黄，形体消瘦，神疲肢倦，不思乳食，食则饱胀，腹满喜按，大便溏稀酸腥，夹有乳片或不消化食物残渣。舌质淡，苔白腻，脉细滑，或指纹淡滞	健脾助运，消食化滞	健脾丸	健胃消食片、小儿胃宝丸（片）

考点 3 基本方剂应用 ★★

证型	方剂及组成	饮片选择	剂量建议	煎法服法
乳食内积证	乳积用消乳丸：香附、神曲、麦芽、陈皮、砂仁、甘草	①醋香附：疏肝止痛，消积化滞②麸炒神曲、炒麦芽：消食健胃　焦神曲、焦麦芽：消食止泻③炙甘草：补脾和胃、缓急止痛	消乳丸中香附、砂仁、神曲、麦芽使用剂量最大，其次为甘草、陈皮	①水煎温服，每日2~3次，餐后服用②砂仁捣碎后下
	食积用保和丸：山楂、神曲、半夏、茯苓、陈皮、连翘、莱菔子	参考"胃痛"中"饮食伤胃证"	参考"胃痛"中"饮食伤胃证"	参考"胃痛"中"饮食伤胃证"
食积化热证	枳实导滞丸：大黄、枳实、神曲、茯苓、黄芩、黄连、白术、泽泻	①生大黄：攻积导滞②麸炒枳实：散结消痞③麸炒六神曲：醒脾和胃	大黄使用剂量最大，其次为枳实、神曲，泽泻用量最小	水煎温服，每日2次，餐后服用
脾虚夹积证	健脾丸：人参、白术、陈皮、麦芽、山楂、神曲、枳实	①太子参：补气生津　党参：适用于脾虚便溏者②麸炒白术：健脾　土炒白术：补脾止泻③麸炒神曲、炒麦芽、炒山楂：消食健胃　焦神曲、焦麦芽、焦山楂：消食止泻④麸炒枳实：消积除痞	①人参、白术使用剂量最大，其次为枳实②反酸、胃灼热者山楂用量不宜过大	水煎温服，每日2~3次，餐后服用

考点 4　中成药应用 ★ ★ ★

证型	中成药选用	临床应用	合理用药与用药指导
乳食内积证	保和丸（水丸，水蜜丸）	饮食不节，食积中阻，脾胃升降功能失常所致食积。症见腹痛腹胀，恶心呕吐，嗳腐吞酸，不欲饮食，大便不调	①保和丸、小儿消食片、大山楂丸、四磨汤口服液均用于乳食内积邪实者 ②四磨汤口服液可用于气滞明显者 ③空腹时避免大量服用大山楂丸，尤其是胃溃疡、十二指肠溃疡的患者 ④脾胃虚弱者慎用保和丸、小儿消食片、大山楂丸、四磨汤口服液
	小儿消食片	乳食宿久、停滞不消所致积滞。症见食少，便秘，脘腹胀满，面黄肌瘦等	
	大山楂丸（颗粒）	饮食不节，停滞中焦，损伤脾胃所致食积。症见不思饮食，食积不化，脘腹胀满，形体消瘦，呕吐酸腐残渣等	
	四磨汤口服液	乳食内停，气机不畅所致食积。症见腹胀、腹痛、厌食纳差、腹泻或便秘等	
食积化热证	小儿化食丸（口服液）	乳食不节，损伤脾胃所致积滞。症见厌食，恶心呕吐，烦躁，口渴，脘腹胀满，大便干燥	①脾虚者慎用小儿化食丸、一捻金 ②因含有朱砂，肝肾功能不全者慎用一捻金
	一捻金（胶囊）	痰乳食积滞，郁而化热所致积滞。症见纳食减退，呕吐酸馊乳食，腹胀，便秘，或痰涎壅盛，烦躁多啼等	
	小儿七星茶口服液	内伤乳食，停聚中焦，积而不化，气滞不行所致积滞。症见不思乳食，脘腹胀痛，嗳腐酸馊或呕吐食物，大便不畅或大便酸臭等	
脾虚夹积证	健胃消食片	暴饮暴食所致食积。症见食欲不振，食入难化，恶心呕吐，脘部痞闷，嗳腐吞酸，大便不畅等	食积内热者慎用小儿胃宝丸
	小儿胃宝丸（片）	脾胃虚弱，饮食失节，乳食停滞所致积滞。症见不思乳食，呕吐酸腐，大便溏泄等	

第三节　厌　食

考点 1　证候类型与治则治法 ★

证候类型	脾失健运证除厌食外，无明显虚象；脾胃气虚证伴肢倦乏力、形体偏瘦等气虚征象；脾胃阴虚证伴口舌干燥、食少饮多等阴虚征象
治则治法	采用运脾、健脾、疏肝、养胃之法。小儿宜以轻清之剂解脾气之困，使脾胃调和，脾运复健，则胃纳自开。消导不宜过峻，燥湿不宜过热，补益不宜呆滞，养阴不宜滋腻

考点2 辨证论治 ★★★

证型	症状	治法	方剂	中成药
脾失健运证	食欲不振，厌恶进食，食而乏味，或伴胸脘痞闷，嗳气泛恶，偶尔多食则脘腹饱胀，大便不调，形体尚可，精神如常。舌淡红，苔薄白或薄腻，脉尚有力	调和脾胃，运脾开胃	不换金正气散	健儿消食口服液、复方消食茶（口服液）
肝脾不和证	厌恶进食，嗳气频繁，胸胁痞满，性情急躁，神疲肢倦，大便不调。舌质淡，苔薄白，脉弦细	疏肝健脾，理气助运	逍遥散	小儿肠胃康颗粒
脾胃气虚证	不思进食，食不知味，神倦多汗，大便溏薄夹不消化食物，面色少华，形体偏瘦，肢倦乏力。舌淡，苔薄白，脉缓无力	健脾益气，佐以助运	异功散	参苓白术散（丸）、启脾丸（口服液）
脾胃阴虚证	不思进食，食少饮多，皮肤失润，大便偏干，小便短黄，甚或烦躁少寐，手足心热。舌红少津，苔少或花剥，脉细数	滋脾养胃，佐以助运	养胃增液汤	儿宝颗粒（膏）、健儿素颗粒

考点3 基本方剂应用 ★★

证型	方剂及组成	饮片选择	剂量建议	煎法服法
脾失健运证	不换金正气散：陈皮、苍术、厚朴、草果、半夏、甘草、藿香、生姜、大枣	①米泔水制苍术：燥湿健脾 麸炒苍术：健脾和胃 ②姜厚朴：宽中和胃 ③姜草果仁：温胃止呕 ④姜半夏：降逆止呕 ⑤炙甘草：补脾益气	①陈皮、苍术、厚朴、半夏、甘草、藿香使用剂量最大，其次为草果 ②生半夏：有毒，炮制后用量不宜过大，《中国药典》规定每日3～9g	①水煎温服，每日2～3次，餐前服用 ②草果捣碎后入煎；大枣破开或去核后入煎
肝脾不和证	逍遥散：柴胡、当归、白芍、白术、茯苓、煨姜、薄荷、甘草	参考"积聚"中"肝气郁结证"	参考"积聚"中"肝气郁结证"	参考"积聚"中"肝气郁结证"
脾胃气虚证	异功散：人参、白术、茯苓、陈皮、甘草	①太子参：补气生津 党参：适用于脾虚便溏者 ②麸炒白术：健脾 土炒白术：补脾止泻 ③炙甘草：益气补中	各药剂量均等	水煎温服，每日2～3次，餐前服用
脾胃阴虚证	养胃增液汤：石斛、乌梅、沙参、玉竹、白芍、甘草	①干石斛：滋阴清热 鲜石斛：清热生津 ②生乌梅：生津止渴 ③北沙参：益胃生津，滋阴 ④生白芍：平肝敛阴，养阴补血 ⑤生甘草：泻火解毒	①若选鲜石斛，用量可加大到15～30g ②反酸、胃灼热者乌梅用量不宜过大	①水煎温服，每日2～3次，餐前服用 ②石斛先煎；用鲜石斛可榨汁，药渣与群药同煎，药汁兑服

考点4 中成药应用★★★

证型	中成药选择	临床应用	合理用药与用药指导
脾失健运证	健儿消食口服液	脾胃虚弱、运化失调所致厌食。症见纳呆食少，面色萎黄，脘腹胀满，易出汗等	①健儿消食口服液用于兼有手足心热、自汗者 ②复方消食茶用于厌食兼有便溏 ③胃阴不足者慎用健儿消食口服液和复方消食茶
	复方消食茶（口服液）	脾失健运，乳食停滞所致厌食。症见食积不化，不思饮食，面色少华，形体偏瘦	
肝脾不和证	小儿肠胃康颗粒	肝经郁热，脾胃虚弱，健运失调所致厌食。症见食欲不振，纳呆食少，面色无华，腹胀，腹泻，大便中夹有不消化残渣等	脏腑虚寒者慎用小儿肠胃康颗粒
脾胃气虚证	参苓白术散（丸）	脾胃气虚，升降失司所致纳呆。症见厌食或拒食，纳呆腹胀，面色萎黄，乏力，自汗，精神欠佳，肌肉不实，或形体羸瘦等	①启脾丸用于厌食兼食滞明显者 ②湿热内蕴者慎用参苓白术散和启脾丸 ③参苓白术散与四君子丸不宜同时使用；启脾丸与四君子丸、大山楂丸不宜同时使用，属于重复用药
	启脾丸（口服液）	脾胃虚弱，水谷不运，饮食不消所致纳呆。症见食欲不振，食量减少，面色萎黄，倦怠乏力，腹胀，便溏，或宿食不消，形体消瘦等	
脾胃阴虚证	儿宝颗粒（膏）	脾胃虚弱、胃阴不足所致厌食。症见口干多饮，纳呆食少，面黄肌瘦，四肢倦怠，精神不振，体虚多汗等	①食积内热厌食者慎用儿宝颗粒 ②糖尿病患者禁用健儿素颗粒
	健儿素颗粒	因脾胃受损、气液耗伤所致疳积。症见食欲不振，消化不良，腹满腹痛，大便溏薄，面黄肌瘦等	

第四节 鼻 渊

考点1 证候类型与治则治法

证候类型	辨新久、分虚实。新病，起病急，病程短，以实证多见，可见风热蕴肺证、胆经郁热证、肺气虚寒证、脾虚湿困证等。邪盛迁延，伤及正气，可致实中夹虚，易患感冒，反复发作。久病，病程长，缠绵难愈，多属虚证，或虚中夹实，可见肺气虚寒和脾气虚弱
治则治法	新病治疗以通窍、清热、祛湿为主，辨别病位所在，重在调和肺、脾胃、肝胆等脏腑。久病慢性改变，应注意益气或温补

考点2 辨证论治★★★

证型	症状	治法	方剂	中成药
风热蕴肺证	鼻塞，涕黄稠而量多，嗅觉差，鼻黏膜红肿，可伴头痛，发热，汗出，胸闷，咳嗽，痰多。舌红，苔黄，脉浮数	祛风清热宣窍	泻白散合辛夷清肺饮	利鼻片、鼻渊通窍颗粒、鼻渊片、鼻舒适片

续表

证型	症状	治法	方剂	中成药
胆经郁热证	脓涕量多，色黄或黄绿，或有臭味，鼻塞重，嗅觉差，鼻黏膜红赤。伴头痛较剧，口苦，咽干，目眩，耳鸣，耳聋，寐少梦多，烦躁易怒，小便黄赤。舌质红，舌苔黄或腻，脉弦数	清胆泄热通窍	龙胆泻肝汤	鼻渊舒胶囊（口服液）、藿胆丸（滴丸）、胆香鼻炎片
肺气虚寒证	鼻涕黏白量多，稍遇风寒则鼻塞，嗅觉减退，鼻黏膜淡红肿胀，中鼻甲肥大或息肉样变，中鼻道可见黏性分泌物；头昏头胀，气短乏力，语声低微，面色苍白，自汗畏风，咳嗽痰多。舌质淡，舌苔薄白，脉缓弱	温补肺脏，益气通窍	温肺止流丹	辛芩颗粒（片）
脾虚湿困证	鼻涕黄浊量多，鼻塞重而持续，嗅觉减退，鼻黏膜肿胀，中鼻道、嗅沟或鼻底可见黏性或脓性分泌物；头昏闷或重胀，胸脘痞闷，纳呆食少，小便黄赤。舌质红，舌苔黄腻，脉滑数	清热利湿，化浊通窍	甘露消毒丹	甘露消毒丸

考点 3 基本方剂应用 ★★

证型	方剂及组成	饮片选择	剂量建议	煎法服法
风热蕴肺证	泻白散：桑白皮、地骨皮、粳米、甘草	①蜜炙桑白皮：清肺润肺 ②炙甘草：补脾和胃	桑白皮、地骨皮用量最大	①水煎温服，每日2~3次，餐后服用 ②辛夷包煎，石膏先煎
	辛夷清肺饮：辛夷、石膏、知母、栀子、黄芩、枇杷叶、升麻、百合、麦冬	①生栀子：清热泻火，凉血解毒 炒栀子：适用于脾胃较弱者 ②生石膏：清热泻火，除烦止渴	—	
胆经郁热证	龙胆泻肝汤：龙胆、栀子、黄芩、泽泻、木通、车前子、当归、柴胡、生地黄、生甘草	参考"不寐"中"肝火扰心证"	参考"不寐"中"肝火扰心证"	参考"不寐"中"肝火扰心证"
肺气虚寒证	温肺止流丹：诃子、甘草、桔梗、石首鱼脑骨、荆芥、细辛、人参	①煅石首鱼脑骨：便于煎煮 ②生诃子：敛肺利咽 ③生晒参：补气生津，安神	①石首鱼脑骨用量最大，其次是桔梗 ②人参常规使用剂量为3~9g，另煎兑服，也可研粉吞服，一次2g，一日2次 ③细辛《中国药典》规定使用剂量为1~3g，用量不宜过大	①水煎温服，每日2~3次，餐前服用 ②生晒参入汤剂时另煎兑服，也可研粉吞服

续表

证型	方剂及组成	饮片选择	剂量建议	煎法服法
脾虚湿困证	甘露消毒丹：黄芩、茵陈、藿香、石菖蒲、川贝母、木通、连翘、白蔻仁、薄荷、射干、滑石	①滑石粉：纯净，便于使用 ②生黄芩：清热燥湿	①滑石用量最大，其次为茵陈、黄芩 ②川贝母入煎剂，一般用量为3~10g，也可研粉冲服，一次1~2g	①水煎温服，每日2~3次，餐后服用 ②薄荷、白蔻仁宜后下，滑石宜包煎

考点 4 中成药应用★★★

证型	中成药选用	临床应用	合理用药与用药指导
风热蕴肺证	利鼻片	风热蕴肺所致鼻渊。症见发病急，鼻塞，涕黄或白黏，量少，鼻内黏膜红肿，中鼻道有稠涕等	①儿童、孕妇、哺乳期妇女，及肝肾功能不全者禁用鼻渊片；孕妇慎用利鼻片 ②外感风寒或肺脾气虚者慎用利鼻片（因含细辛、苍耳子），不宜过量、久用。脾虚腹胀者及运动员慎用鼻渊通窍颗粒 ③鼻舒适片含有西药马来酸氯苯那敏，少数可见嗜睡、疲劳、乏力、胸闷、咽喉痛、心悸或皮肤瘀斑，出血倾向，痰液黏稠等；少数出现药物性过敏反应 ④新生儿或早产儿，癫痫患者，接受单胺氧化酶抑制剂治疗的患者，对鼻舒适片高度过敏者禁用 ⑤胃溃疡患者宜饭后服用，鼻舒适片用药期间不宜驾驶车辆，操作机器及高空作业
	鼻渊通窍颗粒	邪热犯肺，肺失宣降，邪热循经上壅鼻窍而致鼻渊。症见鼻涕量多而白黏或黄稠，嗅觉减退，头痛等	
	鼻渊片	邪热犯肺，肺失宣降，邪热循经上壅鼻窍而致鼻渊。症见鼻涕量多而白黏或黄稠，嗅觉减退，头痛，可兼有发热恶风，汗出等	
	鼻舒适片	邪热犯肺，肺失宣降，邪热循经上壅鼻窍而致鼻渊。症见喷嚏，流涕，鼻塞，头痛，咳嗽，痰多等	
胆经郁热证	鼻渊舒胶囊（口服液）	胆腑郁热所致鼻渊。症见鼻涕黄浊黏稠如脓，量多，有臭味，鼻塞，嗅觉差，鼻窍黏膜红肿，头痛剧烈等	①孕妇禁用胆香鼻炎片；慎用鼻渊舒胶囊、藿胆丸 ②肺脾气虚、气滞血瘀者慎用鼻渊舒胶囊（因含细辛、苍耳子），不宜过量、久用 ③脾虚便溏者慎用藿胆丸
	藿胆丸（滴丸）	湿浊内蕴，胆经郁火所致鼻渊。症见鼻塞、流清涕或浊涕，量多不止，头痛，烦躁易怒，口苦咽干等	
	胆香鼻炎片	胆失疏泄，气郁化火，胆火循经上犯，移热于脑，伤及鼻窍所致鼻渊。症见鼻涕浓浊，量多，鼻塞，嗅觉减退，头痛等	
肺气虚寒证	辛芩颗粒（片）	肺气不足，风邪外袭所致的鼻痒、喷嚏、流清涕，易感冒	①外感风热或风寒化热者慎用 ②辛芩颗粒含有苍耳子、细辛，不宜过量、久服
脾虚湿困证	甘露消毒丸	暑湿蕴结，症见身热肢酸，胸闷腹胀，尿赤，黄疸	①孕妇禁用 ②寒湿内阻者慎用

第五节 口 疮

考点1 证候类型与治则治法★

证候类型	实证多见心脾积热证，以口疮色红灼痛为主要特征。虚证多见脾肾阳虚证，常易反复发作，以口疮色白或暗，缠绵难愈为主要特征
治则治法	实证宜清热泻火为主，虚证宜温补敛疮为主

考点2 辨证论治★★★

辨证	症状	治法	方剂	中成药
心脾积热证	口腔黏膜溃疡，灼痛明显，常因过食煎炒辛辣或少寐而发，伴口渴心烦、失眠、小溲短黄、大便秘结；检查见口腔黏膜表面有黄白色假膜，周边红肿。舌红，苔黄或腻，脉数有力	泻火解毒，清上泻下	凉膈散	牛黄清胃丸、导赤丸
阴虚火旺证	口腔溃疡数量少，周边红肿不甚，疼痛较轻，但此愈彼起，绵延不止；手足心热，失眠多梦，口舌干燥不欲饮。舌红少苔，脉细数	滋阴补肾，降火敛疮	知柏地黄丸	知柏地黄丸
脾肾阳虚证	口疮疼痛较轻，久难愈合，伴倦怠乏力，腰膝或少腹以下冷痛，小便清；检查见口疮色白或暗，周边淡红或不红。舌淡，苔白，脉沉迟	温肾健脾，化湿敛疮	附子理中丸合金匮肾气丸	附子理中丸、金匮肾气丸

考点3 基本方剂应用★★

辨证	方剂及组成	饮片选择	剂量建议	煎法服法
心脾积热证	凉膈散：大黄、芒硝、栀子、黄芩、连翘、薄荷、竹叶、甘草	参考"反复呼吸道感染"中"肺胃实热证"	参考"反复呼吸道感染"中"肺胃实热证"	参考"反复呼吸道感染"中"肺胃实热证"
阴虚火旺证	知柏地黄丸：知母、黄柏、熟地、山药、茯苓、泽泻、丹皮、山茱萸	①盐知母：滋阴降火 ②盐黄柏：滋阴降火，不伤脾胃 ③盐泽泻：滋阴泄热	熟地剂量最大，其次为山药、山茱萸	水煎温服，每日2~3次，餐前服用
脾肾阳虚证	附子理中丸：人参、白术、甘草、干姜、附子	参考"虚劳"中"阳虚证"	参考"虚劳"中"阳虚证"	参考"虚劳"中"阳虚证"
	金匮肾气丸：附子、桂枝、熟地黄、山药、茯苓、山茱萸、泽泻、丹皮	参考"消渴"中"阴阳两虚证"	参考"消渴"中"阴阳两虚证"	参考"消渴"中"阴阳两虚证"

考点4 中成药应用 ★★★

证型	中成药选用	临床应用	合理用药与用药指导
心脾积热证	牛黄清胃丸	心胃火盛，熏蒸上焦，上攻于口所致口疮。症见口腔黏膜充血发红，水肿破溃，渗出疼痛，口热口臭，口干口渴等	①孕妇禁用牛黄清胃丸，阴虚火旺者、老人、儿童及素体脾胃虚寒者慎用 ②孕妇禁用导赤丸，脾虚便溏者及体弱年迈者慎用
	导赤丸	心经热盛，心火循经上炎所致口疮。症见口舌生疮或糜烂，疼痛，灼热，口渴喜饮等	
阴虚火旺证	知柏地黄丸	参考"汗证"中"阴虚火旺证"	参考"汗证"中"阴虚火旺证"
脾肾阳虚证	附子理中丸	—	①孕妇禁用金匮肾气丸；慎用附子理中丸 ②大肠湿热泄泻者不宜使用附子理中丸。湿热壅盛、风水泛滥水肿者不宜用金匮肾气丸
	金匮肾气丸		

第六节　咽喉肿痛

考点1 证候类型与治则治法 ★

证候类型	辨证有风热、实火、虚火之分。风热病程较短，病情较轻。失治、误治，或肺胃邪热壅盛，则出现火毒上攻之证候，病情转重。虚火多以患者素体肺肾阴虚、津液不足为本
治则治法	清利咽喉、消肿止痛，在表者宜疏风解表；火毒者宜泻火解毒；虚火者宜滋阴降火

考点2 辨证论治 ★★★

证型	症状	治法	方剂	中成药
风热外袭证	咽部疼痛，逐渐加重，吞咽或咳嗽时疼痛加剧，咽部红肿，颌下有瘰核；伴见发热恶风，头痛，咳嗽痰黄。舌质红，苔黄，脉浮数	疏风清热，消肿利咽	疏风清热汤	清咽利膈丸、金嗓开音丸（胶囊，颗粒）、复方鱼腥草片
火毒上攻证	咽喉疼痛红肿，吞咽困难，咽喉如梗，咽部红肿明显，颌下有瘰核、压痛，伴发热，口渴喜饮，疼痛剧烈，小便短赤，大便秘结。舌质红，苔黄，脉数有力	泄热解毒，利咽消肿	清咽利膈汤	板蓝根颗粒（糖浆，口服液，片）、六神丸
虚火上炎证	咽部干燥，微痛，干痒，灼热，有异物感，干咳少痰，或痰中带血；或伴颧红潮热，耳鸣多梦。舌红，苔少，脉细数	滋阴降火，清肺利咽	养阴清肺汤、知柏地黄丸	知柏地黄丸（颗粒，口服液，片，胶囊）、金参润喉合剂、玄麦甘桔含片（颗粒，胶囊）

中药学综合知识与技能

考点 3 基本方剂应用 ★★

证型	方剂及组成	饮片选择	剂量建议	煎法服法
风热外袭证	疏风清热汤：荆芥、防风、牛蒡子、甘草、金银花、连翘、桑白皮、赤芍、桔梗、黄芩、天花粉、玄参、浙贝母	①生甘草：清热解毒 ②生荆芥：解表祛风 ③生牛蒡子：疏散风热、解毒散结利咽 炒牛蒡子：适用于平素便溏者 ④生桑白皮：泻肺行水 ⑤浙贝母：清肺化痰	①牛蒡子滑肠，脾胃虚弱或便溏者慎用 ②桔梗用量大易致恶心不适	水煎温服，每日2~3次，餐后服用
火毒上攻证	清咽利膈汤：玄参、升麻、桔梗、甘草、茯苓、黄连、黄芩、牛蒡子、防风、芍药	①酒黄芩：清头目之火 ②酒黄连：清头目之火 ③炒牛蒡子：解毒透疹，利咽散结，化痰止咳 ④生甘草：清热解毒	桔梗可能导致恶心呕吐，平时脾胃虚弱，用量宜小	水煎温服，每日2~3次，餐后服用
虚火上炎证	养阴清肺汤：玄参、甘草、白芍、麦冬、生地、薄荷、贝母、丹皮	①生甘草：清热解毒，祛痰止咳 ②炒白芍：养血和营，敛阴止汗 ③川贝母：清润止咳	生地用量最大，其次是玄参	水煎温服，每日2~3次，餐后服用
	知柏地黄丸：知母、黄柏、熟地、山药、茯苓、泽泻、丹皮、山茱萸	参考"口疮"中"阴虚火旺证"	参考"口疮"中"阴虚火旺证"	参考"口疮"中"阴虚火旺证"

考点 4 中成药应用 ★★★

证型	中成药选用	临床应用	合理用药与用药指导
风热外袭证	清咽利膈丸	外感风邪，脏腑积热所致咽喉肿痛。症见咽喉红肿，咽痛，面红，痰涎壅盛，口渴舌干，大便秘结，小便黄赤	①孕妇禁用清咽利膈丸，老人、儿童及虚火喉痹、脾胃虚弱者慎用 ②虚火喉痹、喉喑者慎用金嗓开音丸 ③虚火喉痹、乳蛾者慎用复方鱼腥草片 ④清咽利膈丸、金嗓开音丸、复方鱼腥草片三种中成药均不建议联合使用
	金嗓开音丸（胶囊，颗粒）	风热邪毒内袭，上犯咽部所致咽喉肿痛。症见咽部红肿、疼痛、口干口渴	
	复方鱼腥草片	风热外侵，肺经蕴热，邪热攻冲咽喉而致咽喉肿痛。症见咽部红肿，疼痛，咽干灼热，发热恶寒，咳嗽痰黄等	
火毒上攻证	板蓝根颗粒（糖浆，口服液，片）	火毒炽盛，上灼于咽而致咽喉肿痛。症见咽部红肿，疼痛，发热等	①阴虚火旺者、老人及素体脾胃虚弱者慎用板蓝根颗粒和六神丸 ②六神丸不宜过量、久用（因含蟾酥、雄黄）
	六神丸	热毒炽盛，上灼咽喉所致咽喉肿痛。症见咽部红肿，咽痛较剧，吞咽困难，伴发热，口渴，心烦等	

208

续表

证型	中成药选用	临床应用	合理用药与用药指导
虚火上炎证	知柏地黄丸（颗粒，口服液，片，胶囊）	素体阴虚或热伤津液，虚火上炎，熏灼咽喉所致咽喉肿痛。症见咽干不适，灼热，隐痛，咽痒干咳，有异物感，腰膝酸软，五心烦热等	①气虚发热及实热、感冒、脾虚便溏及气滞中满者慎用知柏地黄丸 ②风热或风寒喉痹者慎用金参润喉合剂 ③风热喉痹、乳蛾者慎用玄麦甘桔含片
	金参润喉合剂	肺胃阴虚，虚火上炎，熏灼咽喉所致咽喉肿痛。症见咽喉疼痛，灼热，咽痒咽干，有异物感，咽部黏膜暗红，咽底有颗粒突起，口干，便秘等	
	玄麦甘桔含片（颗粒，胶囊）	热病伤阴，阴虚火旺，虚火上炎，熏灼咽喉所致咽喉肿痛。症见咽部红肿，干燥灼热，痒痛不适，咽内异物感，口鼻干燥，干咳少痰等	

第七节　耳鸣耳聋

考点 1 证候类型与治则治法 ★

证候类型	辨证主要在于辨虚实、辨脏腑。突发性耳鸣耳聋多属实证，包括风热侵袭证、肝火上扰证等；渐进性耳鸣耳聋多属虚证，包括肾精亏损证、脾胃虚弱证等，病位在肾与脾胃
治则治法	实证以通窍、清热、泻火为主；虚证以补肾、健脾、通窍为主

考点 2 辨证论治 ★★★

证型	症状	治法	方剂	中成药
风热侵袭证	耳鸣或耳聋突然发生，如吹风音，昼夜不停，耳部胀闷不适，或耳内作痒，听力下降，伴有发热恶寒，鼻塞流涕，咽痒咳嗽。舌质红，苔薄黄，脉浮数	疏风清热，宣肺利窍	银翘散	银翘解毒丸
肝火上扰证	耳鸣或耳聋突然发生，如闻潮声，或如雷鸣，时轻时重，多随情绪而波动，伴有头痛眩晕、面赤目赤，口苦咽干，烦躁，或夜寐不安，大便秘结。舌质红，苔黄，脉弦数	清肝泻火，开郁通窍	龙胆泻肝汤	龙胆泻肝丸（颗粒，浓缩丸，大蜜丸，口服液，胶囊）、通窍耳聋丸、泻青丸
肾精亏损证	耳鸣或耳聋久发，耳鸣如蝉，昼夜不息，安静时尤甚，听力逐渐下降，伴有腰膝酸软，头晕目眩，或虚烦失眠，夜尿频多。舌淡红，少苔，脉细弱	滋补肝肾，宣通耳窍	耳聋左慈丸	耳聋左慈丸
脾胃虚弱证	耳鸣或耳聋日久，耳鸣声低，每遇疲劳加重，伴有倦怠乏力，头晕目眩，纳差便溏，或失眠健忘，面色无华。舌质淡，苔白，脉细弱或沉弱	健脾益气，聪耳通窍	益气聪明汤	补中益气丸

考点 3 基本方剂应用 ★★

证型	方剂及组成	饮片选择	剂量建议	煎法服法
风热侵袭证	银翘散： 金银花、连翘、薄荷、荆芥、淡豆豉、牛蒡子、桔梗、淡竹叶、甘草	参考"感冒"中"风热感冒"	参考"感冒"中"风热感冒"	参考"感冒"中"风热感冒"
肝火上扰证	龙胆泻肝汤： 龙胆、栀子、黄芩、木通、泽泻、车前子、柴胡、生甘草、当归、生地黄	参考"不寐"中"肝火扰心证"	参考"不寐"中"肝火扰心证"	参考"不寐"中"肝火扰心证"
肾精亏损证	耳聋左慈丸： 磁石、熟地、山药、茯苓、泽泻、丹皮、山茱萸、竹叶柴胡	①煅磁石：聪耳明目，补肾纳气 ②熟地：滋阴养血，益精填髓	熟地黄：用量最大。脾胃虚弱、中满便溏、气滞痰多者慎用，或酌情减量	水煎温服，每日2~3次，餐后服用
脾胃虚弱证	益气聪明汤： 黄芪、甘草、芍药、黄柏、人参、升麻、葛根、蔓荆子	①生晒参：补气生津，安神 ②炙甘草：补脾和胃 ③酒黄柏：缓和寒性，引药上行 ④炒蔓荆子：升清阳之气，祛风止痛 ⑤蜜炙升麻：升举阳气	①人参、黄芪和甘草用量最大 ②人参3~9g，另煎兑服，也可研粉吞服，一次2g，一日2次	水煎温服，每日2~3次，餐后服用

考点 4 中成药应用 ★★★

证型	中成药选用	临床应用	合理用药与用药指导
风热侵袭证	银翘解毒丸	—	参考"感冒"中"风热感冒"
肝火上扰证	龙胆泻肝丸（浓缩丸，颗粒，大蜜丸，口服液，胶囊）	肝胆湿热，肝火上扰所致耳鸣耳聋。症见头晕目赤，耳肿疼痛，胁痛口苦，尿赤涩痛，湿热带下	①孕妇慎用龙胆泻肝丸、泻青丸、通窍耳聋丸 ②脾胃虚寒者、年老体弱者慎用龙胆泻肝丸和通窍耳聋丸 ③服药期间忌食生冷油腻食物
	通窍耳聋丸	肝经热盛所致的耳鸣耳聋。症见听力下降，耳底肿痛，头目眩晕，目赤口苦，胸膈满闷等	
	泻青丸	肝胆火盛，循经上扰耳窍所致耳鸣耳聋。症见听力下降，耳鸣伴头痛，眩晕，面红，目赤，口苦咽干，烦躁易怒等	
肾精亏损证	耳聋左慈丸	肝肾阴虚所致的耳鸣耳聋。症见耳鸣耳聋，头晕目眩	痰瘀阻滞证者慎用耳聋左慈丸
脾胃虚弱证	补中益气丸	—	阴虚内热者慎用补中益气丸，且不宜与感冒药同时服用

第九章　民族医药基础知识

第一节　藏医药基础知识

考点 1 藏医基础知识

（一）五源学说★★★

内容	特性	功能
土源	沉、稳、钝、绵、腻、干	坚固、集合、承载、聚拢和祛隆病，是万物产生和存在的基础
水源	稀、凉、沉、钝、腻、柔	潮湿、滋润、聚拢和祛赤巴病
火源	热、锐、干、糙、轻、腻、动	发热、成熟和祛培根病
风源	轻、动、寒、糙、涩、干	固本、生长、输送和祛培赤病
空源	均散于"土、水、火、风"	生存、生长、运动提供辅助和空间

（二）三因学说★★★

内容	功能	分类	位置	各自功效
隆	推动血液循环、司理呼吸及机体运动，是人体生命功能的动力	维命隆（索增隆）	居于头顶，行咽喉至胸部、上腹部	调吞咽、主呼吸、司感觉，明目生智
		上行隆（根久隆）	居于胸，行鼻、舌、咽	司语言、滋身体、养情志，使肤色荣润
		遍行隆（桥杰隆）	居于心，行全身	调气血、促运动
		伴火隆（每酿隆）	居于胃，行脏腑	主消化、化津液
		下泄隆（吐塞隆）	居于直肠，行大肠、膀胱、阴器等部	司精血、控秽物
赤巴	相当于"火"，有提供机体热能，促进消化的功能	消化赤巴（赤巴久杰）	居于胃、肠之间	主体温、升胃温，司消化，助其他赤巴
		变色赤巴（赤巴党久）	居于肝脏	主七大基质基础的颜色及色泽变化
		行动赤巴（赤巴主杰）	居于心脏	主情志，控思维
		明视赤巴（赤巴通杰）	居于目	司视觉
		明颜赤巴（赤巴朵赛）	居于皮肤	荣润皮肤

续表

内容	功能	分类	位置	各自功效
培根	具有水和土的性质，有提供人体津液和湿润的功能	能依培根（培根垫杰）	居于胸	促进和调解人体水液的输布
		搅拌培根（培根酿杰）	居于胃	助消化
		味觉培根（培根弄杰）	居于舌	司味觉
		餍足培根（培根次木杰）	居于头	主感觉
		连结培根（培根久杰）	居于关节	司关节活动

（三）阴阳（寒热）学说★

内容	归类	表述	相互关系
阴（寒）	一切趋于静止的、向下的、减退的、消极的、阴暗的、寒凉的、内在的事物和现象	寒、月、水、弱、缓、静、钝、内、下、雌	既对立又统一，相互关联而又矛盾
阳（热）	一切趋于活动的、向上的、旺盛的、积极的、光亮的、温热的、外在的事物和现象	热、日、火、强、峻、动、锐、外、上、雄	

（四）治疗原则

总原则	早期治疗、平息和排除法、反复治疗
具体治则	"马秀瓦"、单一型疾病治则、混合型疾病治则
特殊治则	猫逮老鼠法、高山竖旗法、驱野马入狭道法、白鹭捕鱼法、狭路逢敌法、登梯高升法、英雄制敌法、调解纠纷法、牛负牛驮羊负羊驮法

（五）治疗方法

治疗方法	平息法、补益法、消散法、汗法、油疗法、泻下法、药浴法、擦涂法、手术法、催吐法、滴鼻法、缓导泻法、峻导泻法、利尿法、罨敷法、金针穿刺法、放血疗法、火灸18种

考点2 藏药基础知识

（一）藏药理论★★★

藏药以五源学说和味、性、效理论为指导，形成独具特色的理论体系。

1. 药物与五源的关系★

五源	功能	按所含五元成分的多寡分类	药性
土源	药物生长之本源	土性药	沉、稳、钝、柔、润、干
水源	药物生长的湿能	水性药	稀、凉、沉、钝、润、柔、软等
火源	药物生长的热源	火性药	热、锐、干、糙、轻、腻、动等
风源	药物生长的动力	风性药	轻、动、寒、糙、干等
空源	药物生长提供空间	空性药	空、虚

2. 药物的六味、八性、十七效★★

六味	甘、酸、咸、苦、辛、涩。药物气味由药物中的五源联合决定		土和水源生甘味		
			火和土源生酸味		
			火和水源生咸味		
			水和风源生苦味		
			火和风源生辛味		
			土和风源生涩味		
	功效	甘味	稀、凉、钝、软		
			能治隆、赤巴病，多能诱发培根病		
		酸味	润、沉、稳、温		
			能治培根病，多能诱发热病		
		咸味	润、重、温		
			能治隆、培根病，过量会诱发培根病		
		苦味	轻、糙、凉、锐、浮等		
			能治赤巴病，多能诱发隆和培根病		
		辛味	温、锐、腻、糙等		
			能治隆及培根病，过量会诱发隆病		
		涩味	凉、重、润、浮等		
			能治赤巴病，多能诱发隆、培根病		
	三化味	药物或食物进入胃后，被能搅拌培根、消化赤巴、伴火隆等三胃火依次消化	药物和食物的甘味和咸味消化后成为甘味	消化后的甘、酸、苦三味谓之三化味	甘味能医治赤巴病和隆病
			药物和食物的酸味消化后为酸味		酸味能医治隆病和培根病
			药物和食物的苦、辛、涩味消化后成为苦味		苦味能治赤巴病和培根病
八性	沉、腻、凉、钝、轻、糙、热、锐，源自五源		土源偏盛药物性能沉、腻	沉、腻两性对治特性为轻、糙的隆病	
			水源偏盛药物性能凉、钝	凉、钝两性对治特性为热、锐的赤巴病	
			火源偏盛药物性能热、锐	轻、糙、热、锐四性对治特性为沉、柔、寒、钝的培根病	
			风源偏盛药物性能轻、糙		
十七效	柔、沉、温、腻、稳、寒、钝、凉、软、稀、燥、干、热、轻、锐、糙、浮		沉、稳、钝、柔、腻和干源自土源		
			热、锐、干、轻、燥、腻、浮源自火源		
			凉、稀、沉、钝、腻、软源自水源		
			轻、寒、燥、糙、浮、干源自风源		

（二）配伍★

1. 配伍方法

按味配方	二味配伍法（15种）、三味配伍法（20种）、四味配伍法（15种）、五味配伍法（6种）、六味配伍法（1种）
按性效配方	将性、效相同或相近的药味配伍到一个方剂中，或将与疾病性质相反的一类性效药物配伍于一个方剂中
按化味配方	将化味相同的药物配伍在一起
按药物部位配伍法	用以治疗不同部位的疾病

2. 配伍原则★

君、臣、佐、使配伍原则	同类方剂按君臣佐使分类
	一个方剂中按君臣佐使配伍
温和配伍原则	是为抑制一些峻烈药物功效，或提引某些药物的功效，发挥各药味的协同作用所采取的一种配伍方法
加减化裁原则	根据具体疾病，患者的体质、年龄、气候、环境以及生活习惯等不同情况，灵活化裁、加减药味或药量

（三）剂型

主要有汤剂、散剂、丸剂、糊剂、酥油丸、灰丹剂、膏剂、药酒、胶囊等。

（四）用药禁忌★

配伍禁忌	性质相反的药物不可配伍于同一方剂中
妊娠用药禁忌	大凡剧毒药、峻泻药、活血祛瘀药等应忌用或慎用

（五）部分重要常用方剂简介★★★

基本方剂	组成	功能	主治
七十味珍珠丸	珍珠（制）、檀香、降香、九眼石（制）、西红花、牛黄、麝香等	安神，镇静，通经活络，调和气血，醒脑开窍	"黑白脉病""龙血"不调；中风、瘫痪、半身不遂、癫痫、脑溢血、脑震荡、心脏病、高血压及神经性障碍
二十五味松石丸	松石（制）、珍珠（制）、珊瑚（制）、五灵脂膏、鸭嘴花、牛黄、天竺黄、西红花、麝香等	清热解毒，疏肝利胆，化痰	肝郁气滞，血瘀，肝中毒，肝痛。肝硬化，肝渗水及各种急、慢性肝炎和胆囊炎
二十五味珊瑚丸	珊瑚（制）、珍珠（制）、青金石（制）、西红花、獐牙菜、榜那、人工麝香等	开窍，通络，止痛	"白脉病"，神志不清，身体麻木，头昏目眩，脑部疼痛，血压不调，头痛，癫痫及各种神经性疼痛
六味安消散	藏木香、大黄、山奈、北寒水石（煅）、诃子、碱花	和胃健脾，消积导滞，活血止痛	胃痛胀满，消化不良，便秘，痛经

基本方剂	组成	功能	主治
仁青芒觉	毛诃子、蒲桃、西红花、牛黄、麝香、朱砂（制）、马钱子（制）等	清热解毒，益肝养胃，明目醒神，愈疮，滋补强身	自然毒、食物毒、配制毒等各种中毒症；"培根木布"，消化道溃疡，急、慢性胃肠炎，萎缩性胃炎，腹水，麻风病等
仁青常觉	珍珠（制）、朱砂（制）、檀香、降香、沉香、诃子（去核）、牛黄、人工麝香、西红花等	清热解毒，调和滋补	"隆、赤巴、培根"各病，陈旧性胃肠炎、溃疡，"木布"病，萎缩性胃炎，各种中毒症；梅毒，麻风，陈旧热病，炭疽，疔痛，干黄水，化脓等
坐珠达西	佐太、熊胆、西红花、牛黄、肉豆蔻、丁香、短管兔耳草等35味药	疏肝，健胃，清热，愈溃疡，消肿	"木布"病，胃脘嘈杂，吐泻胆汁，急腹痛及陈旧内科疾病，水肿等
七味红花殊胜丸	红花、天竺黄、诃子（去核）、绿绒蒿等7味药	清热消炎，保肝退黄	新旧肝病，巩膜黄染，食欲不振等
五味渣驯丸	渣驯膏、红花、木香、马兜铃等5味药	清肝热，利胆退黄	肝炎、肝肿大等
二十五味小叶莲丸（原二十五味鬼臼丸）	小叶莲、藏茜草、熊胆、藏紫草等25味药	祛风镇痛，调经血	妇女血症，风症，子宫虫病，小腹疼痛，月经不调等
洁白丸	诃子（煨）、寒水石（制）、石榴子、五灵脂膏、红花等13味药	健脾和胃，止痛止吐，分清泌浊	胸腹胀满，胃脘疼痛，消化不良，呕逆泄泻，小便不利
大月晶丸	寒水石（制）、天竺黄、西红花、甘青青兰等35味药	清热解毒，消食化痞，愈溃疡	用于"培根木布"病，胃肠炎，消化性溃疡，食物中毒等引起的反酸、嗳气、便秘、便血、呕血、食欲不振、溃疡绞痛等。亦可用于隐热，陈旧热，紊乱热，扩散热，"森"病，黄水病，痞瘤等
萨热十三味鹏鸟丸	人工麝香、诃子（去核）、木香、藏菖蒲等13味药	消炎止痛，通经活络，祛风除湿	"杂嘎"病，中风，脑震荡，癫痫，脉管炎等引起的头痛、头晕、偏瘫、口眼㖞斜、四肢麻木、活动受限、神经痛等。亦可用于关节炎、麻风病
三十五味沉香丸	沉香、檀香、塞北紫堇、印度獐牙菜、兔耳草等35味药	调和气血，宁心安神，益气养肺，除湿镇痛	用于"宁隆"病，"宁彩"病，"洛隆"病，"查隆"病等引起的干咳、耳鸣、失眠等
十三味菥冥丸	菥冥子、诃子（去核）、刺柏等13味药	消炎，止痛，消肿，通淋	膀胱炎、肾炎、前列腺炎、淋病引起的尿频、尿急、尿痛等。亦可用于睾丸肿大
降脂丸	诃子（去核）、紫檀香、沙棘膏、宽筋藤等	清血除脂	高脂血症

基本方剂	组成	功能	主治
二十九味能消散	藏木香、寒水石（制）等29味药	消食，祛寒化痞，疏肝益肾	"培根痞瘤"食积不化，胃肠道痞瘤，胆痞瘤等
十一味金色丸	诃子（去核）、黑冰片、波棱瓜子等11味药	清热解毒，消炎利胆，止痛	"培赤果乃"病，胆囊炎，胆石症，胆道蛔虫病，胆汁反流性胃炎，黄疸型肝炎；"亚森"病等引起的寒颤、发热、消化不良、食欲不振、头痛头晕、恶心、呕吐、腹痛腹胀、巩膜皮肤黄染等
十味黑冰片丸	黑冰片、石榴子、肉桂等10味药	温胃消食，破积利胆，退黄	"常赤"，"培根色布"病，痞瘤、胆囊炎、胆结石、胆汁反流性胃炎、肝炎等引起的恶心、呕吐、厌食、口干、口苦、消化不良、巩膜皮肤黄染、胁肋疼痛、胃脘胀痛、大便陶土色等
八味沉香散	沉香、肉豆蔻、广枣、石灰华、乳香、木香、诃子（去核）、木棉花8味药	调和气血，宁心安神，开窍	"宁隆"病，"索隆"病，"培隆"病，心肌缺血以及精神刺激引起的心慌，胸闷，气短，失眠，烦躁不安，心前区疼痛等
志嘎汗散	冰片、天竺黄、红花等13味药	清热解毒，消炎	小儿流感、脑炎
五味麝香丸	麝香、诃子（去核）、黑草乌（榜那）、木香、藏菖蒲5味药	消炎，止痛，祛风	扁桃体炎，咽峡炎，流行性感冒，炭疽，风湿性关节炎，神经痛，胃痛，牙痛

第二节　蒙医药基础知识

考点 1 蒙医基础知识

（一）三根、七素、三秽 ★★★

内容		功能
三根	赫依	属五元之气，中性
		是生命活动（包括语言思维）动力的支配者
	希日	属五元之火
		是机体阳或热能的基物
	巴达干	属五元之土和水
		是机体阴或寒性的基物
七素（七精）		精华、血、肉、脂、骨、髓、红或白精，是机体的构成物质
三秽		稠、稀、汗三种排泄物，是七素生化过程中的产物

（二）七素与三根的关系

七素与三根之间有着互依互养的关系，当三根变态时，体征表现在七素，反之七素反常时，三根失常或其平衡受到破坏。

考点2 蒙药基础知识

（一）蒙药理论

1. 药味

药味	药味与五元的关系	治疗
甘	以土、水含量为主	
酸	以火、土含量为主	
咸	以水、火含量为主	①甘味药可补属土、水的"巴达干" ②苦味药能克属火的"希日"
苦	以水、气含量为主	
辛	以火、气含量为主	
涩	以土、气含量为主	

2. 药力

	寒性				热性			
寒	极凉	凉	微凉	中	微温	温	极温	热
寒性药治热性病，热性药治寒性病								

3. 药能

含义	特点	举例
药物去克制三根之20种特性的效能名称	共有17个，称作"十七效"；每味药具有其固定的效能	重、腻二效克制"赫依"病的轻、燥等主要特性
		寒、钝二效克制"希日"病的热、锐等主要特性
		轻、热二效克制"巴达干"病的重、寒等主要特性

4. 药物功能 蒙医配方和临床用药多以药物功能为依据。"药物八性""药物化味"及"药物五元"等理论，指导着蒙药采集、加工、炮制、配方和临床使用。

（二）蒙医方剂配伍★★

内容	分类	具体内容
组方依据	药味配组	单味方
		双味、三味等复合味方，以对应三根之不同变化的复杂病变
	药物功能配组	—
	药物化味配组	—

续表

内容	分类	具体内容			
组方准则	方剂组成	多为相对固定的成方。由君、臣、佐、使四个成分组成，而且多数原方中组成齐全，数量恒定	君药	针对主病或病所，是一首方中必有的成分	
			臣药	辅助君药治主病或治疗兼证	
			佐药	专治伴随症或起预防作用	辅药
			使药	起引导或方内调和作用	
	方中各组成数量	各组成的数量主要根据病情而定，味数7、10、18者居多	治轻病、病情轻的方中	君、臣各1味，佐2味，使3味	
			治中病、病情中等的方中	君、臣各1味，佐3味，使5味	
			治重病、病情重的方中	君、臣各2味，佐5味，使9味	
组方准则	方中药量比例	药量比例较为固定	尚未确定或需要调整时：①按君药5份，臣药4份，佐药3份，使药1份的比例确定②来源于经典的药方，则君药比其他组成略多或2倍，其他诸组成各1份		

（三）传统剂型

传统剂型	汤剂（汤散）、散剂、丸剂、膏剂、灰剂、油剂、搅全剂、酒剂

（四）用药方法

内容	含义	服用方法
"服药十则"	治疗寒证及驱虫药	早晨空腹服
	补养或下清"赫依"（通便、通经）药	食前服
	上行"赫依"（理气）药	食间服
"服药十则"	司命"赫依"（镇静）药	食药交替服
	平喘、祛痰或催吐药	不定期服
	止逆药	与食混服
	止噎或开胃药	夹食服（饭前饭后各一半）
	治"巴达干"病或毒剧麻药及催眠药	睡前服
用药方法	口服、外敷、外涂、洗、泡、漱、熏、吸、喷、灌肠、腔内滴等	
传统用药的主要途径	口服最为多用	

（五）用药剂量

内容	分类		具体剂量、频次
常用剂量	按成人计	汤剂	每次 3~5g，一日 3~4 次
		散剂	每次 1.5~3g，一日 2~3 次
		丸剂（除毒麻药外）	每次 11~15 粒，一日 1~2 次
儿童用药剂量	不满 1 周岁的婴儿		按成人剂量的 1/8 以下
	1~5 岁儿童		按成人剂量的 1/4
	6~15 岁儿童		按成人剂量的 1/2

（六）用药禁忌

妊娠用药禁忌	一般毒剧、刺激性药、峻烈泻剂和具有稀血（活血）、破痞功能的药孕妇禁用；缓泻剂和具有利尿、活血化瘀功能的药孕妇慎用
病证用药禁忌	辨别病证的寒热性质，对热证忌热、温性药；对寒证忌寒、凉性药。例如对盛热病忌镇"赫依"用的温性药；对"赫依"热证忌过寒性药等
老年、儿童用药禁忌	对老年、儿童一般禁用峻泻剂和含有草乌饮片且味数少的制剂
饮食禁忌	用药期间尽可能忌食过寒或过热性、酸、辣等刺激性食品和生水、生食物，以及具有与病证不和的饮食。浓茶、猪肉、山羊肉和荞麦等，为用药期间必忌之饮食

第三节　维吾尔医药基础知识

考点 1 维吾尔医基础知识

内容	爱日康（四大物质）学说、密杂吉（气质）学说、合立体（体液质）学说、艾杂（器官）学说、库外提（驱力）学说、台比艾提（素质）学说、艾非阿勒（形）与艾尔瓦（神）学说、赛艾提（健康）学说、买热孜（疾病）学说、台西合斯（诊断）学说、波核浪（危象）学说、依拉吉（治疗）学说

考点 2 维吾尔药基础知识

（一）维吾尔药理论

1.药性　系指根据药物作用于机体后发生的不同反应和疗效而决定的药物属性。

药性	功能	药性	功能
热性药	生热、祛寒	干热性药	生干生热、燥湿祛寒
湿性药	生湿、润燥	湿热性药	生湿生热、润燥祛寒
寒性药	生寒、清热	湿寒性药	生湿生寒、润燥清热
干性药	生干、燥湿	干寒性药	生干生寒、燥湿清热

2. 药性级别★　是维吾尔药学中独有特色理论之一，是说明药物属性的强弱程度、分类等级和临床应用的学说。

	级别	强弱	代表药	功效
单独性质药物的药性	1级	最弱	无花果：1级湿热，用于治疗较轻的疾病，而且平时可作为食品食用	—
	2级	—	—	—
	3级	—	—	—
	4级	最强	大多数具有毒性 巴豆：4级干热，具有毒性	有毒，慎用，去毒精制后内服，用于治疗顽固性疾病
混合性质药物的药性	—	—	骆驼蓬子：二级干，三级热	—
			石榴：一级湿，二级寒	—
			沙枣：二级干，一级寒等	—

3. 药味　是药物本身具有的一种能使舌面得到某种味觉的特性。

内容	特点	性质	功能
烈味	使舌感强烈，药味渗透迅速	热性、挥发性	损烧组织、开通阻塞、稀化、挥发、清除、热化、腐化
辛味	使舌感到辛辣、发燥，药味渗透较快	热性、土性，比烈味药弱	发红组织、挥发、稀化、分化、燥化、热化、防腐
咸味	使舌感到咸味、不烈、使舌发红，药味渗透较快	平和，比辛味药较弱	开通阻塞、稀化体液、散发物质、清理生辉、分化体液、洗净器官、防腐、热化
酸味	使舌感到酸味、微烈，使舌迅速积液，药味渗透也较好	湿性、寒性、挥发性	软化、分化，将药物的功效输送到深远的部位，松懈组织、开通阻塞、顺通血管和管道，使器官生寒
苦味	使舌感到苦味、使舌面发燥、发硬	干寒性、浓性、沉性	浓化、固化、收化、敛化、粗化和寒化
涩味	使舌感到涩味、使舌面收敛，但不是苦味药那样发燥	涩味性，干寒性较弱	固化、浓化、敛化、干化、开胃、止泻和寒化器官
油味	使舌感到油腻味，使舌面润滑、变软、扩展感	水样、气体样、挥发物质	湿化、软化、松懈、润滑和调节体液浓稀度，有一定的热化功能，并有较容易的能加入偏盛体液中的特点
甜味	使舌感到甜味、使舌面保持原状、软润，使吸引力（加孜巴）处于向往的状态	平和性、所带物质的精粹部分	洁肤生辉、松软器官，调节体液浓度、软化、稀化、溶化等，有一定的热化功能，较容易的渗入到血液和偏盛体液中的特点
淡味	使舌感到淡味，使舌面保持原状、软润等，吸引力（加孜巴）处于不向往的状态	—	降热、解渴、润滑和软化器官表面等

（二）炮制

炮制方法	净选、切制、燥法、炒法、去毒法、"库西台"法、洗法、炙法、蒸水馏法、取汁法、取油法、浮沉法、取膏法、研磨法
炮制辅料	液体辅料、固体辅料

（三）制剂和剂型

剂型	分类
半固体制剂	买朱尼（蜜膏）、古力坎尼（糖膏）、买日合米（软膏）
固体制剂	库日斯（片）、艾比（小丸）、西亚非（肛门栓）、排提勒衣（耳、鼻栓）、排日孜节（阴道栓）
散状制剂	苏努尼（牙粉）、库合力（眼粉）、再如日（撒粉）、努福合（吹粉）等
液状制剂	谢日比提（糖浆）、买提布合（汤剂）、艾热克（露剂）、帕舒也（擦洗剂）

第十章　中药质量管理

保证药品质量是保证患者安全、有效地合理用药的基础。为保证采购药品在保管过程中的质量，须建立相关药品管理制度，如药品验收、分级管理、药品效期管理、药品贮存管理、药品养护和盘点等制度，并予以落实。

第一节　中药入库验收

考点 中药入库验收流程和常见问题处理

(一)中药入库验收要求 ★★

根据《药品管理法》《药品经营质量管理规范》《医疗机构药事管理规定》《医疗机构药品监督管理办法（试行）》《医院中药房基本标准》等相关规定，购进药品，应当建立并执行进货检查验收制度，验明药品合格证明和其他标识；不符合规定要求的，不得购进和使用。

购进药品应当逐批验收，并建立真实、完整的药品验收记录。验收人员应当在验收记录上填写验收结论，签署姓名和验收日期。验收记录必须保存至超过药品有效期1年，但不得少于3年。毒性中药饮片、按麻醉类药品管理的中药饮片需双人验收、货到即验，清点验收到最小包装，验收记录双人签字。毒性中药饮片、按麻醉类药品管理的中药饮片入库验收应采用专簿记录。对进出专库（柜）的麻醉药品、第一类精神药品建立专用账册，进出逐笔记录，专用账册的保存期限应当在有效期满之日起不少于5年。

医疗机构中药饮片质量验收负责人应为具有中药学中级及以上专业技术职务任职资格和中药饮片鉴别经验的人员或具有丰富中药饮片鉴别经验的老药工。

(二)中药饮片及中成药验收的常规流程 ★

药品验收流程图如下：

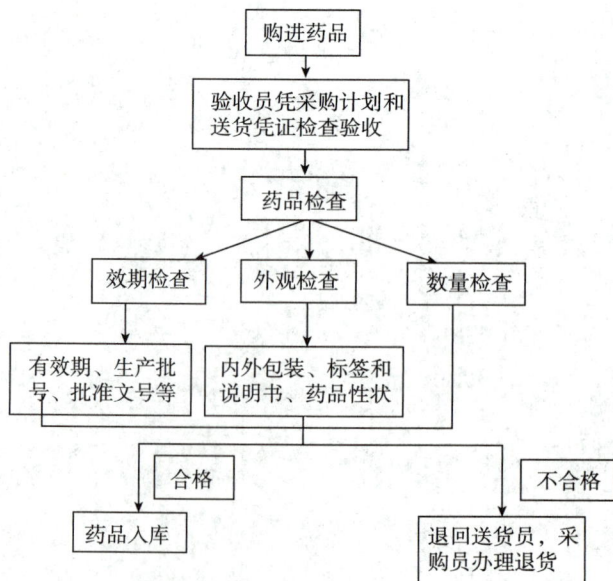

药品验收时需注意：

药品验收流程	注意事项
药品到货	①收货人员应当根据药品贮藏条件核实运输方式是否符合要求，并对照随货同行单（票）和采购记录核对药品，做到票、账、货相符 ②随货同行单（票）应当包括供货单位、生产厂商、药品的通用名称、剂型、规格、批号、数量、收货单位、收货地址、发货日期等内容，并加盖供货单位药品出库专用章原印章 ③进口中药饮片还需提供加盖供货单位质量管理机构原印章的该批号药品的《进口药品检验报告书》《进口药品注册证》(或《进口药材批件》)的复印件和《进口药品通关单》复印件
符合收货要求的药品	应当按品种特性要求放于相应待验区域，或者设置状态标志，通知验收。验收存放区域实行分区色标管理，用国际通用的红（不合格区）、黄（待验区、退货区）、绿（合格品区、发货区）颜色进行划分
验收药品	①验收药品应当按照药品批号查验同批号的检验报告书。供货单位为批发企业的，检验报告书应当加盖其质量管理专用章原印章。检验报告书的传递和保存可以采用电子数据形式，但应当保证其合法性和有效性 ②验收人员必须严格检查每批中药的外观、包装、性状、质量合格报告等。如饮片包装应完整，无水渍、破损及污染等情况
中药饮片验收	①中药饮片验收记录应当包括饮片名称、产地、规格、批号、生产日期、等级、生产企业、供货单位、到货数量、价格、购进日期、验收日期、验收结论等内容 ②用于中药饮片配方并具有药品批准文号的品种如碧玉散、六一散、黛蛤散、阿胶、鹿角胶、鹿角霜、龟甲胶、黄明胶、人工牛黄、珍珠粉、西瓜霜、鲜竹沥、六神曲、沉香曲等还需要核对批准文号，检查有效期，确保药品入库前的质量 ③有失效期或保质期的中药饮片，应检查有效期或保质期，距失效期和保质期少于6个月的一般不应入库
中成药验收	中成药验收记录应当包括药品通用名称、生产厂商、规格、剂型、批号、生产日期、有效期、批准文号、供货单位、数量、价格、购进日期、验收日期、验收结论等内容
不合格药品	验收不合格的药品应当注明不合格事项及处置措施，同发票、随货同行单一起暂放退货区，并报采购员办理退货。验收完毕，验收人员应当在验收记录上签署姓名和验收日期

（三）中药验收常见问题分类及处理对策 ★★

中药验收对保证中药质量和疗效极为重要，常见问题可分为8类。

常见问题	处理对策
中药饮片杂质超标	①饮片名称，应使用《中国药典》、各地方的饮片炮制规范等统一规范名称
非药用部位比例偏大	②小包装中药饮片在验收时除品种、所订规格、数量和质量外，要注意大、中、小包装上标识的一致性，还要注意标识与内装饮片的一致性
枯或黑片比例较高	③小包装中药饮片是单剂量独立包装，要关注装量差异和饮片含水量，可进行抽查
中药饮片炮制不规范	④为实现包装机械化和自动化，小包装中药饮片在包装前一般经过适度粉碎，片型不如传统散装饮片完整，对少数易生虫长霉的饮片要特别关注
硫黄熏蒸过度	⑤验收时重视因药材混种错采、基源混淆导致正品中混入伪品的饮片，如药用薏苡仁中混入食用薏苡仁，通草中混入小通草等
实物与名称不符	⑥采购渠道需规范，定期、不定期评估中药饮片质量
饮片贮存不当	
包装破损	

第二节 中药的质量变异

考点 1 中药饮片常见质量变异现象★★

中药饮片的贮存保管是否妥当，直接影响着饮片的质量、临床疗效及患者安危。因此，做好中药饮片的贮存养护工作至关重要。中药饮片在贮存中由于贮存条件不当，使药物的颜色、气味、形态、内部组织等出现各种各样的变异。

变异现象	原因	代表品种
虫蛀	含有淀粉、糖类、脂肪、蛋白质等	①根及根茎类：党参、人参、南沙参、当归、独活、白芷、防风、板蓝根、甘遂、地黄、泽泻、川贝母、北沙参、防己、莪术、金果榄、甘草、黄芪、山药、天花 粉、桔梗、乌药、葛根、丹参、何首乌、赤芍、苦参、延胡索、升麻、萆薢、大 黄、柴胡、地榆、川芎、半夏、玉竹、天麻、粉葛、天门冬、天南星、太子参、川乌、石菖蒲 ②果实种子类：全瓜蒌、枸杞子、大皂角、桑椹、龙眼肉、核桃仁、莲子、薏苡仁、苦杏仁、佛手、陈皮、砂仁、酸枣仁、肉豆蔻、化橘红、胖大海、芡实、火麻仁 ③茎木类：青风藤 ④皮类：桑白皮、黄柏、五加皮 ⑤花类：菊花、金银花、凌霄花、红花、闹羊花、蒲黄、芫花、月季花 ⑥藻菌及其他类：冬虫夏草、灵芝、猪苓、茯苓、淡豆豉 ⑦动物类：鹿茸、蕲蛇、鸡内金、蝉蜕、狗肾、地龙、水蛭、僵蚕、蜈蚣、全蝎、乌梢蛇
霉变	受潮后引发寄生在其表面或内部的霉菌 大量繁殖，导致发霉	①根及根茎类：天冬、牛膝、独活、玉竹、黄精、人参、党参、当归、知母、紫菀、白及、木香、甘草、葛根、山奈、羌活、黄芩、远志、天南星、川乌、巴戟天 ②果实种子类：白果、橘络、全瓜蒌、山茱萸、莲子心、枸杞子、大枣、五味子、青皮、栀子、胖大海、陈皮 ③全草类：马齿苋、大蓟、小蓟 ④叶类：大青叶、桑叶 ⑤动物类：哈蟆油、鹿筋、狗肾、水獭肝、蛤蚧、螌蛴、地龙、蕲蛇、蜈蚣、乌梢蛇 ⑥皮类：黄柏、白鲜皮、川槿皮、五加皮 ⑦花类：菊花、红花、金银花、洋金花
泛油（习称"走油"）	含挥发油、油脂、糖类等	①根及根茎类：独活、当归、牛膝、木香、前胡、川芎、白术、苍术 ②果实种子类：火麻仁、核桃仁、榧子、千金子、巴豆、龙眼肉、橘核、苦杏仁 ③动物类：螌蛴、狗肾
变色	所含色素受外界环境影响，色泽发生变化	月季花、白梅花、玫瑰花、款冬花、红花、西红花、山茶花、金银花、扁豆花、橘络、佛手、通草、麻黄

续表

变异现象	原因	代表品种
气味散失	①环境温度过高（针对含挥发油的药物）②饮片发霉、泛油、变色或经粉碎后	广藿香、香薷、紫苏、薄荷、佩兰、荆芥、细辛、肉桂、花椒、月季花、玫瑰花、吴茱萸、八角茴香、丁香、檀香、沉香、厚朴、独活、当归、川芎
风化	含结晶水的无机盐类药物，失去结晶水	硼砂、白矾、绿矾、芒硝、胆矾
潮解	固体饮片吸收潮湿空气中的水分	玄明粉、大青盐、绿矾、胆矾、硼砂、咸秋石、盐附子、全蝎、海藻、昆布
粘连	①熔点较低，遇热则发黏而粘结在一起②含糖较高，粘结在一起	松香、芦荟、阿魏、猪胆膏、白胶香、安息香、柿霜、乳香、没药、苏合香
腐烂	动植物类饮片，尤其是鲜药，在一定温湿度下，微生物繁殖生长	鲜生姜、鲜地黄、鲜芦根、鲜石斛
升华	含挥发性成分	樟脑、薄荷脑、冰片

考点 2 中成药常见质量变异现象 ★

中成药在贮存过程中养护不当发生变质，与剂型有关。主要有 5 种变质现象。

变异现象	代表剂型
虫蛀	蜜丸、水丸、散剂
霉变	蜜丸、煎膏剂、片剂
酸败	合剂、酒剂、煎膏剂、糖浆剂、软膏剂
挥发	芳香水剂、酊剂
沉淀	药酒、口服液、注射液

考点 3 引起中药质量变异的因素 ★ ★

引起中药质量变异的因素包括自身因素与环境因素。

（一）自身因素对中药质量变异的影响（水分+成分共9点）

自身因素		原因	代表品种
所含水分		①水分过高，发生虫蛀、霉烂、潮解、粘连等②水分过低，发生风化、气味散失、泛油、干裂、脆化	—
所含成分	淀粉	蛀虫、霉菌生长的营养基质	—
	黏液质	遇水后会膨胀发热，易于发霉、生虫	枸杞子、天冬等
	油脂	长时间与空气、日光、湿气等接触，易被氧化或水解，产生异味、酸败等现象	桃仁、苦杏仁、刺猬皮、狗肾等
	挥发油	长期与空气接触，气味随之减弱	白芷、当归、荆芥、薄荷、肉桂、樟脑、姜黄、山柰

续表

自身因素		原因	代表品种
所含成分	色素	不稳定，易受到日光、空气等影响或受潮后发霉 变色	月季花、玫瑰花等
	鞣质	按化学结构可分为水解鞣质和缩合鞣质。①水解鞣质可被酸、碱、酶催化水解而失去鞣质特性；②缩合鞣质不能水解但长期接触空气，在酶的影响下易氧化，缩合成暗红色或更深颜色的鞣红沉淀	①含水解鞣质：五味子、石榴皮、大黄、丁香等 ②含缩合鞣质：虎杖、桂皮、四季青、钩藤等
	无机化合物	某些化合物容易发生物理或化学变化	磁石等
	树脂	高温贮存或日晒会部分融化、粘连	乳香、没药、血竭、安息香等

（二）环境因素对中药质量变异的影响（8点）

环境因素	原因	代表品种（注意事项）
温度	①在常温下，中药一般都比较稳定 ②温度升高，易生虫、霉变，加速氧化、降解等化学反应；挥发油加快挥发；含糖类及黏液质的饮片易发霉、生虫、变质；含油脂成分的饮片易酸败泛油；胶类及树脂类饮片易变软而粘结成块 ③温度过低，低于冰点，对新鲜的药物或某些含水量较多的药物等产生有害的影响	乳香、阿胶、鲜石斛、鲜芦根等
湿度	①一般炮制品的绝对含水量控制在 7%～13%，贮存环境的相对湿度控制在 35%～75% ②当空气相对湿度达到 75%，温度30℃，含糖类、黏液质、淀粉类饮片更容易吸 潮变质，一些粉末状药物也易吸潮粘连成块 ③相对湿度高于 75% 时，多数无机盐类矿物药都容易潮解 ④相对湿度过低时，含结晶水的药物易失去结晶水而风化	天冬、地黄、山药、盐知母、炙甘草、炙黄芪、玄明粉、胆矾等
日光	①导致变色、气味散失、挥发、风化、泛油等 ②破坏色素，导致变色 ③使药物温度升高，含挥发油的饮片易发生气味散失、泛油等 ④紫外线和热能，能杀菌、加速水分蒸发，起散潮防霉的作用	玫瑰花、桑叶、益母草、当归、丁香、川芎等
空气	引起中药饮片中的成分发生氧化反应，特别是含油脂、糖类饮片	大黄、牡丹皮、薄荷、黄精等
霉菌	①常见霉菌有黑酵菌、云白菌、蓝霉菌等 ②产生毒素，危害人体健康：黄曲霉毒素、杂色曲霉素、灰黄霉素等 ③一般温度在 20～35℃，相对湿度在 75% 以上，饮片易霉变、腐烂等	肉苁蓉、淡豆豉、瓜蒌等
虫害	温度在 18～35℃，药材含水量达 13% 以上，相对湿度在 70% 以上时，最利于常见害虫的繁殖生长，含蛋白质、淀粉、油脂、糖类较多的饮片易发生	蕲蛇、泽泻、党参、川贝母等
包装容器	包装容器不当，会引起微生物（霉菌）、虫害等的侵蚀	不同的包装容器具有不同的理化性质
贮存时间	①中药材或饮片，贮藏时间过长，会出现质量变化 ②中成药都有一定的有效期	先产先出，近效期先出

第三节　中药贮藏与养护

考点1 中药贮藏

（一）《中国药典》"凡例"［贮藏］项下对各名词术语的规定★★★

遮光	指用不透光的容器包装
避光	指避免日光直射
密闭	指将容器密闭，以防止尘土及异物进入
密封	指将容器密封，以防止风化、吸潮、挥发或异物进入
熔封或严封	指将容器熔封或用适宜的材料严封，以防止空气和水分的侵入并防止污染
阴凉处	指不超过20℃的环境
凉暗处	指避光并不超过20℃的环境
冷处	指2～10℃的环境
常温	指10～30℃的环境

除另有规定外，［贮藏］项未规定贮存温度的一般系指常温。

（二）中药贮藏对环境的基本要求★★

（1）按包装标示的温度要求贮存药品，包装上没有标示具体温度的，按照《中国药典》规定的贮藏要求进行贮存。

（2）贮存药品相对湿度为35%～75%。

（3）贮存药品应当按照要求采取避光、遮光、通风、防潮、防虫、防鼠等措施。

（4）特殊管理的药品应当按照国家有关规定贮存。

（三）中药饮片的贮藏要求★★★

对于含不同性质化学成分或用不同炮制方法炮制的饮片，可根据其具体情况，确定不同的贮存方法，分类保管养护。

类别	举例	贮藏方法
含淀粉多	天麻、山药、粉葛	贮于通风、干燥处，以防虫蛀
含挥发油多	薄荷、当归、川芎、荆芥	置阴凉、干燥处贮存
含糖分及黏液质较多	肉苁蓉、熟地黄、天冬、党参	贮于通风干燥处
炒制的种子类	紫苏子、莱菔子、薏苡仁、白扁豆	密闭贮藏于缸、罐中
动物类药材	皮、骨、甲、蛇虫躯体	密封保存，四周无鼠洞，并有通风设备，阴凉贮存
加酒炮制	当归、常山、大黄	贮于密闭容器中，置阴凉处贮存
加醋炮制	芫花、大戟、香附、甘遂	
盐炙	泽泻、知母、车前子、巴戟天	贮于密闭容器内，置通风干燥处贮存，避免温度过高导致盐分从表面析出

续表

类别	举例	贮藏方法
蜜炙	款冬花、甘草、枇杷叶	密闭贮于缸、罐内，并置通风、干燥处贮存，以免吸潮
矿物类	硼砂、芒硝	贮于密封的缸、罐中，并置于凉爽处贮存
少数贵重饮片	人参、西洋参、麝香、熊胆、西红花、冬虫夏草	与一般饮片分开贮藏，专人管理，并注意防虫、防霉，置阴凉、通风、干燥处贮藏
毒性	见27种毒性中药、有毒、有大毒中药	应严格按照有关的管理规定办理，设专人负责管理，切不可与一般饮片混贮，以免发生意外事故
易燃	硫黄、火硝	贮存在安全地点，防止自燃

（四）中成药的贮藏要求★★

中成药有多种剂型，成分、性质复杂，所以要针对不同剂型采取不同的保管养护办法。

剂型	贮藏、养护方法	注意事项
丸剂（蜜丸，水蜜丸，水丸，糊丸，浓缩丸，蜡丸）	一般密封后，贮存于干燥处。蜡皮包装的蜜丸应防止重压与受热。蜡丸密封并置阴凉干燥处贮存	除另有规定外，各种丸剂均应密封贮存，防止受潮、发霉、虫蛀、变质
散剂	一般散剂：用防潮、韧性大的纸或塑料薄膜包装折口或熔封后，再装入外层袋内、封口	散剂吸湿性与风化性较显著，包装材料防潮性能须好
	含有挥发性成分的散剂：应用玻璃管或玻璃瓶装，塞紧，沾蜡封口	含挥发性原料药物或易吸潮原料药物的散剂应密封贮存
	含糖、贵重及急救的散剂：宜密封在瓷质、玻璃、金属等容器内，必要时还需置吸潮剂	如紫雪散、安宫牛黄散
片剂	常用无色、棕色玻璃瓶或塑料瓶封口加盖密封，亦可用塑料袋包装密封。注意贮存环境中温度、湿度及光照的影响	极易吸潮、松片、裂片以致粘连、霉变等，发现上述现象则不能使用
膏剂	一般应置阴凉干燥处贮藏 ①煎膏剂（内服）应密封，置阴凉处贮存 ②膏药（外用）应密闭，置阴凉处贮存 ③软膏剂（外用）应遮光，密封贮存	膏剂应注意霉变、发酵、变酸、糖晶析出，有效成分易散失等现象；贮存环境过热，膏药容易渗出裱褙材料外；软膏剂受热后质地变稀薄，会出现外溢现象
合剂	应密封，置阴凉处贮存	成分复杂，久贮容易变质
糖浆剂	密封，避光置干燥处贮存	糖浆剂易被霉菌、酵母菌等污染，易酸败、浑浊
颗粒剂	密封，在干燥处贮存，防止受潮	易吸潮，在潮热条件下极易受潮结块、潮解、发霉
胶囊剂	密封贮存，贮存湿度应适宜，防止受潮、发霉、变质	容易吸收水分，遇热也易软化、粘连，因此贮存温度不宜超过30℃
注射剂	注射液：密封于中性硬质玻璃安瓿中，防冻结，防高热，并应按说明书规定的条件贮藏	易受到光、热影响，发生氧化、水解、聚合反应，逐渐出现浑浊和沉淀
	注射用无菌粉末：应密封于西林瓶中，并应按说明书规定的条件贮藏	易吸潮，发生水解、氧化等反应

续表

剂型	贮藏、养护方法	注意事项
胶剂	密闭贮存，防止受潮	在温度过高或受潮时，会发软发黏，甚者会粘连成团，或发霉变质
酒剂	密封，置阴凉处贮存	在贮藏期间允许有少量轻摇易散的沉淀
露剂	密封，置阴凉处贮存	挥发性物质易于散发，同时也容易生霉和发生大量的絮状沉淀而变质
栓剂	应在30℃以下密闭贮存，防止因受热、受潮而变形、发霉、变质	遇热容易软化变形，应以蜡纸、锡纸包裹，放于纸盒内或装于塑料或玻璃瓶中，注意不要挤压，以免互相接触发生粘连或变形

其他剂型贮藏养护方法如下。

剂型	贮藏、养护方法
锭剂	密闭，置阴凉干燥处贮存
贴膏剂、滴丸剂、搽剂、洗剂、涂膜剂	密封贮存，搽剂应避光密封贮存，洗剂应密闭贮存，涂膜剂应避光、密闭贮存
酊剂	遮光容器内密封，阴凉处贮存
流浸膏剂与浸膏剂	遮光容器内密封，流浸膏剂应置阴凉处贮存
凝胶剂	避光，密闭贮存，并应防冻
茶剂	密闭贮存；含挥发性及易吸潮药物的茶剂应密封贮存
鼻用制剂	密闭贮存
眼用制剂	遮光密封贮存
气雾剂、喷雾剂	气雾剂置凉暗处贮存，并应避免曝晒、受热、撞击；喷雾剂应避光密封贮存

考点2 中药养护

（一）传统养护技术★★★

具有经济、有效、简便易行等优点，是目前饮片贮存养护中重要的基础措施，其方法大致有6种。

清洁养护法	①做好中药与仓库的清洁卫生是一切防治工作的基础 ②清洁卫生是防止仓虫入侵的最基本和最有效的方法
除湿养护法	包括通风法和吸湿防潮法 ①利用自然气候调节温湿度，或在小库房或容器中放干燥剂、日晒、加热烘干，起到降温防潮作用 ②常采用的干燥剂：生石灰：吸潮率可达20%~25%；无水氯化钙：吸潮率可达100%~120%，可重复使用

续表

密封（密闭）养护法	①容器密封贮藏法：适用量少，细贵、易变质的中药品种 ②罩帐密封贮藏法：适用普通大宗药材或饮片量大需要贮藏时，在安全水分内的新药材及长时间需要贮藏的药材 ③库房密封贮藏法：可选择油纸、涂裱草纸、油毡纸、塑料薄膜、氯丁胶乳沥青等处理库房，使其具有较强的密封、隔湿、避光等性能。不宜将高水分品种和低水分品种混同贮藏
低温养护法	①蛀虫在环境温度8～10℃停止活动，在-8～-4℃进入冬眠状态，温度低于-4℃经过一定时间，可以使害虫致死，养护温度以2～10℃为宜 ②主要用于贵重药材，特别是容易霉蛀的药材以及无其他较好办法保管的药材，如哈蟆油、银耳、人参、菊花、山药、枸杞子、陈皮等也常用此法
高温养护法	①温度高于40℃，蛀虫就停止发育、繁殖 ②当温度高于50℃时，蛀虫将在短时间内死亡 ③含挥发油的饮片烘烤时温度不宜超过60℃
对抗贮存法	常见对抗贮存药材 牡丹皮——泽泻、山药；蛤蚧——花椒、吴茱萸或荜澄茄 蕲蛇、白花蛇——花椒、大蒜瓣；土鳖虫——大蒜；人参——细辛 冰片——灯心草；硼砂——绿豆；藏红花（西红花）——冬虫夏草 与具有特殊气味的物质密封同贮：如山苍子油、花椒、樟脑、大蒜、白酒等 喷洒少量95%药用乙醇或50°左右的白酒密封养护： ①动物、昆虫类饮片，如乌梢蛇、地龙、蛤蚧等 ②油脂类中药及炮制品，如柏子仁、桃仁、枣仁等 ③含糖类饮片，如枸杞子、龙眼肉、黄芪、大枣等 ④贵重饮片，如冬虫夏草、鹿茸等 ⑤含挥发油类饮片，如当归、川芎、瓜蒌

（二）现代养护技术★

现代养护技术主要有11种。

干燥养护技术	①远红外加热干燥养护法：干燥快，成本低，脱水率高，质优良，但应注意凡不易吸收远红外线的药材或太厚（大于10mm）的药材，均不宜用远红外辐射干燥 ②微波干燥养护法：干燥迅速（在温度60℃以上时，经1～2分钟即可），产品质量好，加热均匀，热效率高，反应灵敏
气调养护技术	①减少成分损失 ②还能有效地防止走油、变色等发生 ③费用低，不污染环境，保存质量好，容易管理
$^{60}Co-\gamma$ 射线辐射杀虫灭菌养护技术	①穿透力强，常温灭菌，效率高，效果显著 ②不破坏药材外形 ③不会有残留放射性和感生放射性物质，在不超过1000Rad的剂量下，不会产生毒性物质和致癌物质 ④有些药物辐射后会引起成分变化
包装防霉养护技术	需要包装环境、贮存物、包装容器无菌；目前绝大部分是采用聚乙烯材料，但聚乙烯不宜用蒸汽灭菌，最适宜用环氧乙烷混合气体灭菌

气幕防潮养护技术	①首要条件是在库房结构密封，外界空气无法侵入的情况下进行 ②由于气幕只有防护作用，因此配合除湿机使用效果更佳
蒸汽加热养护技术	①分为低温长时灭菌、亚高温短时灭菌、超高温瞬时灭菌 ②具有成本低、投资少、成分损失少及无残留毒物等优点 ③超高温瞬间灭菌是将灭菌物迅速加热到150℃，经2~4秒钟的瞬间完成灭菌
气体灭菌养护技术	环氧乙烷的沸点较低，有易燃易爆的危险，因此可用环氧乙烷与氟利昂按国际通用配方组成的混合气体，具有灭菌效果可靠、安全、操作简便等优点
中药挥发油熏蒸防霉养护技术	以荜澄茄、丁香挥发油的效果最佳
超高压杀菌技术	①利用超高压杀菌技术，将药材放置于超高的静水压力下，处理时间通常从几秒钟到20分钟 ②超高压的整个处理过程安全、无污染物产生，对环境也非常安全
植物源天然防霉剂养护技术	①具有广谱高效、抗菌性强、安全无毒、性能稳定的特点 ②来源于柑橘、杜仲、大蒜汁、甘草及竹叶等属的防霉剂已在生产上应用 ③植物中抑菌防霉的活性化学成分多数集中在酚类、黄酮类以及倍半萜烯类化合物中
生物防控养护技术	①不会影响中药材的质量，安全、无残毒、无公害、对环境友好 ②微生物如乳酸菌、酵母菌、芽孢杆菌等都可抑制霉菌的繁殖和真菌毒素的产生

第十一章 中药调剂

第一节 中药处方

考点1 处方格式 ★

中药处方是医师辨证论治的书面记录和凭证，由三部分组成。

前记	医疗机构名称、费别，患者姓名、性别、年龄，门诊或住院病历号，科别或病区和床位号，中医临床诊断（病名、证型）及开具日期等
正文	以 Rp 或 R（Recipe）标示，分列药品名称、数量、用量、用法，中成药还应当标明剂型、规格
后记	医师签名或者加盖专用签章，药品金额以及审核、调配、核对、发药药师签名或者加盖专用签章

考点2 中药饮片处方的常用术语

中药处方常应用不同的术语，对药品的产地、炮制、质量、调剂和煎煮等特殊要求加以注明。

（一）与药名有关的术语 ★★

炮制类	酒蒸大黄、蜜炙麻黄、炒山药等
修治类	远志去心、山茱萸去核、乌梢蛇去头，去鳞片等
产地类	怀山药、田三七、东阿胶、杭白芍、广藿香、江枳壳、建泽泻等
品质类	明天麻、子黄芩、左牡蛎、左秦艽、金毛狗脊、鹅枳实、马蹄决明、九孔石决明、净山楂等
采时、新陈类	绵茵陈、陈香橼、陈佛手、陈皮、嫩桂枝、鲜芦根、鲜茅根、霜桑叶等
颜色、气味类	紫丹参、香白芷、苦杏仁等

（二）与调剂有关的术语 ★

中药调剂	包括中药饮片调剂和中成药的调剂，具有临时调配的特点
饮片用量	①一般以克（g）为单位，按干品重量计算 ②使用鲜品时，药品名称前要注明"鲜"
饮片常规用量	成人一日常用剂量，为一个数值范围，如黄芪，9～30g
脚注	特殊调剂方法、保存方法、煎法、服法等

（三）与煎煮等有关的术语 ★★

特殊煎服法	单包、配方用、先煎、后下、包煎、另煎、打碎、烊化、冲服、兑服、煎汤代水等
煎药量	儿童100～300ml，成人400～600ml；一般每剂按两份等量分装，或遵医嘱
煎药方法	可采用传统的煎药器具，如砂锅、不锈钢锅等单剂煎煮；也可采用煎药机，在常压状态下煎煮药物，煎药温度一般不超过100℃。中药一般煎取两次或遵医嘱

第二节 中药饮片调剂

考点❶ 处方调剂

"四查十对" ★★

四查	查处方、查药品、查配伍禁忌、查用药合理性
十对	对科别、姓名、年龄；对药名、剂型、规格、数量；对药品性状、用法用量；对临床诊断

考点❷ 中药饮片处方审核原则和注意事项 ★

审方是调剂工作中第一个关键环节，应对处方所写的各项内容进行审核，包括对处方合法性、规范性和适宜性进行审核。

审方原则	注意事项
处方前记、正文、后记是否清晰完整，并确认处方的合法性；重点审核老年人、妊娠期妇女、儿童、肝肾功能异常等特殊人群的用药适宜性	不规范处方或不能判定其合法性的处方不得调剂；如发现问题，应向处方医生或患者核对
审核后，如存在用药不适宜：药不对证、妊娠禁忌、配伍禁忌、超剂量用药、超时间用药、用法有误、毒麻药使用违规等	告知处方医师，请其确认或者重新开具处方
发现严重不合理用药或者用药错误	应当拒绝调剂，及时告知处方医师，并记录，按照有关规定报告
处方一般当日有效	特殊情况下需延长有效期的，由开具处方的医师注明有效期，但最长不得超过3天
不得擅自涂改医师处方	包括处方所列的药味、剂量、处方旁注等

考点❸ 中药饮片处方规范性审核 ★

	前记	①一般项目包括医疗机构名称、费别、患者姓名、性别、年龄、门诊或住院病历号、科别或病区、床位号和处方日期等 ②新生儿、婴幼儿处方是否写明日、月龄，必要时要注明体重 ③中医诊断包括中医病名（病名不明确的可不写病名）和中医证型，应填写清晰、完整，并与病历记载相一致
处方内容	正文	①处方开具时应使用规范的中药饮片处方用名，不宜以中药饮片别名、并开名代替中药饮片处方用名 ②应当体现"君、臣、佐、使"的特点要求 ③剂量用阿拉伯数字书写，原则上应当以克（g）为单位，"g"紧随数值后 ④调剂、煎煮的特殊要求注明在药品右上方 ⑤对饮片的产地、炮制有特殊要求的，应当在药品名称之前写明 ⑥根据处方中药味多少选择每行排列的药味数，并原则上要求横排及上下排列整齐 ⑦剂数应以"剂"为单位 ⑧处方用法：用量紧随剂数后，包括每日剂量、采用剂型、每剂分几次服用、用药方法、服用要求等内容

续表

处方内容	后记	①医师签名（手工签名或电子签名）或加盖专用签章 ②药品金额 ③处方修改处是否签名并注明修改日期 注意处方用量，处方是否超过7日用量，急诊处方是否超过3日用量
	特殊用药	①毒性中药出现内服时超剂量使用或一次处方超过两日极量，应明确提示并建议医师修改处方，否则不予审核通过 ②麻醉药品（罂粟壳）开具淡红色处方，并注明患者身份证明编号、代办人姓名与身份证明编号等。以下情况应明确提示并建议医师修改处方，因病情确需使用，须经医师再次确认签字后予以审核通过：每张处方中若出现罂粟壳且未有其他群药；超过3日用量；成人一次的常用量超过6g；连续使用超过7天

考点4 中药饮片处方适宜性审核

（一）辨证选用方剂★

内容	举例
病、证不同则方不同	①小柴胡汤：和解少阳，用于少阳证 ②四逆散和逍遥散：用于调和肝脾 ③半夏泻心汤：调和寒热，用于寒热错杂之痞证 ④白虎汤：清气分热，用于阳明气分热盛证 ⑤清营汤：清营凉血，用于热入营血证 ⑥黄连解毒汤和普济消毒饮：清热解毒，分别用于三焦火毒证和大头瘟 ⑦导赤散：清心利水养阴，用于心经火热证和心火下移小肠证 ⑧龙胆泻肝汤：清肝胆实火和肝胆湿热，用于肝胆实火上炎证和肝胆湿热下注证等

（二）饮片处方药味的生品与制品★★★

有些处方药味虽未注明炮制要求，但可依据诊断或方剂判断。如补气升阳用炙黄芪；固表止汗用生黄芪。

饮片处方	生/制品	饮片处方	生/制品
桃红四物汤	酒当归	当归补血汤	生当归
大黄䗪虫丸	熟大黄	大承气汤	生大黄
泻心汤	生黄连	香连丸	黄黄连
白虎汤	生知母	知柏地黄丸	盐炙知母
香砂六君丸、温胆汤、小陷胸汤	姜半夏	小青龙汤	法半夏

（三）毒性中药的用法用量★★★

1. 27 种毒性中药的饮片调配　毒性中药系指毒性剧烈，治疗剂量与中毒剂量相近，使用不当会致人中毒或死亡的中药。

名称	用法用量	注意事项
红粉#	外用适量，研极细粉单用或与其他药味配伍成散剂或制成药捻	只可外用，不可内服。外用亦不宜久用；孕妇禁用

续表

名称	用法用量	注意事项
白降丹 *	外用适量，研末调敷或作药捻	不可内服，具腐蚀性
生巴豆 #	外用适量，研末涂患处，或捣烂以纱布包擦患处	孕妇禁用，不宜与牵牛子同用
生狼毒△	熬膏外敷	不宜与密陀僧同用
闹羊花 #	内服，0.6～1.5g，浸酒或入丸散。外用适量，煎水洗	不宜多服、久服；体虚者及孕妇禁用
轻粉	外用适量，研末掺敷患处。内服每次0.1～0.2g，一日1～2次，多入丸剂或装胶囊服，服后漱口	不可过量；内服慎用；孕妇禁用
洋金花	内服，0.3～0.6g，宜入丸散。亦可作卷烟分次燃吸（一日用量不超过1.5g）。外用适量	孕妇、外感及痰热咳喘、青光眼、高血压及心动过速患者禁用
斑蝥 #	内服，0.03～0.06g，多炮制后入丸散用。外用适量，研末或浸酒醋，或制油膏涂敷患处	内服慎用，孕妇禁用，不宜大面积外用
雄黄	0.05～0.1g，入丸散用。外用适量，熏涂患处	内服宜慎；不可久用；孕妇禁用
蟾酥	0.015～0.03g，多入丸散。外用适量	孕妇慎用
砒石（红砒，白砒）*、砒霜	内服0.002～0.004g，入丸散。外用适量，研末撒、调敷或入膏药中贴之	毒性大，用时宜慎；不宜与水银同用；体虚及孕妇忌服
水银	外用适量	不宜与砒石同用。本品有大毒，不宜内服；孕妇忌用；外用不宜过多或久用
生草乌 #	一般炮制后用	生品内服宜慎；孕妇禁用；不宜与半夏、瓜蒌、瓜蒌子、瓜蒌皮、天花粉、川贝母、浙贝母、平贝母、伊贝母、湖北贝母、白蔹、白及同用
生附子	3～15g。先煎，久煎	孕妇慎用；不宜与半夏、瓜蒌、瓜蒌子、瓜蒌皮、天花粉、川贝母、浙贝母、平贝母、伊贝母、湖北贝母、白蔹、白及同用
生白附子	3～6g。一般炮制后用。外用生品适量捣烂，熬膏或研末以酒调敷患处	孕妇慎用；生品内服宜慎
生半夏	内服一般炮制后用。外用生品适量，磨汁涂或研末以酒调敷患处	不宜与乌头类药材同用；生品内服宜慎
生千金子	内服，1～2g，去壳，去油用，多入丸散服。外用适量，捣烂敷患处	孕妇禁用
生甘遂	内服，0.5～1.5g，炮制后多入丸散用。外用适量，生用	孕妇禁用，不宜与甘草同用
生藤黄△	内服，0.3～0.6g。外用适量	内服慎用
生天仙子 #	内服，0.06～0.6g	心脏病、心动过速、青光眼患者及孕妇禁用
青娘虫 *	内服，0.03～0.06g，多入丸散用。外用适量	体虚及孕妇忌服

续表

名称	用法用量	注意事项
红娘虫 *	内服，0.1～0.3g，多入丸散用。外用适量	体虚及孕妇忌服
生马钱子 #	内服，0.3～0.6g，炮制后入丸散	孕妇禁用；不宜生用；不宜多服久服；运动员慎用；有毒成分能经皮肤吸收，外用不宜大面积涂敷
生川乌 #	一般炮制后用	同生草乌
雪上一枝蒿 *	内服研末，0.06～0.12g，或浸酒外用适量，酒磨敷	未经炮制，不宜内服；服药期间，忌食生冷、豆类及牛羊肉
生天南星	外用生品适量，研末以酒或醋调敷患处	孕妇慎用；生品内服宜慎

注：带 * 者为《中国药典》（现行版）未收载品种，带△者为原卫生部部颁《药品标准》（1992年版）收载品种。带"#"者为《中国药典》收载的"大毒"中药。

2. 有毒、小毒中药的用法用量及调配　《中国药典》（现行版）载有毒性药材和饮片共计83种，其中有大毒的药材和饮片10种，有毒的药材和饮片42种，有小毒的药材和饮片31种。

（1）"小毒"中药用法

序号	药品名称	用法用量	妊娠禁忌	其他注意事项
1	丁公藤	3～6g。用于配制酒剂，内服或外搽	禁用	有强烈的发汗作用，虚弱者慎用
2	九里香	6～12g	—	—
3	土鳖虫	3～10g	禁用	—
4	大皂角	1～1.5g。多入丸散用。外用适量，研末 吹鼻取嚏或研末调敷患处	忌服	咯血及吐血者忌用
5	小叶莲	3～9g。多入丸散用	—	—
6	川楝子	5～10g。外用适量，研末调涂	—	—
7	飞扬草	6～9g。外用适量，煎水洗	慎用	—
8	水蛭	1～3g	禁用	—
9	北豆根	3～9g	—	—
10	艾叶	3～9g。外用适量，供灸治或熏洗用	—	—
11	地枫皮	6～9g	—	—
12	红大戟	1.5～3g。入丸散服，每次1g；内服醋制。外用适量，生用	禁用	—
13	两面针	5～10g。外用适量，研末调敷或煎水洗患处	—	不能过量，忌以酸味食物同服
14	吴茱萸	2～5g。外用适量	—	—
15	苦木	枝3～4.5g；叶1～3g。外用适量	—	—
16	苦杏仁	5～10g。生品入煎剂后下	—	内服不宜过量

续表

序号	药品名称	用法用量	妊娠禁忌	其他注意事项
17	金铁锁	0.1~0.3g。多入丸散服。外用适量	慎用	—
18	南鹤虱	3~9g	—	—
19	急性子	3~5g	慎用	—
20	草乌叶	1~1.2g。多入丸散	慎用	—
21	重楼	3~9g。外用适量,研末调敷	—	—
22	鸦胆子	0.5~2g。龙眼肉包裹或入胶囊吞服。外用适量	—	—
23	猪牙皂	1~1.5g。多入丸散。外用适量,研末吹鼻取嚏或研末调敷患处	禁用	咯血、吐血者禁用
24	绵马贯众	4.5~9g	—	—
25	绵马贯众炭	5~10g	—	—
26	蛇床子	3~10g。外用适量,多煎汤熏洗,或研末调敷	—	—
27	紫萁贯众	5~9g	—	—
28	蒺藜	6~10g	—	—
29	榼藤子	10~15g	—	不宜生用
30	鹤虱	3~9g	—	—
31	翼首草	1~3g	—	—

（2）"有毒"中药用法

序号	药品名称	用法用量	妊娠禁忌	其他注意事项
1	三颗针	9~15g	—	—
2	千金子	1~2g。去壳去油用,多入丸散服。外用适量,捣烂敷患处	禁用	—
3	千金子霜	0.5~1g。多入丸散服。外用适量	禁用	—
4	土荆皮	外用适量,醋或酒浸涂擦,或研末调涂患处	—	—
5	山豆根	3~6g	—	—
6	干漆	2~5g	禁用	对漆过敏者禁用
7	天南星	外用生品适量,研末以醋或酒调敷患处	慎用	生品内服宜慎
8	木鳖子	0.9~1.2g。外用适量,研末,用油或醋调涂患处	慎用	—
9	仙茅	3~10g	—	—

续表

序号	药品名称	用法用量	妊娠禁忌	其他注意事项
10	半夏	内服一般炮制后使用，3～9g。外用适量，磨汁涂或研末以酒调敷患处	—	不宜与川乌、制川乌、草乌、制草乌、附子同用；生品内服宜慎
11	甘遂	0.5～1.5g。炮制后多入丸散用。外用适量，生用	禁用	不宜与甘草同用
12	白附子	3～6g。一般炮制后用。外用生品适量捣烂，熬膏或研末以酒调敷患处	慎用	生品内服宜慎
13	白屈菜	9～18g	—	—
14	白果	5～10g	—	生食有毒
15	全蝎	3～6g	禁用	—
16	华山参	0.1～0.2g	慎用	不宜多服；青光眼者禁服；前列腺重度肥大者慎用
17	朱砂	0.1～0.5g。多入丸散，不宜入煎剂。外用适量	禁用	不宜少量久服或大量服，肝肾功能不全者禁服
18	两头尖	1～3g。外用适量	禁用	—
19	芫花	1.5～3g。醋芫花研末吞服，每日1次，每次0.6～0.9g。外用适量	禁用	不宜与甘草同用
20	苍耳子	3～10g	—	—
21	附子	3～15g。先煎，久煎	慎用	不宜与半夏、瓜蒌、瓜蒌子、瓜蒌皮、天花粉、川贝母、浙贝母、平贝母、伊贝母、湖北贝母、白蔹、白及同用
22	京大戟	1.5～3g。入丸散服，每次1g；内服醋制用。外用适量，生用	禁用	不宜与甘草同用
23	制川乌	1.5～3g。先煎，久煎	慎用	同附子，注意十八反
24	制天南星	3～9g	慎用	—
25	制草乌	1.5～3g。先煎，久煎	慎用	同附子，注意十八反
26	苦楝皮	3～6g。外用适量，研末，用猪脂调敷患处	慎用	肝肾功能不全者慎用
27	金钱白花蛇	2～5g。研粉吞服，1～1.5g	—	—
28	洋金花	0.3～0.6g。宜入丸散；亦可作卷烟分次燃吸（不超过1.5g/d）。外用适量	禁用	外感及痰热咳喘、青光眼、高血压及心动过速者禁用
29	牵牛子	3～6g。入丸散服，每次1.5～3g	禁用	不宜与巴豆、巴豆霜同用
30	轻粉	内服每次0.1～0.2g，每日1～2次。多入丸剂或装胶囊服，服后漱口。外用适量，研末掺敷患处	禁服	不可过量，内服慎用
31	香加皮	3～6g	—	不宜过量
32	狼毒	熬膏外用	—	不宜与密陀僧同用

续表

序号	药品名称	用法用量	妊娠禁忌	其他注意事项
33	臭灵丹草	9～15g	—	—
34	商陆	3～9g。外用适量，煎汤熏洗	禁用	—
35	常山	5～9g	慎用	有催吐副作用，量不宜过大
36	硫黄	1.5～3g。炮制后入丸散服。外用适量，研末油调涂敷患处	慎用	不宜与芒硝、玄明粉同用
37	雄黄	0.05～0.1g。入丸散用。外用适量，熏涂患处	禁用	内服宜慎，不可久用
38	蓖麻子	2～5g。外用适量	—	—
39	蜈蚣	3～5g	禁用	
40	罂粟壳	3～6g	禁用	易成瘾，不宜常服；儿童禁用；运动员慎用
41	蕲蛇	3～9g。研末吞服，每次1～1.5g，每日2～3次	—	—
42	蟾酥	0.015～0.03g。多入丸散。外用适量	慎用	—

（3）"大毒"中药饮片用法　"大毒饮片"共10味。

序号	药品名称	用法用量	妊娠禁忌	其他注意事项
1	马钱子粉	0.3～0.6g。炮制后入丸散	禁用	同马钱子
2	巴豆霜	0.1～0.3g。多入丸散用。外用适量	禁用	不宜与牵牛子同用

余8味，生马钱子、生川乌、生天仙子、生草乌、斑蝥、红粉、闹羊花、生巴豆详见"考点4，27种毒性中药的饮片调配中带"#"者"。

（四）中药饮片处方药味的脚注★★★

脚注是处方审核的重要内容，许多含脚注的药味在调剂时需要单独包装，方便后续的特殊操作。《中国药典》（现行版）收载特殊调剂、特殊煎法和用法见表。

特殊调剂	用时捣碎	①根及根茎类：川乌、平贝母、半夏、延胡索、竹节参、华山参、黄连、珠子参、山慈菇、西洋参 ②果实种子类：刀豆、大皂角、白果（去壳）、白扁豆、瓜蒌子、母丁香、红豆蔻、豆蔻、决明子、苦杏仁、郁李仁、桃仁、使君子、荜茇、草豆蔻、草果、砂仁、荔枝核、南五味子、牵牛子、莱菔子、芥子、亚麻子、川楝子、木鳖子、五味子、牛蒡子、甜瓜子、黑芝麻、蓖麻子（去壳）、榧子（去壳取仁）、酸枣仁、蕤仁、橘核、益智、猪牙皂 ③皮类：肉桂 ④花类：丁香 ⑤动物药：阿胶、鹿角霜、鳖甲、鹿茸 ⑥矿物药：白矾
	切薄片或用时粉碎、捣碎	人参、红参、雷丸（粉碎）
	用时打碎	儿茶、千金子（去壳，去油用）、诃子、青果、婆罗子、预知子

续表

	用时砸碎	自然铜
特殊调剂	用时捣碎或切段	海龙
	用时研碎	麝香
	用时破开或去核	大枣
	（切）剪成小块	马勃、桑螵蛸、蛤蚧、蜂房
	去皮取净仁	巴豆
	粉碎成粗粉	石膏
	打成碎粒或研成细末	血竭、沉香、海马
内服特殊煎法	先煎、久煎	制川乌、附子、制草乌
	先煎	①动物药：瓦楞子、水牛角、石决明、牡蛎、龟甲、鳖甲、珍珠母、鹿角霜、鹿茸、蛤壳 ②矿物药：青礞石、金礞石、石膏、自然铜、钟乳石、禹余粮、紫石英、滑石、赭石、磁石、赤石脂
	包煎	儿茶、车前子、辛夷、海金沙、旋覆花、葶苈子、蛤粉、滑石粉、蒲黄
	后下	豆蔻、沉香、青蒿、苦杏仁、降香、砂仁、钩藤、徐长卿、番泻叶（可泡水）、薄荷
	不宜久煎	大黄、鱼腥草
	另煎兑服，也可研粉吞服	人参、西洋参、羚羊角、红参
	多入丸散服	①植物药：土木香、制甘遂、醋京大戟、金铁锁、千金子（霜）、制马钱子、毛诃子、使君子仁、牵牛子、猪牙皂、巴豆霜、余甘子、乳香、没药（去油）、枫香脂、阿魏、苏合香、血竭、草乌叶、洋金花、儿茶、冰片、天然冰片、芦荟、艾片、青黛、紫花前胡、高山辣根菜、安息香、醋红大戟、闹羊花（或浸酒）、小叶莲、大皂角、大蓟炭 ②动物药：制斑蝥、蛤蚧、蜂胶、蟾酥、麝香、牛黄、体外培育牛黄、猪胆粉、珍珠 ③矿物药：制硫黄、雄黄、自然铜、金礞石、朱砂、轻粉、大青盐、禹余粮、青礞石
	研末吞服	三七、白及、延胡索、醋芫花、金钱白花蛇、胡椒、夏天无、蛇蜕、紫珠叶、蕲蛇、花蕊石
	内服	山楂叶（可泡茶饮）、天南星、黄蜀葵花（研末）
	研粉冲服	川贝母、平贝母、鹿茸、鹿角霜、湖北贝母、雷丸
	水煎或酒浸服	天山雪莲、穿山龙、满山红
	配制酒剂内服	丁公藤
	供配置成药用	水飞蓟、人工牛黄
	溶入煎好的汤液中服用	玄明粉、芒硝
	炮制后用	白附子、半夏、草乌、穿山甲、棕榈
	煎服	西红花（可泡水）、灯盏细辛（或研末蒸鸡蛋服）、使君子、乳香、胖大海（可泡水）、满山红（25～50g水煎；6～12g用40%乙醇浸服）

续表

内服特殊煎法	烊化兑服	龟甲胶、阿胶、鹿角胶
	用水浸泡，炖服，或作丸剂服	哈蟆油
	用水或黄酒隔水密闭炖服	金荞麦
	龙眼肉包裹或装入胶囊吞服	鸦胆子
外用方法	配制酒剂外擦	丁公藤
	研末外敷	①植物药：丁香、大叶紫珠、广东紫珠、土荆皮、大黄、川楝子、瓦松、巴豆、艾片、白鲜皮、母丁香、地榆、亚乎奴、血竭、合欢皮、天然冰片、芦荟、两面针、降香、栀子、重楼、珠子参、黄蜀葵花、苦楝皮、赤小豆、甘松、高山辣根菜、蛇床子、麻黄根、断血流 ②动物药：牛黄、体外培育牛黄、海螵蛸、猪胆粉 ③矿物药：白矾、轻粉、赤石脂、煅石膏、红粉、西瓜霜
	外用适量敷患处	人工牛黄、黄山药、雄黄、硫黄、马勃、松花粉、蒲黄
	煎水熏洗	千里光、艾叶、地肤子、花椒、杠板归、茵陈、蛇床子、商陆、鱼腥草
	捣碎外敷	千金子、马齿苋、筋骨草、锦灯笼、鱼腥草
	煎水洗	飞扬草、石吊兰、白鲜皮、西河柳、百部、两面针、连钱草、苦地丁、苦参、闹羊花、首乌藤、秦皮、桃枝、浮萍、野菊花、萹蓄、黑豆、蜂房、白蔹
	化水洗	大青盐、白矾
	研末以醋或酒调敷患处	天南星、半夏、斑蝥、土荆皮、白附子
	研末用油或醋调涂患处	木鳖子
	研末吹鼻取嚏或调敷患处	大皂角、猪牙皂
	熬膏敷患处	水红花子、白附子、紫草（或油浸）、狼毒
	水煎外涂	四季青、虎杖、救必应
	醋蒸取汁涂患处	皂角刺
	有毒成分能经皮肤吸收，不宜大面积涂敷	马钱子、斑蝥
	外用20%～29%酊剂涂患处	补骨脂

（五）饮片的用药禁忌★★★

1. 证候禁忌

证候（或特殊人群）	所忌药物	证候（或特殊人群）	所忌药物
体虚多汗	麻黄等发汗药	虚喘、高血压及失眠患者	慎用麻黄
阳虚里寒	寒凉药	湿盛胀满、水肿患者	甘草
阴虚内热	慎用苦寒清热药	肝功能障碍者	黄药子

证候（或特殊人群）	所忌药物	证候（或特殊人群）	所忌药物
脾胃虚寒、大便稀溏	苦寒或泻下药	肾病患者	马兜铃
阴虚津亏	淡渗利湿药	哺乳期妇女	不宜大量使用麦芽
火热内炽、阴虚火旺	温热药	麻疹已透、阴虚火旺	升麻
月经过多及崩漏	破血逐瘀药		
脱证神昏	开窍药	表邪未解	固表止汗药
邪实而正不虚	补虚药	湿热泻痢	涩肠止泻药

2. 配伍禁忌

（1）"十八反"

"十八反"配伍禁忌歌诀	药物	所反药物
本草明言十八反，半蒌贝蔹及攻乌。藻戟遂芫俱战草，诸参辛芍叛藜芦。	甘草	甘遂、京大戟、海藻、芫花
	乌头（川乌、附子、草乌）	半夏、瓜蒌（全瓜蒌、瓜蒌皮、瓜蒌仁、天花粉）、贝母（川贝、浙贝等）、白蔹、白及
	藜芦	人参、南沙参、党参、西洋参、北沙参、丹参、玄参、苦参、细辛、芍药（赤芍、白芍）

（2）"十九畏"

"十九畏"配伍禁忌歌诀	药物	所畏药物
硫黄原是火中精，朴硝一见便相争。水银莫与砒霜见，狼毒最怕密陀僧。巴豆性烈最为上，偏与牵牛不顺情。丁香莫与郁金见，牙硝难合京三棱。川乌草乌不顺犀，人参最怕五灵脂。官桂善能调冷气，若逢石脂便相欺。	硫黄	朴硝（包括芒硝、玄明粉）
	水银	砒霜
	狼毒	密陀僧
	巴豆（包括巴豆霜）	牵牛子（包括黑丑、白丑）
	丁香（包括公丁香、母丁香）	郁金
	川乌（包括附子）、草乌	犀角（现已禁用）
	芒硝（包括玄明粉）	三棱
	官桂	赤石脂
	人参	五灵脂

3. 妊娠禁忌 常分为禁用、忌用和慎用。禁用指绝对禁止使用，忌用指避免使用或最好不用，慎用指在一定条件下可谨慎使用，《中国药典》（现行版）一部收录妊娠禁用、忌用和慎用药材和饮片共计97个。

（1）妊娠禁用药

妊娠禁用药分类	药物
植物药	川乌、草乌、京大戟、三棱、莪术、甘遂、丁公藤、干漆、千金子（霜）、马钱子（粉）、天仙子、巴豆（霜）、两头尖、阿魏、闹羊花、芫花、洋金花、猪牙皂、商陆、黑种草子、罂粟壳、牵牛子

妊娠禁用药分类	药物
动物药	土鳖虫、水蛭、全蝎、斑蝥、蜈蚣、麝香
矿物药	朱砂、红粉、轻粉、雄黄

（2）妊娠忌用药

妊娠忌用药分类	药物
植物药	大皂角、天山雪莲

（3）妊娠慎用药

妊娠慎用药分类	药物
植物药	三七、大黄、川牛膝、牛膝、虎杖、常山、漏芦、禹州漏芦、附子、白附子、制草乌、草乌叶、制川乌、小驳骨、飞扬草、王不留行、天花粉、（制）天南星、天然冰片（右旋龙脑）、木鳖子、片姜黄、艾片（左旋龙脑）、西红花、肉桂、华山参、冰片（合成龙脑）、红花、芦荟、苏木、牡丹皮、没药、苦楝皮、郁李仁、金铁锁、乳香、卷柏、枳壳、枳实、急性子、桂枝、桃仁、凌霄花、益母草、通草、黄蜀葵花、番泻叶、蒲黄、薏苡仁、瞿麦
动物药	牛黄（人工牛黄、体外培育牛黄）、蟾酥
矿物药	玄明粉、芒硝、皂矾、硫黄、赭石、禹余粮

考点5 中药饮片斗谱安排 ★★★

（一）传统斗谱编排的基本原则及举例

斗架层放位置	基本原则	中药饮片举例
高层	质地轻，用量少	月季花、白梅花与佛手花；玫瑰花、代代花与厚朴花；地骨皮、千年健与五加皮；络石藤、青风藤与海风藤；密蒙花、谷精草与木贼草
中上层	常用药物	黄芪、党参与甘草；当归、白芍与川芎；防风、荆芥与白芷；柴胡、葛根与升麻；黄芩、黄连与黄柏；天麻、钩藤与蒺藜；陈皮、枳壳与枳实；附子、干姜与肉桂；砂仁、豆蔻与木香；肉苁蓉、巴戟天与补骨脂；麦冬、天冬与北沙参；金银花、连翘与板蓝根；山药、泽泻与牡丹皮；厚朴、香附与延胡索；焦麦芽、焦山楂与焦神曲；酸枣仁、远志与柏子仁；苦杏仁、桔梗与桑白皮
较下层	质地沉重的矿石、化石、贝壳类药物	磁石、赭石与紫石英；石决明、珍珠母与瓦楞子；龙骨、龙齿与牡蛎；石膏、寒水石与海蛤壳
	易于造成污染的药物（如炭药）	藕节炭、茅根炭与地榆炭；大黄炭、黄芩炭与黄柏炭；艾炭、棕榈炭与蒲黄炭
最底层	质地松泡且用量较大	芦根与白茅根；灯心草与通草；荷叶与荷梗；茵陈与金钱草；竹茹与丝瓜络；白花蛇舌草与半枝莲；薄荷与桑叶

斗架层放位置	基本原则	中药饮片举例
可放于一个斗中	"相须"与"相使"配伍；常用"药对"	麻黄、桂枝；党参、黄芪；陈皮、青皮；泽泻、猪苓；羌活、独活；川乌、草乌；萹蓄、瞿麦；乳香、没药；酸枣仁、远志；桃仁、红花；山药、薏苡仁；辛夷、苍耳子；苍术、白术；知母、浙贝母；三棱、莪术；射干、北豆根；杜仲、续断；板蓝根、大青叶；火麻仁、郁李仁；麦冬、天冬；蒲公英、紫花地丁；小茴香、橘核

（二）斗谱排列时还应参考的其他原则

斗谱排列参考原则		中药饮片举例
不能装于一斗或上下药斗	配伍禁忌的药物	如"十八反""十九畏"
不宜排列在一起的	外观性状相似的饮片，尤其是外观性状相似但功效不同的饮片	蒲黄与海金沙；苦杏仁与桃仁；大蓟与小蓟；熟地黄与黄精；蛇床子与地肤子；血余炭与干漆炭；紫苏子与菟丝子；厚朴与海桐皮；炙甘草与炙黄芪；制南星与象贝（浙贝）；玫瑰花与月季花；山药与天花粉；荆芥与紫苏叶；当归与独活；知母与玉竹；韭菜子与葱子
不宜排列在一起的	药名相近，但性味功效不同的饮片	附子与白附子；藜芦与漏芦；天葵子与冬葵子
	同一植物来源但不同部位入药的并且功效不相同的饮片	麻黄与麻黄根
不宜放在一般药斗内	易灰尘污染的药味宜放在加盖瓷罐中	熟地黄、龙眼肉、青黛、玄明粉、松花粉、生蒲黄、乳香面、没药面、儿茶面、血竭面
	贵细药材设专柜存放	牛黄、麝香、西红花、人参、西洋参、羚羊角、鹿茸、珍珠、冬虫夏草、海龙、海马
	毒性中药和麻醉中药应专柜、专锁、专账、专人管理	—
不能与其他药物装于一个药斗中	有恶劣气味的药味	阿魏、鸡矢藤

考点 6 饮片的处方应付

（一）常见处方应付 ★★★

处方写法	应付品	实例
药名（或炒）	清炒品	紫苏子、莱菔子、谷芽、麦芽、王不留行、酸枣仁、蔓荆子、苍耳子、牛蒡子、白芥子
	麸炒品	僵蚕、白术、枳壳
药名（或制）	炮制品	草乌（水制）、川乌（水制）、天南星（矾制）、附子（炮制）、吴茱萸（甘草水制）、远志（甘草水制去心）、厚朴（姜制）、何首乌（黑豆汁制）
药名（或炒或炙）	烫制品	龟甲、鳖甲、穿山甲

续表

处方写法	应付品	实例
药名（或煅）	煅制品	花蕊石、钟乳石、自然铜、金礞石、青礞石、瓦楞子
药名（或炒或炭）	炭制品	干漆、炮姜、地榆、侧柏叶、蒲黄
药名（或炒或炙）	蜜炙品	枇杷叶、马兜铃
	醋炙品	延胡索
	盐炙品	补骨脂、益智仁

（二）处方注明炮制要求的，则按要求调配★

处方	应付品	实例
酒炒	酒炒品	酒黄芩、酒当归
焦	炒焦品	焦麦芽、焦谷芽、焦山楂、焦栀子
姜制	姜制品	姜半夏
霜	霜制品	柏子仁霜
煨	煨制品	煨木香

（三）常见的饮片正名与相关别名★★★

中药饮片正名是饮片的规范化名称，是以《中国药典》（现行版）和局、部颁《药品标准》或《炮制规范》（现行版）为依据。别名是除正名以外的名称。

正名	别名	正名	别名
丁香	公丁香	忍冬藤	金银藤　银花藤
儿茶	孩儿茶	青皮	小青皮　青橘皮
三七	田三七　参三七　旱三七　田七　滇七　金不换	青果	干青果　橄榄
土鳖虫	地鳖虫　䗪虫　地鳖	青蒿	嫩青蒿
大血藤	红藤　血藤　活血藤	郁金	黄郁金　黑郁金　玉金
大黄	川军　生军　锦纹　将军	佩兰	佩兰叶　省头草　醒头草
山豆根	广豆根　南豆根	金银花	忍冬花　双花　二花　银花
山茱萸	山黄肉　杭山萸　枣皮	油松节	松节
山药	怀山药　淮山药　淮山	泽泻	建泽泻　福泽泻
千金子	续随子	细辛	北细辛　辽细辛　小辛
马钱子	番木鳖　马前　马前子	珍珠	真珠　濂珠
王不留行	王不留　留行子	茜草	红茜草　茜草根　茜根　活血丹　血见愁　地血
天冬	天门冬　明门冬	茵陈	绵茵陈　茵陈蒿
天花粉	栝楼根　瓜蒌根　花粉	茺蔚子	益母草子　坤草子
木瓜	宣木瓜	南沙参	泡沙参　空沙参　白沙参　白参

正名	别名	正名	别名
木蝴蝶	玉蝴蝶　千张纸　云故纸　白故纸	栀子	山栀子　山栀
五味子	辽五味子　北五味子　五梅子	枸杞子	甘枸杞　枸杞　枸杞果
牛蒡子	大力子　鼠黏子　牛子　恶实	厚朴	川厚朴　紫油厚朴　川朴　赤朴　烈朴
牛膝	怀牛膝	砂仁	缩砂仁　春砂仁　缩砂密
升麻	绿升麻　周升麻	牵牛子	黑丑　白丑　二丑　黑白丑
丹参	紫丹参　赤参	香加皮	北五加皮　杠柳皮
乌药	台乌药	香附	香附子　莎草根
功劳叶	十大功劳叶	重楼	七叶一枝花　蚤休　草河车
甘草	粉甘草　皮草　国老	独活	川独活　香独活
艾叶	祁艾　蕲艾　灸草　冰台	姜炭	炮姜炭　干姜炭
龙眼肉	桂圆肉　益智	前胡	信前胡　岩风
北沙参	辽沙参　东沙参　莱阳沙参	首乌藤	夜交藤
白芍	杭白芍　白芍药	穿山甲	山甲珠　炮山甲　鲮鲤
白芷	杭白芷　香白芷	秦艽	左秦艽
白果	银杏	莱菔子	萝卜子
瓜蒌	全瓜蒌　栝楼　药瓜	桂枝	桂枝尖　嫩桂枝　柳桂
芒硝	马牙硝　英硝　金硝　牙硝	桔梗	苦桔梗　白桔梗　玉桔梗
西红花	藏红花　番红花	柴胡	北柴胡　南柴胡　软柴胡
西河柳	柽柳　山川柳　观音柳　赤柽柳	党参	潞党参　台党参　防参
百部	百部草　肥百部　野天门冬	拳参	紫参
当归	秦当归　云当归　川当归	益母草	坤草　茺蔚　益明
肉苁蓉	淡大芸	浙贝母	象贝母　大贝母
肉豆蔻	肉果　玉果	娑罗子	梭罗子
肉桂	紫油肉桂	海螵蛸	乌贼骨
朱砂	丹砂　辰砂　镜面砂　朱宝砂	浮萍	紫背浮萍　浮萍草　水萍　田萍
竹茹	淡竹茹　细竹茹　青竹茹　竹二青	通草	通脱木
延胡索	元胡　玄胡索	桑叶	霜桑叶　冬桑叶
血余炭	血余　发炭　乱发炭	桑白皮	桑皮　桑根白皮
血竭	麒麟竭　麒麟血	黄芩	条芩　子芩　枯芩　片芩
决明子	草决明　马蹄决明	黄连	川连　雅连　云连　味连　鸡爪连
防己	粉防己　汉防己	梅花	绿萼梅　绿梅花
红花	草红花　红蓝花	蛇蜕	龙衣
麦冬	麦门冬　杭寸冬　杭麦冬　寸冬	淫羊藿	仙灵脾

续表

正名	别名	正名	别名
赤小豆	红小豆　红豆	续断	川续断　川断　接骨草　六汗
苍术	茅苍术	葛根	甘葛根　干葛
杜仲	川杜仲　木棉	蛤壳	海蛤壳
牡丹皮	粉丹皮　丹皮　牡丹根皮	蒺藜	刺蒺藜　白蒺藜
牡蛎	左牡蛎	椿皮	椿根皮　臭椿皮
佛手	川佛手　广佛手　佛手柑　佛手片	槟榔	花槟榔　大腹子　海南子
辛夷	木笔花　辛夷花　毛辛夷	磁石	灵磁石　活磁石　生磁石　慈石
羌活	川羌活　西羌活	蝉蜕	蝉衣　蝉退
沙苑子	沙苑蒺藜　潼蒺藜	罂粟壳	米壳　御米壳
诃子	诃子肉　诃黎勒	赭石	代赭石
补骨脂	破故纸	墨旱莲	旱莲草
附子	川附子　淡附片　炮附子	僵蚕	白僵蚕

（四）常见的饮片并开药名★★

饮片的并开药名是指将 2~3 种疗效基本相似或有协同作用的饮片缩写在一起而构成并开药品。

处方药名	调配应付	处方药名	调配应付
二门冬	天冬　麦冬	全藿香	藿香叶　藿香梗
二风藤	青风藤　海风藤	赤白芍	赤芍　白芍
二乌	制川乌　制草乌	苍白术	苍术　白术
二丑	黑丑　白丑	芦茅根	芦根　白茅根
二术	苍术　白术	苏子叶	紫苏子　紫苏叶
二冬	天冬　麦冬	谷麦芽	炒谷芽　炒麦芽
二母	知母　浙贝母	羌独活	羌活　独活
二地	生地黄　熟地黄	忍冬花藤	金银花　忍冬藤
二地丁	蒲公英　紫花地丁	青陈皮	青皮　陈皮
二芍	赤芍　白芍	知柏	知母　黄柏
二决明	生石决明　决明子	金银花藤	金银花　忍冬藤
二活	羌活　独活	乳没	乳香　没药
二蒺藜	蒺藜　沙苑子	炒知柏	盐知母　盐黄柏
龙牡	煅龙骨　煅牡蛎	荆防	荆芥　防风
生龙牡	生龙骨　生牡蛎	砂蔻	砂仁　蔻仁
生炒蒲黄	生蒲黄　炒蒲黄	盐知柏	盐知母　盐黄柏
生熟地	生地黄　熟地黄	荷叶梗	荷叶　荷梗

续表

处方药名	调配应付	处方药名	调配应付
生熟麦芽	生麦芽　炒麦芽	桃杏仁	桃仁　苦杏仁
生熟谷芽	生谷芽　炒谷芽	酒知柏	酒知母　酒黄柏
生熟枣仁	生枣仁　炒枣仁	猪茯苓	猪苓　茯苓
生熟稻谷	生稻芽　炒稻芽	棱术	三棱　莪术
生熟薏米	生薏苡仁　炒薏苡仁	炒三仙	炒神曲　炒麦芽　炒山楂
白术芍	炒白术　炒白芍	焦三仙	焦山楂　焦麦芽　焦神曲
冬瓜皮子	冬瓜子　冬瓜皮	焦四仙	焦神曲　焦山楂　焦麦芽　焦槟榔
全荆芥	荆芥　荆芥穗	腹皮子	大腹皮　生槟榔
全紫苏	紫苏子　紫苏梗　紫苏叶	潼白蒺藜	沙苑子　蒺藜

考点 7 处方复核、发药与用药交代

(一)中药处方复核★★★

又称校对，是指对调配完毕的药品按处方逐项进行全面细致的核对。

中药饮片调配复核内容	①药味、剂数是否相符，有无错味、漏味、多味和掺杂异物，每剂药的剂量误差应小于 ±5% ②有无配伍禁忌（十八反、十九畏）、妊娠禁忌药物，毒麻药有无超量 ③毒性中药、贵细药品的调配是否得当 ④对于需特殊煎煮或处理的药味是否单包并注明用法 ⑤审查有无虫蛀、发霉变质，有无生炙不分或以生代炙，整药、籽药应捣未捣，调配处方有无乱代乱用等现象

(二)发药与用药交代★★

中药发药流程与要求	①核对患者姓名、取药号和取药剂数 ②处方中需特殊处理的药味，或需另加"药引"以及煎服法等需加以说明。外用药应明显标注 ③一方多剂的鲜药，提示患者注意保鲜，置于阴凉干燥处 ④检查附带药品是否齐全，药品包装是否捆扎结实 ⑤含毒麻药品的处方应留存，整理登记，备查 ⑥用药指导
中药饮片用药交代内容	①说明方药的用法用量，必要时介绍煎药流程 ②说明用药禁忌 ③对有特殊煎法的饮片，需说明煎煮方法 ④对特殊贮存要求的饮片应说明 ⑤如处方中有需患者自备的药引，需向患者强调 ⑥如有需自行处理的饮片、贵细饮片，要特别做出说明 ⑦如有关于药品疗效、药源情况、不良反应方面的咨询，应尽可能解答，如不确定，应在事后详查后予以回复

第三节 中成药调剂

考点1 中成药处方审核的原则和要求 ★

中成药处方审核是指中药学专业技术人员运用专业知识与实践技能，根据相关法律法规、规章制度与技术规范等，对医师在诊疗活动中为患者开具的中成药处方，进行合法性、规范性和适宜性审核，并作出是否同意调配发药决定的药学技术服务。

审核原则与注意事项同中药饮片处方审核。

（一）中成药处方合法性审核

根据《处方管理办法》中成药处方开具人应具有医师资格，并在执业地点注册，取得处方权。

中医类别医师应当按照《中成药临床应用指导原则》等，遵照中医临床基本的辨证施治原则开具中成药处方。其他类别的医师，经过不少于1年系统学习中医药专业知识并考核合格后，遵照中医临床基本的辨证施治原则，可以开具中成药处方。

不符合上述合法性的处方，药师审核不通过，不予调配发药。

（二）中成药处方规范性审核

中成药处方规范性	①辨证或辨证辨病结合，选用适宜的中成药 ②中成药名称应使用药品通用名称，院内中药制剂名称应当使用经省级药品监督管理部门批准的名称，备案的医院内传统中药制剂应当使用备案时的名称 ③需超剂量使用时，应注明原因并再次签名 ④片剂、丸剂、胶囊剂、颗粒剂分别以片、丸、粒、袋为单位，软膏及乳膏剂以支、盒为单位，溶液制剂、注射剂以支、瓶为单位，应当注明剂量 ⑤每张处方不得超过5种药品，药性峻烈的或含毒性成分的药物应当避免重复使用，功能相同或基本相同的中成药不宜叠加使用 ⑥中药注射剂应单独开具处方 ⑦药品处方的用量应适情况评估 ⑧处方开具当日有效

（三）中成药处方适宜性审核

（1）根据诊断合理选用中成药 ★

辨证（病）	治法	选用中成药及区别
温热病热入心包证	治温热病用"三宝"	安宫牛黄丸偏于清热安神，至宝丹偏于芳香开窍，紫雪偏于镇痉息风
胃病	行脾胃之气	胃苏颗粒、复方陈香胃片、气滞胃痛颗粒
	调和脾胃	健胃消炎颗粒
	调和肝脾	健脾疏肝丸、逍遥丸
	调和肝胃	沉香舒气丸、舒肝理气丸、舒肝顺气丸
	散寒行气	温胃舒颗粒
	温阳散寒，行气止痛	理中丸、桂附理中丸、虚寒胃痛颗粒

（2）中成药联合用药★

中成药联合使用时应注意"相须""相使"增强疗效，避免"相畏""相杀"而减低疗效，或利用"相畏""相杀"来抑制或消除另一种中成药的偏性或毒副作用。如附子理中丸联合健脾丸治疗阳虚夹湿泄泻，既可温运脾阳又可健脾益气，可收事半功倍之效。又如，以乌鸡白凤丸为主治疗妇女气血不足，月经不调，配以香砂六君丸为辅，"相使"为用，开气血生化之源，增强乌鸡白凤丸养血调经之功。再如用金匮肾气丸补火助阳、纳气平喘功效治疗肾虚作喘；若久病不愈，阳损及阴，兼有咽干烦躁者，又应当配以麦味地黄丸或生脉散防止金匮肾气丸燥烈伤阴。

中成药联合用药遵循原则	当疾病复杂，一个中成药不能满足所有证候时，可以联合应用多种中成药
	多种中成药的联合应用，应遵循药效互补原则及增效减毒原则。功能相同或基本相同的中成药原则上不宜叠加使用
	药性峻烈的或含毒性成分的药物应避免重复使用
	合并用药时，注意中成药的各药味、各成分间的配伍禁忌
	一些病证可采用中成药的内服与外用药联合使用

以下情况避免联合使用：

避免联合使用情况	举例
联用后减弱药物治疗作用	含人参制剂与含莱菔子制剂合用
有不良相互作用	含有格列本脲的消渴丸与含乙醇的藿香正气水等制剂合用
中成药中所含西药成分与西药之间的存才潜在不良相互作用的药物联用	
含相同的毒性药味的中成药慎重联用，防止毒性药味超量而引起毒副作用	癣祺胶囊和华佗再造丸同含马钱子，柏子养心丸和天王补心丹同含朱砂，风湿骨痛胶囊和复方小活络丸同含制川乌和制草乌
功效相同或相似，成分相同或包含的中成药不宜联合使用	金花清感颗粒与连花清瘟颗粒均治疗风热感冒，二者不宜联合使用；六味地黄丸与杞菊地黄丸均治疗肝肾阴虚证，且杞菊地黄丸成分包含了六味地黄丸的成分，二者不宜联合使用

（3）特殊人群使用中成药★★

特殊人群	禁忌情况	举例
新生儿、婴幼儿、儿童	含有婴幼儿、儿童禁忌使用中药组分	马兜铃、天仙藤婴幼儿禁用，雪上一枝蒿、罂粟壳儿童禁用
	说明书规定的婴幼儿、儿童禁忌	强力枇杷露
老年人	含有老年人禁忌使用中药组分	雪上一枝蒿
	说明书规定的老年人禁忌	伤湿镇痛膏
孕妇及哺乳期妇女	含有孕妇禁忌使用中药组分	巴豆、三棱、莪术、水蛭、虻虫
	说明书规定的孕妇禁用或忌用的	复方罗汉果含片
	马兜铃、天仙藤、雪上一枝蒿、罂粟壳哺乳期慎用，鼻渊软胶囊、海蛇药酒哺乳期禁用	

续表

特殊人群	禁忌情况	举例
肾功能不全	含有肾功能不全者禁忌使用中药组分	马兜铃、天仙藤、寻骨风、朱砂莲、雷公藤、朱砂、红升丹
	说明书规定的肾功能不全者禁忌	鼻渊片
肝功能不全	含有肝功能不全者禁忌使用中药组分	雷公藤、朱砂、红升丹
	说明书规定的肝功能不全者禁忌	复方胆通胶囊

考点 2 中成药处方调配的程序和注意事项 ★

中成药处方调配严格按审方、调配、复核和发药程序进行。应熟悉常用中成药的药物组成、剂型特点、功能与主治、用法与用量、注意事项等。

含毒性饮片、按麻醉药管理饮片以及含朱砂的中成药调配 ★★★

《中国药典》（现行版）收载含27种毒性、按麻醉药管理以及含朱砂等饮片的中成药共195个，应严格按说明书使用，含相同毒性成分的中成药应尽量避免联合使用，防止药物过量而引发毒性反应。

（1）含一种毒性成分的

毒性成分	药品名称	功效	注意事项
草乌	正骨水	活血祛瘀，舒筋活络，消肿止痛	忌内服；不能搽入伤口；用药过程中如有瘙痒起疹，暂停使用
制草乌	三七血伤宁胶囊	止血镇痛，祛瘀生新	轻伤及其他病证患者忌服保险子；服药期间忌食蚕豆、鱼类和酸冷食物；孕妇禁用
	小金丸	散结消肿，化瘀止痛	孕妇禁用
	小金片		
	小金胶囊		
	云南白药	化瘀止血，活血止痛，解毒消肿	孕妇忌用；服药一日内，忌食蚕豆、鱼类及酸冷食物
	云南白药胶囊		
	复方夏天无片	祛风逐湿，舒筋活络，行血止痛	孕妇禁服
	祛风止痛胶囊	祛风寒，补肝肾，壮筋骨	孕妇忌服
生川乌	天和追风膏	温经散寒，祛风除湿，活血止痛	孕妇禁用；偶见皮肤过敏反应；皮肤过敏者慎用，皮肤破损处不宜贴用
	药艾条	行气血，逐寒湿	—
	麝香镇痛膏	散寒，活血，镇痛	孕妇及皮肤破损处禁用；使用中如皮肤发痒或变红，应立即停用
制川乌	中华跌打丸	消肿止痛，舒筋活络，止血生肌，活血祛瘀	孕妇忌服；皮肤破伤出血者不可外敷
	复方羊角片	平肝熄风，通络止痛	孕妇慎服

续表

毒性成分	药品名称	功效	注意事项
制川乌	活血壮筋丸	祛风活血，强腰壮筋	热症者忌服；孕妇及哺乳期妇女禁服；严重心脏病，高血压，肝、肾疾病者忌服；本品含乌头碱，应严格在医师指导下按规定定量服用，不得任意增加服用量和服用时间；服药后如果出现唇舌发麻、头痛头昏、腹痛腹泻、心烦欲呕、呼吸困难等情况就医
	麝香风湿胶囊	祛风散寒，除湿活络	孕妇及儿童禁用；不可过量、久服；忌食生冷
	骨友灵搽剂	活血化瘀，消肿止痛	孕妇禁用；使用过程中皮肤出现发痒、发热及潮红时，应停用
附子（制）	参附强心丸	益气助阳，强心利水	孕妇禁服；宜低盐饮食
	前列舒丸	扶正固本，益肾利尿	尿闭不通者不宜用本药
	济生肾气丸	温肾化气，利水消肿	—
	桂附地黄丸	温补肾阳	—
	桂附地黄胶囊	温补肾阳	—
	益肾灵颗粒	温阳补肾	—
	乌梅丸	缓肝调中，清上温下	孕妇禁服
淡附片	小儿肺咳颗粒	健脾益肺，止咳平喘	高热咳嗽慎用
	四逆汤	温中祛寒，回阳救逆	—
	肾康宁片	补脾温肾，渗湿活血	—
	肾康宁胶囊		—
	肾康宁颗粒		—
	痰饮丸	温补脾肾，助阳化饮	孕妇禁服；心脏病、高血压患者慎用
附片	复方蛤青片	补气敛肺，止咳平喘，温化痰饮	孕妇慎用
	桂附理中丸	补肾助阳，温中健脾	孕妇慎用
炮附片	右归丸	温补肾阳，填精止遗	—
黑顺片	春血安胶囊	益肾固冲，调经止血	—
	温胃舒胶囊	温中养胃，行气止痛	胃大出血时禁用；忌食生冷、油腻及不宜消化的食物
	天麻丸	祛风除湿，通络止痛，补益肝肾	孕妇慎用
	天麻祛风补片	温肾养肝，祛风止痛	孕妇及感冒发热期间禁用；忌食生冷油腻食物
	止血复脉合剂	止血祛瘀，滋阴复脉	—
	正天丸	疏风活血，养血平肝，通络止痛	①用药期间注意血压监测。②孕妇慎用。③宜饭后服用。④有心脏病病史，用药期间注意监测心律情况
	固肾定喘丸	温肾纳气，健脾化痰	
唐古特乌头	安儿宁颗粒	清热祛风，化痰止咳	—

续表

毒性成分	药品名称	功效	注意事项
雪上一枝蒿	骨痛灵酊	温经散寒，祛风活血，通络止痛	孕妇及皮肤破损处禁用；本品只供外用，不可内服；用药后3小时内用药部位不得吹风，不接触冷水
马钱子粉	九分散	活血散瘀，消肿止痛	含毒性药，不可多服；孕妇禁用；小儿及体弱者遵医嘱服用；破伤出血者不可外敷
	风湿马钱片	祛风除湿，活血祛瘀，通络止痛	孕妇忌服；年老体弱者慎服或遵医嘱
	平消片 平消胶囊	活血化瘀，散结消肿，解毒止痛	孕妇禁用；不宜久服
	舒筋丸	祛风除湿，舒筋活血	孕妇忌服
	疏风定痛丸	祛风散寒，活血止痛	按规定量服用，不宜多服；体弱者慎服；孕妇忌服
	痹祺胶囊	益气养血，祛风除湿，活血止痛	孕妇禁服
	腰痛宁胶囊	消肿止痛，疏散寒邪，温经通络	孕妇及儿童禁用；心脏病、高血压及脾胃虚寒者慎用；不可过量久服
	伤科接骨片	活血化瘀，消肿止痛，舒筋壮骨	不可随意增加服量，增加时，需遵医嘱；孕妇忌服；10岁以下儿童禁服
制马钱子	马钱子散	祛风湿，通经络	含毒性药，不可多服；服药后约1小时可能出现汗出周身、发痒、哆嗦等反应，反应严重者可请医生处理；13岁以下儿童、孕妇及身体虚弱者，心脏病、严重气管炎、单纯性高血压患者禁服；忌食生冷食物
	伸筋丹胶囊	舒筋通络，活血祛瘀，消肿止痛	不宜过量、久服；孕妇和哺乳期妇女禁用；心脏病患者慎用
	甜梦口服液（甜梦合剂） 甜梦胶囊	益气补肾，健脾和胃，养心安神	— —
	疏风活络丸	祛风散寒，除湿通络	高血压患者及孕妇慎用；不得超量服用
蟾酥	血栓心脉宁片	益气活血，开窍止痛	孕妇忌服
	灵宝护心丹	强心益气，通阳复脉，芳香开窍，活血镇痛	孕妇忌服。少数患者在服药初期偶见轻度腹胀、口干，继续服药后症状可自行消失，无需停药
	金蒲胶囊	清热解毒，消肿止痛，益气化痰	孕妇忌服；用药早期偶有恶心，可自行缓解；超量服用时，少数患者可见恶心、纳差
	熊胆救心丸	强心益气，芳香开窍	小儿及孕妇禁用
	麝香保心丸	芳香温通，益气强心	孕妇禁用
	麝香通心滴丸	芳香益气通脉，活血化瘀止痛	孕妇禁用；肝肾功能不全者慎用；运动员慎用；个别患者可能出现身热、颜面潮红、舌麻辣感、ALT升高等；蟾酥有毒，请按说明书规定剂量服用

续表

毒性成分	药品名称	功效	注意事项
干蟾皮	季德胜蛇药片	清热解毒，消肿止痛	孕妇忌用；脾胃虚寒者、肝肾功能不全者慎用；不可过服久服，若用药后出现皮肤过敏反应需及时停用；忌食辛辣、油腻食物
生半夏	复方鲜竹沥液	清热化痰，止咳	—
	暑湿感冒颗粒	清暑祛湿，芳香化浊	—
	藿香正气口服液	解表化湿，理气和中	
	藿香正气水		—
	藿香正气软胶囊		—
	藿香正气滴丸		—
生天南星	伤疖膏	清热解毒，消肿止痛	肿疡阴证者禁用；忌食辛辣食物；皮肤如有过敏现象可停用
	如意金黄散	清热解毒，消肿止痛	外用药，不可内服
巴豆霜	胃肠安丸	芳香化浊，理气止痛，健胃导滞	脾胃虚弱者慎用
斑蝥	癣湿药水	祛风除湿，杀虫止痒	切忌入口；严防触及眼、鼻、口腔等黏膜处
天仙子	溃疡散胶囊	理气和胃，制酸止痛	—
洋金花	化痔栓	清热燥湿，收涩止血	—
闹羊花	六味木香散	开郁行气止痛	—
	生发搽剂	温经通脉	局部皮肤破损处禁用；切忌口服及入眼；发生过敏反应时停用；不可大剂量或长期使用
罂粟壳	肠胃宁片	健脾益肾，温中止痛，涩肠止泻	禁食酸、冷、刺激性的食物；儿童慎用
	京万红软膏	活血解毒，消肿止痛，去腐生肌	孕妇慎用
	咳喘宁口服液	宣通肺气，止咳平喘	—
	复方满山红糖浆	止咳，祛痰，平喘	含罂粟壳不宜长期服用
	洋参保肺丸	滋阴补肺，止嗽定喘	感冒咳嗽者忌服
	消炎止咳片	消炎，镇咳，化痰，定喘	儿童禁服；孕妇忌服；不宜常服
	强力枇杷膏（蜜炼）	养阴敛肺，镇咳祛痰	—
	橘红化痰丸	敛肺化痰，止咳平喘	不宜久服
	止嗽化痰丸	清肺化痰，止嗽定喘	风寒咳嗽者不宜服用
	二母安嗽丸	清肺润燥，化痰止咳	—
	克咳片	止嗽，定喘，祛痰	心动过速者慎用；高血压及冠心病患者忌服；儿童、孕妇及哺乳期妇女禁用；不宜常服

续表

毒性成分	药品名称	功效	注意事项
蜜罂粟壳	宣肺止嗽合剂	疏风宣肺，止咳化痰	—
罂粟壳浸膏	止咳宝片	宣肺祛痰，止咳平喘	孕妇、婴儿及哺乳期妇女忌服；肺热、肺燥之干咳及咳痰带血者慎用；服药期间不宜再受风寒，并禁食冷物、辣椒及各种酒类
盐酸罂粟碱	肛泰软膏	凉血止血，清热解毒，燥湿敛疮，消肿止痛	孕妇禁用
雄黄	小儿化毒散	清热解毒，活血消肿	—
	牛黄至宝丸	清热解毒，泻火通便	孕妇忌服
	牛黄解毒丸（片，软胶囊，胶囊）	清热解毒	孕妇禁服
	纯阳正气丸	温中散寒	
	珠黄吹喉散	解毒化腐生肌	—
朱砂	一捻金	消食导滞，祛痰通便	不宜久服
	一捻金胶囊		
	二十五味松石丸	清热解毒，疏肝利胆，化瘀	—
	二十五味珊瑚丸	开窍，通络，止痛	—
	十香返生丸	开窍化痰，镇静安神	孕妇忌服
	七厘胶囊	化瘀消肿，止痛止血	孕妇禁用
	七厘散		
	八宝坤顺丸	益气养血调经	—
	万氏牛黄清心丸	清热解毒，镇惊安神	孕妇慎用
	小儿百寿丸	清热散风，消食化滞	—
	小儿金丹片	祛风化痰，清热解毒	—
	小儿肺热平胶囊	清热化痰，止咳平喘，镇惊开窍	不宜久服；肝肾功能不全者慎用
	小儿解热丸	清热化痰，镇惊，息风	—
	天王补心丸	滋阴养血，补心安神	—
	天王补心丸（浓缩丸）		不宜过量久服，肝肾功能不全者慎用
	牛黄千金散	清热解毒，镇痉定惊	不宜过量久服，肝肾功能不全者慎用
	气痛丸	行气止痛，健胃消滞	不宜过量久服，肝肾功能不全者慎用
	仁青常觉	清热解毒，调和滋补	服用前后3天忌食各类肉、酸性食物；服药期间，禁用酸、腐、生冷食物；防止受凉；禁止房事

续表

毒性成分	药品名称	功效	注意事项
朱砂	心脑静片	平肝潜阳，清心安神	孕妇忌服；本品不宜久服；肝肾功能不全者慎用
	瓜霜退热灵胶囊	清热解毒，开窍镇惊	不宜久服，孕妇禁服
	苏合香丸	芳香开窍，行气止痛	孕妇禁用
	补肾益脑丸	补肾生精，益气养血	感冒发热者忌用；孕妇忌服
	柏子养心丸	补气养血，安神	—
	柏子养心片		
	香苏正胃丸	解表化湿，和中消食	—
	益元散	清暑利湿	—
	琥珀抱龙丸	清热化痰，镇静安神	慢惊及久病、气虚者忌服
	紫雪散	清热开窍，止痉安神	孕妇禁用
	舒肝丸	舒肝和胃，理气止痛	孕妇慎用
	避瘟散	祛暑避秽，开窍止痛	—
	平肝舒络丸	平肝疏络，活血祛风	—
	抗栓再造丸	活血化瘀，舒筋通络，息风镇痉	孕妇忌服；年老体弱者慎服
	人参再造丸	益气养血，祛风化痰，活血通络	孕妇忌服
朱砂粉	清泻丸	清热，通便，消滞	孕妇禁用
红粉	九一散	提脓拔毒，去腐生肌	专供外用，不可入口；凡肌薄无肉处不能化脓，或仅有稀水者忌用

（2）含两种毒性成分的中成药

毒性成分	药品名称	功效	注意事项
蟾酥、雄黄	牛黄消炎片	清热解毒，消肿止痛	孕妇忌服
	六应丸	清热，解毒，消肿，止痛	—
蟾酥、附片（黑顺片）	益心丸	益气温阳，活血止痛	孕妇禁用；月经期慎用
制蟾酥、洋金花	如意定喘片	宣肺定喘，止咳化痰，益气养阴	孕妇禁用
附子、生川乌	定喘膏	温阳祛痰，止咳定喘	—
附子、制川乌	附桂骨痛片	温阳散寒，益气活血，消肿止痛	服药后少数可见胃脘不舒，停药后可自行消除；服药期间注意血压变化；高血压，严重消化道疾病慎用；孕妇及有出血倾向者，阴虚内热者禁用

毒性成分	药品名称	功效	注意事项
附子、制川乌	附桂骨痛颗粒	温阳散寒，益气活血，消肿止痛	服药后少数可见胃脘不舒，停药后可自行消除；服药期间注意血压变化；高血压、严重消化道疾病者慎用；孕妇及有出血倾向者，阴虚内热者禁用
生川乌、生草乌	少林风湿跌打膏	散瘀活血，舒筋止痛，祛风散寒	孕妇慎用或遵医嘱
	安阳精制膏	消积化癥，逐瘀止痛，舒筋活血，追风散寒	用于癥瘕积聚时，患者忌食不易消化的食物
	狗皮膏	祛风散寒，活血止痛	孕妇忌贴腰部和腹部
制川乌、制草乌	木瓜丸	祛风散寒，除湿通络	孕妇禁用
	风湿骨痛胶囊	温经散寒，通络止痛	含毒性药，不可多服；孕妇忌服
	骨刺丸	祛风止痛	孕妇禁用；肾病患者慎用
	小活络丸	祛风散寒，化痰除湿，活血止痛	孕妇禁用
	骨刺消痛片	祛风止痛	肾病患者慎用
	追风透骨丸	祛风除湿，通经活络，散寒止痛	不宜久服；属风热痹者及孕妇忌服
	祛风舒筋丸	祛风散寒，除湿活络	孕妇慎用
	筋痛消酊	活血化瘀，消肿止痛	孕妇禁用；开放性损伤禁用；偶见局部瘙痒、皮疹
生草乌、马钱子	跌打镇痛膏	活血止痛，散瘀消肿，祛风胜湿	孕妇及皮肤过敏者慎用
生草乌、天南星	祛伤消肿酊	活血化瘀，消肿止痛	孕妇及皮肤破损处禁用；使用过程中若出现皮疹等皮肤过敏者应停用
制草乌、雪上一枝蒿	三七伤药片	舒筋活血，散瘀止痛	药性强烈，应按规定量服用；孕妇忌用；心血管疾病患者慎用
	三七伤药胶囊		
	三七伤药颗粒		
雄黄、马钱子粉	郁金银屑片	疏通气血，软坚消积，清热解毒，燥湿杀虫	—
红粉、轻粉	拔毒膏	清热解毒，活血消肿	溃疡创面不宜外用
	九圣散	解毒消肿，燥湿止痒	不可内服
生天南星、生白附子	玉真散	熄风，镇痉，解痛	孕妇禁用
生天南星、生半夏	活血止痛膏	活血止痛，舒筋通络	孕妇慎用
朱砂、雄黄	小儿至宝丸	疏风镇惊，化痰导滞	—
	小儿惊风散	镇惊熄风	—

续表

毒性成分	药品名称	功效	注意事项
朱砂、雄黄	小儿清热片	清热解毒，祛风镇惊	—
	牛黄抱龙丸	清热镇惊，祛风化痰	—
	牛黄净脑片	清热解毒，镇惊安神	体弱或低血压者慎用，孕妇忌服
	牛黄清心丸（局方）	清心化痰，镇惊祛风	孕妇慎用
	牛黄清宫丸	清热解毒，镇惊安神，止渴除烦	孕妇禁用；不宜久服
	牛黄镇惊丸	镇惊安神，祛风豁痰	—
	安宫牛黄散、安宫牛黄丸	清热解毒，镇惊开窍	孕妇慎用
	安脑丸	清热解毒，醒脑安神，豁痰开窍，镇惊熄风	—
	红灵散	祛暑，开窍，辟瘟，解毒	孕妇禁用
	医痫丸	祛风化痰，定痫止搐	含毒性药，不宜多服；孕妇禁用
	局方至宝散	清热解毒，开窍镇惊	—
	复方牛黄消炎胶囊	清热解毒，镇静安神	不宜久服，孕妇禁服
	速效牛黄丸	清热解毒，开窍镇惊	孕妇慎用
	紫金锭	辟瘟解毒，消肿止痛	孕妇忌服
	周氏回生丸	祛暑散寒，解毒辟秽，化湿止痛	孕妇禁服；不宜久服
	暑症片	祛寒辟瘟，化浊开窍	孕妇禁用
朱砂、巴豆霜	保赤散	消食导滞，化痰镇惊	泄泻者忌服
朱砂、白附子	抱龙丸	祛风化痰，健脾和胃	—
朱砂、附子	再造丸	祛风化痰，活血通络	孕妇禁用
朱砂、马钱子	仁青芒觉	清热解毒，益肝养胃，明目醒神，愈疮，滋补强身	服药期禁用酸腐、生冷食物；防止受凉

（3）含三种及以上毒性成分的中成药

毒性成分	药品名称	功效	注意事项
制蟾酥、雄黄、朱砂	梅花点舌丸	清热解毒，消肿止痛	孕妇忌服
	痧药	祛暑解毒，辟秽开窍	按规定用量服用，不宜多服；孕妇禁用
蟾酥、雄黄、朱砂	牙痛一粒丸	解毒消肿，杀虫止痛	将含药后渗出的唾液吐出，不可咽下
生川乌、生草乌、生附子	阳和解凝膏	温阳化湿，消肿散结	—

续表

毒性成分	药品名称	功效	注意事项
生川乌、生草乌、雄黄	阿魏化痞膏	化痞消积	孕妇禁用
制川乌、制草乌、制马钱子	风寒双离拐片	祛风散寒，活血通络	孕妇禁服
制川乌、制马钱子、制草乌	伸筋活络丸	舒筋活络，祛风除湿，温经止痛	孕妇、儿童、高血压、肝肾功能不全者禁用；不可过量、久服，忌食生冷及荞麦
朱砂、雄黄、巴豆霜	七珍丸	定惊豁痰，消积通便	—
制川乌、制马钱子、附子（黑顺片）、朱砂	通痹胶囊	祛风胜湿，活血通络，散寒止痛，调补气血	孕妇、儿童禁用；肝肾功能损害与高血压患者慎用；不可过量久服；忌食生冷油腻食物
朱砂、雄黄、制川乌、巴豆霜、千金子霜、斑蝥	庆余辟瘟丹	辟秽气，止吐泻	孕妇禁服

考点 3 中成药处方复核、发药与用药交代

（一）中成药处方复核★★★

中成药调配后，也需经过复核后方可发出。按照"四查十对"审查调配药品。中成药复核工作应当由药师及以上专业技术人员负责。

（二）中成药发药与用药交代★★

中成药发药流程	①首先核对取药凭证，问清患者姓名 ②核对药品种类和数量，并核查药品有效期 ③用药指导 ④如发现差错应立即采取措施，予以纠正
中成药用药交代	①与患者核对药品种类和数量，根据处方向患者明确药品的用法用量，对特殊剂型说明使用方法 ②向患者说明中成药的使用禁忌和注意事项 ③如有联合用药情况，向患者交代联合用药需注意的问题 ④如有需特殊贮存的药品，提醒患者按要求贮存 ⑤对特殊人群，如过敏体质、妊娠妇女等，应详细询问用药史、过敏史等相关信息，避免发生药害事件 ⑥为加强中成药临床疗效或减少不良反应，有时需要用盐水、米汤等送服，需向患者交代 ⑦如有关于药品疗效、药品质量、不良反应等方面的咨询，应尽可能作答，如不确定，应在事后详查并予以回复

第四节　中药煎煮

考点 1 中药汤剂与中药煎煮★

（一）中药汤剂★★

定义	将药物用煎煮或浸泡后去渣取汁的方法制成的液体剂型

续表

特点	①适应中医的辨证施治、随症加减的原则，制备简易、易吸收、起效快 ②多为复方，通过不同药物间的配伍达到增强疗效、扩大治疗范围、适应复杂的病情、减少不良反应、预防药物中毒的目的

（二）中药煎煮★

中药煎煮的过程是提取药效成分的过程，煎药质量的好坏，将直接影响临床疗效。

考点 2 中药汤剂的煎煮★★★

（一）煎药程序★★★

始核	收到待煎药时应核对处方药味、剂量、数量及质量，查看是否有需要特殊处理的饮片，如发现疑问及时与医师或调剂人员联系
方法	①为便于煎出有效成分，煎煮前先加常温水浸泡饮片，浸泡时间一般不少于30分钟 ②不宜用60℃以上的热水浸泡饮片，以免药材组织细胞内的蛋白质遇热凝固、淀粉糊化 ③加水量的多少受饮片的重量、质地影响，一般加水量以高出药面2～5cm为宜，第二煎则应酌减 ④小儿内服的汤剂可适当减少用水量 ⑤煎煮过程中不要随意加水或抛弃药液
观察	①群药按一般煎药法煎煮，需特殊煎煮的饮片则按特殊方法处理 ②在煎煮过程中要经常搅动，并随时观察煎液量
原则	①煎煮用火应"先武后文" ②解表药多用武火，补虚药多用文火
时间	①中药煎煮一般分为一煎、二煎 ②一般药：一煎沸后煎20～30分钟，二煎沸后煎15～20分钟 　解表、清热、芳香类药：不宜久煎，一煎沸后煎15～20分钟，二煎沸后煎10～15分钟 　滋补药：一煎沸后文火煎40～60分钟，二煎沸后煎30～40分钟
处理	每剂药煎好后，应趁热及时滤出煎液，滤药时应压榨药渣，将两次煎液合并混匀后分两次服用
剂量	每剂药的总煎出量：成人400～600ml，儿童100～300ml
质量	煎药质量要求：依法煎煮的药液应有原处方中各味中药的特征气味，无霉烂、酸腐等其他异味；剩余的残渣无硬心，无白心、无焦化或烟化，挤出的残液量不超出残渣总重量的20%
终核	核对患者姓名、取药号、药味、质量及煎煮方法等，复核无误后，即可签字发出

（二）煎药的注意事项★

用具	①选择受热均匀、保温性能好、化学性质稳定的砂锅，耐高温、化学性质较稳定的陶瓷器皿、玻璃器皿、不锈钢器皿等 ②使用时要随时洗刷干净，保持清洁 ③切忌使用铁、铝制等器皿，煎好的药液也应避免与这类器皿直接接触
用水	使用自来水、甜井水等符合国家卫生标准的饮用水，忌用煮过的水、隔夜水及被污染的水
环境	煎药室的内外环境应保持洁净、安全
人员	严格遵守煎药操作规程，思想集中，认真执行

（三）中药特殊煎服法 ★ ★ ★

特殊煎药方法	分类	药物	其他煎煮要求
先煎	矿物、动物骨甲类饮片	蛤壳、紫石英、石决明、珍珠母、瓦楞子、鳖甲、龟甲、鹿角霜、磁石、牡蛎、生石膏、赭石、自然铜	打碎先煎约15分钟
		水牛角	先煎3小时以上
	某些有毒饮片	川乌、草乌或附子	先煎1~2小时
后下	气味芳香类饮片	降香、沉香、薄荷、砂仁、豆蔻、鱼腥草	在其他群药煎好前5~10分钟入煎
	久煎后有效成分易被破坏的饮片	钩藤、生苦杏仁、徐长卿、生大黄、番泻叶	在其他群药煎好前10~15分钟入煎
包煎	含黏液质较多的饮片	车前子、葶苈子	—
	富含绒毛的饮片	旋覆花、枇杷叶	—
	花粉等微小饮片	蒲黄、海金沙、蛤粉、六一散	—
烊化（溶化）	胶类中药不宜与群药同煎	阿胶、鳖甲胶、鹿角胶、龟鹿二仙胶	—
另煎	贵重中药饮片	人参、西洋参等	另煎0.5~1小时
		羚羊角	单独煎煮2小时以上
兑服	液体中药	黄酒、竹沥水、鲜藕汁、姜汁、梨汁、蜂蜜	—
冲服	一些用量少的贵细中药	雷丸、蕲蛇、羚羊角、三七、川贝、琥珀、鹿茸、紫河车、沉香、金钱白花蛇	先研成粉末再用群药的煎液冲服
煎汤代水	质地松泡、用量较大，或泥土类不易滤净药渣的药物	葫芦壳、灶心土等	先煎15~25分钟，去渣取汁，再与其他药物同煎

第五节　中药的临方炮制和临方制剂

考点 1 中药临方炮制 ★

中药临方炮制通常是指医师在开具中药处方时，根据药物性能和治疗需要，要求中药师遵医嘱临时将生品中药饮片进行炮制的操作过程。

原则	①市场没有供应的；②临床用药需要
目的	解决中医药临床实践中，对用量极少且品种或规格市场无供应的饮片需求问题、缺味或以生代制的调剂问题
意义	①丰富中医临床用药品种；②提高中医药的临床疗效
炮制饮片主体	医疗机构
注意事项	①严格遵照医嘱进行临方炮制，遵守中药饮片炮制的有关规定；②在本医疗机构内炮制、使用；③向所在地设区的市级人民政府药品监督管理部门备案

考点 2 临方制剂加工 ★

药师根据医生开具的中药处方（一人一方），受患者委托，为患者制作丸剂、散剂、颗粒剂、胶囊剂、膏方、酒剂等中药个体化制剂的加工服务，可满足不同患者的个性化需求。

原则	①受患者委托；②按医师处方（一人一方）应用中药传统工艺加工而成的制品可不受审批文号或备案限制
目的	满足不同患者的个性化需求，解决目前临床用药不齐全的问题
意义	①树立中医师辨证论治的理念；②有利于中医药事业的传承
加工制剂主体	医疗机构
注意事项	①有制剂场所和与加工剂型相匹配的设备；②制定加工服务的质量管理制度，有相应的管理制度和岗位操作规程、设备操作规程等；③熟练掌握传统中药制剂制作技能；④建立追溯机制和质量监管体系，确保安全

第十二章　中药的合理应用和健康促进

第一节　中药的合理应用

合理使用中药，是指运用中医药学综合知识及管理学知识指导临床用药。

考点1　合理用药的目的 ★

1. 最大限度地发挥药物治疗效能，不良反应降低到最低限度。
2. 使患者用最少的支出，冒最小的风险，得到最好的治疗效果。
3. 最有效地利用卫生资源，减少浪费，减轻患者的经济负担。
4. 方便患者使用所选药物。

考点2　合理用药的基本原则 ★★

四个原则，缺一不可。

安全	保证患者用药安全是药物治疗的前提，必须把保证患者用药安全放在首位
有效	在用药安全的前提下，选择所用药物对所防治的疾病有效
简便	提倡用药方法要简便，使临床医师及使用者易于掌握
经济	倡导用药要经济实用，最大限度地减轻患者的经济负担、降低中药材等卫生资源的消耗

考点3　不合理用药的主要表现 ★★

1. 辨析病证不准确，用药指征不明确。
2. 给药剂量失准，用量过大或过小。
3. 疗程长短失宜，用药时间过长或过短。
4. 给药途径不适，未选择最佳给药途径。
5. 服用时间不当，不利于药物的药效发挥。
6. 违反用药禁忌，有悖于明令规定的配伍禁忌、妊娠禁忌、证候禁忌及服药时的饮食禁忌。
7. 不合理联用中药或中西药，造成药效降低，甚至毒性增加。
8. 乱用贵重药品，因盲目自行购用，或追求经济效益，导致滥用贵重药品。
9. 炮制品遴选不适，不利于药物药效充分发挥。

考点4　不合理用药的主要后果 ★

①浪费医药资源。②延误疾病的治疗。③引发药物不良反应及药源性疾病的发生。④造成医疗事故和医疗纠纷。

考点 5 临床合理用药的主要措施 ★★★

①努力研习中医药学。②准确辨析患者的病证。③参辨患者的身体状况。④确认有无药物过敏史。⑤选择质优的饮片。⑥合理配伍。⑦选择适宜的给药途径及剂型。⑧正确掌握剂量及用法。⑨制定合理的用药时间和疗程。⑩严格遵守用药禁忌。⑪认真审方堵漏。⑫详细嘱告用药宜忌。⑬按患者的经济条件斟酌选药。

第二节 中药饮片的合理应用

考点 1 中药饮片配伍原则和应用原则

（一）配伍目的和原则

1. 七情配伍 ★★★

七情是单行、相须、相使、相畏、相杀、相恶、相反的合称。七情配伍是中药配伍最基本的理论，是中医遣药组方的基础。

配伍效果	配伍关系	配伍举例	合理应用原则
产生协同作用增进疗效	相须	金银花配连翘，可增强辛凉解表、疏散风热的作用	充分利用
	相使	枸杞子配菊花，枸杞子补肾益精、补肝明目为主药，菊花清肝泻火，兼能益阴明目，可增强枸杞子补肝明目的作用	
互相拮抗而抵消、削弱原有功效	相恶	生姜温胃止呕，黄芩药性寒凉，可削弱生姜的温胃作用，两药应避免同用	加以注意
减轻或消除原有的毒性或副作用	相畏、相杀	半夏畏生姜，或生姜杀半夏，生姜可以抑制半夏的毒副作用	考虑选用
单用无害的药物，却因相互作用而产生毒性反应或强烈的副作用，配伍禁忌	相反	—	避免配用

2. 中药气味配伍 ★★

四气：寒、热、温、凉；五味：辛散、酸收、甘缓、苦坚、咸软。若合而用之，七情相制，四气相和，则变化无穷。掌握其具体运用。

五味	四气	配伍功效	五味	四气	配伍功效
—	寒凉	清热	苦	温	燥湿
辛	凉	清热	甘淡	—	利湿
辛甘	—	发散	咸	—	软坚散结、软坚化痰
辛	热	温中回阳、除痹止痛	酸	—	敛肺止咳、敛津止汗、涩肠止泻止痢、敛涩脱肛、固崩止带、固精缩尿、酸味开胃生津
辛	寒	清气	香药	—	开窍通关、通经止痛、去腐消肿
苦	寒	清热、泄热、泻火	芳香	—	化湿
苦辛	—	通降			

续表

配伍关系	配伍效果	方剂举例
四气配伍	药性相同者，相辅相成，增强疗效	四逆汤： 附子辛热，回阳救逆，善补命门之火，干姜辛热，回阳温中，两药配伍使用可增强附子回阳救逆之功
	药性相反者配伍，各对其证；或相反相成，制性存用，降低毒副作用	左金丸： 重用黄连，配伍少量吴茱萸，以黄连苦寒泻火为主，少佐辛热之吴茱萸，反佐以制黄连苦寒，且吴茱萸可入肝降逆，两药共奏清肝降火、降逆止呕之功
五味配伍	利用不同味的药物配伍组方，功效不同	桂枝甘草汤： 桂枝辛、甘、温，入心助阳，具有温经通阳之效；甘草甘、平，补中益气。二者配伍，共奏辛甘化阳，益心气、通心阳、止心悸之功
气味配伍	根据临床疾病的情况，将不同气和味的药物配伍以满足临床治疗需要	—

3. 中药升降浮沉配伍★

具体运用有升降肺气（宣降法、开降法）、升降脾胃、升降肠痹、升阳泻火、升阳散火、升降相因、升水降火（交通心肾）、开上通下（腑病治脏、下病上取）、提壶揭盖（以升为降）、上病下取（脏病治腑）、轻可去实、逆流挽舟、釜底抽薪、行气降气、引火归元、介类潜阳（养阴潜阳、潜阳息风）、重镇摄纳（具体包括镇肝息风、镇心安神、重镇降胃、重镇纳气、固涩止遗、固涩止汗、涩肠止泻、固崩止带）等。

4. 中药归经配伍★

运用引经报使的方法，使药效更加集中于某一经络、某一脏腑，从而提高疗效。如细辛气味辛温，无毒，入足少阴、厥阴经血分，又为手少阴引经之药，并能治督脉为病；藁本气味辛温，无毒，足太阳本经药，亦治督脉为病；黄柏气味苦寒，无毒，入足少阴经，为足太阳引经药；独活气味辛苦微温，无毒，入足少阴经气分；升麻气味甘苦平微寒，无毒，为足阳明、足太阴引经药，亦入手阳明、手太阴经，并治带脉为病；川芎气味辛温，无毒，少阳本经引经药，入手、足厥阴气分等。

（二）配伍禁忌★

"十九畏"和"十八反"是用药配伍禁忌。

（三）中药复方配伍用药剂量规律★

1. 复方中药物用量依君臣佐使而递减，一般君药用量最大，臣药次之，佐使药用量为小。

2. 复方中各药物的用量相等，如越鞠丸、九分散、良附丸。

3. 复方中主药用量小于其他药物用量，常见于主药为贵重药材如人参、牛黄、麝香等，因作用强、价格昂贵而用量少，被用作复方的主药时，其用量往往小于其他药物。

考点2 毒性中药饮片的合理使用★★★

（一）管理要求

1. 依据《医疗用毒性药品管理办法》，使用单位须建立健全毒性中药饮片采购、验收、保管、领发、核对等制度，严防收假、发错，严禁与其他药品混杂。

2.具有经营毒性中药资格的企业及使用毒性中药的医院采购毒性中药饮片，须从持有毒性中药材的饮片定点生产证的饮片生产企业和具有经营毒性中药资格的批发企业购进，毒性中药饮片包装和标签要有医疗用毒性药品的专用标志（黑底白字）。

3.毒性中药饮片按国家有关规定，实行专人、专库（柜）加锁、专用衡器、双人双锁保管、专账记录，确保账、物、卡相符，日清日结。专库（柜）前上方装摄像头实时监控。

4.凭医生签名的正式处方供应、调配含毒性中药饮片的处方，审方时对处方有疑问，必须经处方医生重审后调配。处方剂量不超过二日极量，不得另配、另包。处方一次有效，取药后处方保存二年。

5.药品管理法规定，27种毒性中药及按麻醉药品管理的罂粟壳等特殊管理药品不得在网络上销售。

（二）使用注意

1.药师调配含毒性中药处方时，需认真负责、计量准确，按医嘱注明要求，经配方人员及药师以上技术职称的复核人员签名盖章后发出。处方未注明"生用"的毒性中药，应当付炮制品。临床医师开具处方时应严格按《中国药典》规定的剂量，超剂量使用需处方医师再次签名确认。

2.中药饮片处方中成分及作用类似的药物出现在同一处方时，要警惕隐形超量，如"川乌、草乌各3g"。

3.毒性中药饮片生品内服需慎用，如生半夏内服一般炮制后用，用时捣碎，用量3～9g，其炮制加工品法半夏内服剂量3～9g，实际中药处方内有用到15g，易引发毒副反应。

4.处方未注明"生品"的毒性中药饮片，给付炮制品。如制川乌处方剂量若超出《中国药典》规定的每剂1.5～3.0g，即便毒性降低，大剂量仍可能导致毒副作用。

5.临床医生必须严格掌握毒药的适应证、禁忌证。

考点 3 中药复方中饮片不同炮制品的正确应用 ★★★

药味	炮制品	功效	方剂举例
当归	生当归	质润，长于补血调经，润肠通便，常用于血虚证、血虚便秘、痈疽疮疡等	当归四逆汤
	酒当归	善活血调经，常用于血瘀经闭、痛经，风湿痹痛，跌扑损伤等	四物汤
	当归炭	以止血和血为主，多用于崩中漏下，月经过多，血虚出血	共入散剂
紫苏子	生紫苏子	多用于兼有肠燥便秘的痰壅气逆之咳喘	苏子降气汤
	炒紫苏子	辛散之性缓和，多用于咳喘	降气定喘丸 苏子降气汤
大蓟	生大蓟	凉血止血，化瘀消肿，常用于热淋，痈肿疮毒等热邪偏盛的出血证	大蓟散
	大蓟炭	凉性减弱，收敛止血作用增强，常用于吐血、呕血、咯血等症	十灰散
干姜	干姜	性热而偏燥，以温中散寒，回阳通脉，温肺化饮为主，能守能走，故对中焦寒邪胜而兼湿者以及寒饮伏肺的喘咳尤为适宜；又因力速而作用较强，故用于回阳复脉，其效甚佳；常用于脘腹冷痛，呕吐、泄泻，肢冷脉微，痰饮咳喘等	温脾汤［《备急千金要方》（卷十五）］

药味	炮制品	功效	方剂举例
干姜	姜炭	辛味消失，守而不走，功专止血温经	如圣散
	炮姜	味苦涩，固涩止血作用较强，临床多用于各种虚寒性出血	生化汤
枳壳	生枳壳	较峻烈，偏于行气宽中除胀，用于气实壅满所致脘腹胀痛或胁肋胀痛，瘀滞疼痛，及子宫下垂，脱肛，胃下垂	血府逐瘀汤
	麸炒枳壳	炒后缓和烈性，偏于理气健胃消食，用于宿食停滞，呃逆嗳气，风疹瘙痒	槐花散
大黄	生大黄	泻下力强，攻下者宜生用	温脾汤［《备急千金要方》（卷十三）］
	酒大黄	泻下力较弱，善清上焦血分热毒，宜用于目赤咽肿，齿龈肿痛	当归龙荟丸
	熟大黄	泻下力缓，能减轻泻下时的腹痛，增强活血化瘀作用，适用于体虚而有瘀血者	大黄䗪虫丸
	大黄炭	凉血化瘀止血，多用于血热有瘀之出血证	十灰丸
白芍	生白芍	擅长养血敛阴，平抑肝阳，用于血虚月经不调，痛经，头痛眩晕以及自汗、盗汗等	四物汤
	炒白芍	性稍缓，以养血和营，敛阴止汗为主，用于血虚萎黄，腹痛，四肢挛痛，自汗盗汗等	痛泻要方
	酒白芍	酸寒之性降低，入血分，善于调经止血，柔肝止痛，用于肝郁血虚，胁痛腹痛，月经不调，四肢挛痛	柴胡舒肝丸
香附	生香附	长于行气解郁，调经止痛，常用于肝郁气滞，胁肋胀痛，胸膈痞闷，痛经等	越鞠丸（芎术丸）
	醋炙香附	偏于疏肝止痛，并能消积化滞，用于伤食腹痛，血中气滞，寒凝气滞，胃脘疼痛等	越鞠保和丸
甘草	生甘草	味甘偏凉，长于清热解毒，祛痰止咳，多用于肺热咳嗽、痰黄，咽喉肿痛，痈疽疮毒，食物中毒，药物中毒等	普济消毒饮
	蜜炙甘草	味甘偏温，以补脾和胃，益气复脉力胜，主治脾胃虚弱，倦怠乏力，心动悸，脉结代等	炙甘草汤（复脉汤）
苦杏仁	生苦杏仁	性微温，有小毒，长于降气止咳，润肠通便，多用于咳嗽气喘，肠燥便秘	麻黄杏仁汤
	焯苦杏仁	便于有效成分煎出，作用与生品相同	杏仁煎
	炒苦杏仁	性温，长于温肺散寒，多用于肺寒咳喘，久患肺喘	麻黄杏仁薏苡甘草汤

第三节　中成药的合理应用

　　中成药在临床上运用得当可取得预期疗效，否则可产生不良的作用。要注意：①中成药间的配伍应用与联用的配伍禁忌；②中西药的合理使用；③含西药组分的中成药品种及使用注意事项；④中药注射剂的合理应用。

考点 1 中成药之间的配伍应用 ★★★

分类	药对	作用
两种功效相似的中成药联用	附子理中丸与四神丸	增强温肾运脾、涩肠止泻的功效，治疗脾肾阳虚之五更泄泻
	归脾丸与人参养荣丸	增强补益心脾、益气养血、安神止悸的功效，治疗心悸失眠、眩晕健忘
	脑立清胶囊（片）与六味地黄丸	高血压病证属肝肾阴虚、风阳上扰者
功效不同的中成药联用	二陈丸（主）与平胃散（辅）	平胃散燥湿健脾，增强二陈丸燥湿化痰之功
	乌鸡白凤丸（主）与香砂六君丸（辅）	香砂六君丸开气血生化之源，增强乌鸡白凤丸的养血调经之功
一种中成药能明显抑制或消除另一种中成药的偏性或副作用	舟车丸与四君子丸	二便不通、阳实水肿，用峻下通水的舟车丸；为使峻下而不伤正气，配以四君子丸
	金匮肾气丸与麦味地黄丸、生脉散或参蛤散	金匮肾气丸治疗肾虚作喘，久治不愈，阳损及阴，兼见咽干烦躁者，配麦味地黄丸、生脉散或参蛤散，以平调阴阳、纳气平喘，且防止金匮肾气丸燥烈伤阴，降低副作用
同时采用不同治疗方法	内服艾附暖宫丸，外贴十香暖脐膏	共奏养血调经、暖宫散寒之效，治疗妇女宫冷不孕
	内服六神丸，外用冰硼散吹喉	共奏清热解毒、消肿利咽之效，治疗咽喉肿痛

考点 2 中成药联用的配伍禁忌 ★★★

1. 含"十八反""十九畏"药味中成药的配伍禁忌

中成药	所含药味	中成药	所含药味	配伍禁忌类型
大活络丸、尪痹颗粒、天麻丸、人参再造丸	附子	川贝枇杷露、蛇胆川贝液、通宣理肺丸	川贝、半夏	十八反
心通口服液、内消瘰疬丸	海藻	橘红痰咳颗粒、通宣理肺丸、镇咳宁胶囊	甘草	十八反
祛痰止咳颗粒	甘遂			
利胆排石片、胆乐胶囊、胆宁片	郁金	六应丸、苏合香丸、妙济丸、纯阳正气丸、紫雪散	丁香（母丁香）	十九畏

2. 含有毒药物中成药的联用

类别	中成药	均含药味	配伍禁忌类型
增加某一味或几味药的剂量	大活络丸与天麻丸	附子	增加有毒药味的服用量
	朱砂安神丸与天王补心丸	朱砂	
功效相似	复方丹参滴丸与速效救心丸	冰片	药性寒凉，服用剂量过大易伤人脾胃，致胃痛胃寒

3. 不同功效药物联用的辨证论治和禁忌 附子理中丸不宜与牛黄解毒片、黄连上清丸

联用；金匮肾气丸不宜与牛黄解毒片等合用，均属不注意证候的不合理用药。

4. 某些药物的相互作用问题

类别	忌联用药物		理由
含麻黄的中成药	降血压的中成药 复方罗布麻片、降压片、珍菊降压片、牛黄降压丸	扩张冠脉的中成药 速效救心丸、山海丹、活心丹、心宝丸、益心丸、滋心阴液、补心气液等	麻黄中麻黄碱的化学结构与肾上腺素相似，使血管收缩、血压升高；兴奋心脏，增强心肌收缩力，使心肌耗氧量增加。联用产生拮抗作用
含朱砂的中成药 磁朱丸、更衣丸、安宫牛黄丸	含还原性溴离子或碘离子的中成药 消瘿五海丸、内消瘰疬丸等		长期联用，在肠内形成刺激性的溴化汞或碘化汞，导致药源性肠炎、赤痢样大便

考点 3　中西药联用的目的 ★★

中西药联用的目的：协同增效；降低毒副作用；减少剂量。掌握具体举例的品种。

（一）协同增效

中西药联用后，呈现药物间的协同作用，常能使疗效提高。

中药及中成药品种	宜联用或同服的西药	联用作用
黄连、黄柏	四环素、呋喃唑酮（痢特灵）、磺胺甲基异噁唑	增强治疗痢疾、细菌性腹泻的疗效
金银花	青霉素	加强青霉素对耐药性金黄色葡萄球菌的杀菌作用
枳实	庆大霉素	提高西药抗感染作用
甘草、白芍、冰片	丙谷胺	治疗消化道溃疡有协同作用
甘草	氢化可的松	抗炎、抗变态反应方面有协同作用
茵陈蒿汤、大柴胡汤	利胆药	相互增强消炎利胆的作用
参苓白术散、补中益气丸	西药三联或四联疗法	根除幽门螺杆菌有协同增效作用
小青龙汤	激素	治疗小儿轻中度急性哮喘有良好的协同作用
丹参注射液、黄芪注射液、川芎嗪注射液	低分子右旋糖酐、能量合剂	可提高心肌梗死的抢救成功率
丹参注射液	间羟胺（阿拉明）、多巴胺等升压药	加强升压作用，减少对升压药的依赖性
生脉散、丹参注射液	莨菪碱	治疗病态窦房结综合征，改善缺血缺氧状况
复方丹参注射液	门冬氨酸钾注射液	缩短治愈慢性重度肝炎时间，提高临床治愈率

（二）降低毒副作用

某些西药毒副反应较大，配伍适当的中药，既可提高疗效，又能减轻其毒副反应。

中药及中成药品种	宜联用或同服的西药	联用作用
滋阴润燥清热益气养阴药	化疗药物	减轻化疗后燥热伤津的阴虚内热或气阴两虚
艾迪注射液	顺铂	减轻顺铂治疗恶性肿瘤时造成的肝肾损伤

续表

中药及中成药品种	宜联用或同服的西药	联用作用
康艾注射液	XELOX方案（奥沙利铂+卡培他滨方案）	减少XELOX方案化疗造成的胃肠道反应、周围神经病变等不良反应
甘草	呋喃唑酮	既可防止呋喃唑酮治肾盂肾炎时造成的胃肠道反应，又可保留其杀菌作用
石麦汤	氯氮平	消除氯氮平治疗精神分裂症时引起的流涎
海螵蛸和白及粉	抗肿瘤药氟尿嘧啶与环磷酰胺	保护胃黏膜，减轻西药抗肿瘤药造成的呕吐、恶心等胃肠道反应
白及、姜半夏、茯苓	碳酸锂	减轻碳酸锂治白细胞减少症时造成的胃肠道反应

（三）减少剂量

联合中药使用，在达到相同治疗作用的情况下，某些西药剂量较单用时降低。

中药及中成药品种	宜联用或同服的西药	联用作用
茯苓桂枝白术甘草汤	地西泮	西药用量为单用的1/3，同时消除嗜睡等不良反应
五酯胶囊	他克莫司胶囊	西药用量降低，预防移植物排斥反应

考点4 中西药联用的药物相互作用★★

（一）在药动学上的相互作用

掌握具体举例的品种。

1.影响吸收

中药及中成药品种	联用或同服的西药	联用作用
含鞣质类中药大黄、虎杖、五倍子、石榴皮等及中成药牛黄解毒片（丸）、麻仁丸、七厘散	口服的红霉素、士的宁、利福平	影响药物透过生物膜吸收
蒲黄炭、荷叶炭、煅瓦楞子	生物碱、酶制剂	
含果胶类药物，如六味地黄丸、人参归脾丸、山茱萸	林可霉素（洁霉素）	
含槲皮素中药	碳酸钙、氢氧化铝、四环素、大环内酯类抗菌药	
含炭类的中成药，如槐角丸等	磺胺类抗生素	
含朱砂中药	溴化物西药	
含雄黄中药	亚硝酸盐类西药	
山楂、乌梅	氨茶碱、碳酸氢钠	
硼砂、煅牡蛎	阿司匹林	
胃宁散、复方陈香胃片、活胃胶囊	阿司匹林、头孢霉素	影响药物在胃肠道的稳定
含生物碱的麻黄、颠茄、洋金花、曼陀罗、莨菪	红霉素、洋地黄类药物	
含金属离子的石膏、海螵蛸、自然铜、赤石脂、滑石、明矾，及相关中成药如牛黄解毒片	四环素类抗生素	

2. 影响分布

中药及中成药品种	联用或同服的西药	联用作用
碱性中药硼砂、红灵散、女金丹、痧气散	氨基糖苷类抗生素如链霉素、庆大霉素、卡那霉素、阿米卡星	增加抗生素在脑组织中的药物浓度，使耳毒性增加，造成暂时性或永久性耳聋
含鞣质类化合物的中药	磺胺类药物	增加磺胺类药物在血液及肝脏内浓度，严重者可发生中毒性肝炎
银杏叶	地高辛	使地高辛的游离血药浓度明显升高，易造成中毒
主含香豆素类药物独活、白芷、羌活等	口服降糖药甲苯磺丁脲	将西药置换出来而引起低血糖
丹参、黄连、黄柏	华法林	与血浆蛋白竞争性结合，从而影响西药药效，引发未知风险
麝香、苏合香、冰片等开窍药	作用于中枢神经系统药物	提高药物血-脑屏障通透率

3. 影响代谢

（1）酶促反应

中药及中成药品种	联用或同服的西药	联用作用
含乙醇的中药酒剂、酊剂	苯巴比妥、苯妥英钠、安乃近、利福平、二甲双胍、胰岛素等药酶诱导剂	代谢加速，药效下降
	盐酸氯米帕明、丙米嗪、阿米替林、多塞平等三环类抗抑郁药	代谢产物增加，增加不良反应
甘草、五味子	苯巴比妥、华法林	代谢加速，药效下降
丹参制剂（丹参片、丹参酮ⅡA注射液、丹参多酚酸盐）	氯沙坦	代谢加速，降低氯沙坦降压作用
黄芪颗粒和黄芪注射液	普萘洛尔、硝苯地平	诱导酶的活性
银杏叶提取物	氯沙坦	增加活性代谢产物

（2）酶抑反应

中药及中成药品种	联用或同服的西药	联用作用
白芷、当归	地西泮、硝苯地平	减慢代谢，增强药效
含麻黄碱的大活络丸、千柏鼻炎片、蛤蚧定喘丸、通宣理肺丸	呋喃唑酮、异烟肼、丙卡巴肼、司来吉兰	抑制单胺氧化酶活性，引起严重不良反应和高血压危象及脑出血
含乌头类生物碱中药	美托洛尔、氯沙坦	减弱代谢，引起西药在药动学和药效学的改变
丹参药物	华法林	增强西药药效

4. 影响排泄

（1）增加排泄：酸碱中和。

中药及中成药品种	联用或同服的西药	联用作用
碱性中药如煅牡蛎、煅龙骨、红灵散、女金丹、瘀气散、乌贝散、陈香露白露片	酸性药物诺氟沙星、呋喃妥因、吲哚美辛、头孢类抗生素	使作用时间和作用强度降低
含山楂制剂	红霉素	失去抗菌作用
冰硼散	青霉素、磺胺类药物	降低药物有效浓度和抗菌作用
含有机酸的乌梅、山茱萸、陈皮、木瓜、川芎、青皮、山楂、女贞子	碱性药物如氢氧化铝、氢氧化钙、碳酸钙、枸橼酸镁、碳酸氢钠、氨茶碱、氨基糖苷类抗生素	降低或失去药效

（2）减少排泄：酸酸联用。

中药及中成药品种	联用或同服的西药	联用作用
含有机酸的乌梅、山茱萸、陈皮、木瓜、川芎、青皮、山楂、女贞子	磺胺类	导致尿中析出结晶，引起结晶尿或血尿，增加肾毒性
	利福平、阿司匹林	可使排泄减少，加重肾脏的毒副作用
灯盏花素	阿托伐他汀	减少胆汁排泄，增效，同时产生肌肉毒性
生山楂	呋喃妥因	增加呋喃妥因在肾小管的重吸收，增效

（二）在药效学上的相互作用

中西药联用在药效学上的相互作用主要表现为药效学的协同作用、药理作用相加产生毒副作用和药效学上的拮抗作用。需掌握具体举例的品种。

1. 协同作用

中药及中成药品种	联用或同服的西药	联用作用
香连丸	甲氧苄啶	增强疗效
妇科千金片、云南白药、六味地黄丸、桂枝茯苓丸等	甲硝唑	增效，降低不良反应
黄葵胶囊	RAS 系统阻滞剂	增效
清燥救肺汤	孟鲁司特钠	协同增效，降低不良反应

2. 药理作用相加产生毒副作用

中药及中成药品种	联用或同服的西药	联用作用
含有蟾酥、罗布麻、夹竹桃等具有强心苷成分的中成药如六神丸、救心丹	洋地黄、地高辛、毒毛花苷 K	过量引起中毒
发汗解表药荆芥、麻黄、生姜及其制剂如防风通圣丸	阿司匹林、安乃近等解热镇痛药	发汗太过，发生虚脱
丹参注射液、刺五加注射液、注射用血栓通、丹红注射液、疏血通注射液、红花注射液	华法林	增强抗凝作用

3. 拮抗作用

中药及中成药品种	联用或同服的西药	联用作用
甘草、鹿茸及相关中成药如人参鹿茸丸、全鹿丸	胰岛素、甲苯磺丁脲、格列本脲、磺酰脲类降糖药	降低降糖药效
麻黄及含麻黄碱的中成药如止咳喘膏、通宣理肺丸、防风通圣丸、小青龙合剂、大活络丸、人参再造丸	复方降压片、帕吉林等降压药；氯丙嗪、苯巴比妥等镇静催眠药；拟胆碱药甲硫酸新斯的明	产生拮抗，降低疗效

考点5 中西药联用的实例分析 ★ ★ ★

（一）中西药合理联用的例举

中西药合理联用体现在协同增效和降低西药的不良反应两个方面。需掌握具体举例品种。

1. 协同增效

中药及中成药品种	宜联用或同服的西药	联用作用
逍遥散、三黄泻心汤	镇静催眠药	提高对失眠症的疗效，逐渐摆脱对西药的依赖性
石菖蒲、地龙	苯妥英钠等抗癫痫药	提高抗癫痫的效果
大山楂丸、灵芝片、癫痫宁	苯巴比妥	提高抗癫痫的效果
芍药甘草汤	解痉药	提高疗效
补中益气汤、葛根汤	抗胆碱酯酶药	治肌无力疗效较好
木防己汤、茯苓杏仁甘草汤、四逆汤	地高辛等强心药	提高疗效，改善心功能不全患者的自觉症状
苓桂术甘汤、苓桂甘枣汤	普萘洛尔类抗心律失常药	既可增强治疗作用，又能预防发作性心动过速
钩藤散、柴胡加龙骨牡蛎汤	甲基多巴、卡托普利等抗高血压药	提高对老年高血压病的治疗效果
苓桂术甘汤、真武汤	甲磺酸二氢麦角碱	增强对体位性低血压病的治疗作用
桂枝茯苓丸、当归四逆加吴茱萸生姜汤	血管扩张药	增强作用
黄连解毒汤、大柴胡汤	抗动脉粥样硬化、降血脂药	增强疗效
木防己汤、真武汤、越婢加术汤、分消汤	利尿药	增强利尿效果
枳实	庆大霉素	增强抗感染作用
小青龙汤、柴朴汤	氨茶碱、色甘酸钠	提高对支气管哮喘的疗效
麦门冬汤、滋阴降火汤	磷酸可待因	提高镇咳疗效
柴胡桂枝汤、四逆散、半夏泻心汤	治疗消化性溃疡的西药（H_2受体阻断剂，制酸剂）	增强治疗效果

续表

中药及中成药品种	宜联用或同服的西药	联用作用
茵陈蒿汤、茵陈五苓散、大柴胡汤	利胆药	相互增强作用
茵陈蒿及其复方	灰黄霉素	增强灰黄霉素的抗菌作用
甘草	氢化可的松	使疗效增强
炙甘草汤、加味逍遥散	甲巯咪唑	可使甲状腺功能亢进症的各种自觉症状减轻
四逆汤	左甲状腺素	可使甲状腺功能减退症的临床症状迅速减轻
延胡索	阿托品注射液	止痛效果明显增加
	再加少量氯丙嗪、异丙嗪	止痛效果更优
洋金花	氯丙嗪、哌替啶	用于手术麻醉，不但安全可靠，而且术后镇痛时间长
十全大补汤、补中益气汤、小柴胡汤	抗肿瘤药	提高自然杀伤细胞活性，还可能有造血及护肝作用
清肺汤、竹叶石膏汤、竹茹温胆汤、六味地黄丸，尤其含人参、柴胡或甘草的方剂	抗生素类药	增强抗生素治疗呼吸系统反复感染效果的作用
黄连、黄柏、葛根	抗生素类药	增强抗菌作用
麻黄	青霉素	协同增效作用
黄连、黄柏	四环素、呋喃唑酮、磺胺脒	增强治疗细菌性痢疾的效果
香连化滞丸	呋喃唑酮	增强治疗细菌性痢疾的效果
碱性中药	苯唑西林、红霉素	增强抗菌作用
丹参注射液	泼尼松	在治疗结节性多动脉炎上具协同作用
丹参注射液	维生素C	治疗小儿急性病毒性心肌炎时有协同作用
复方丹参滴丸	阿托伐他汀钙	延缓动脉粥样硬化的发展
丹参片	阿德福韦酯片	提高治疗乙型肝炎纤维化的疗效

2. 降低西药的不良反应

中药及中成药品种	宜联用或同服的西药	联用作用
柴胡桂枝汤	抗癫痫药	减少抗癫痫药的用量及肝损害、嗜睡等副作用
六君子汤	抗震颤麻痹药	减轻其胃肠道副作用
抗抑郁药	相应的中药方剂	减少口渴、嗜睡等副作用
芍药甘草汤	解痉药	消除腹胀、便秘等副作用
小青龙汤、干姜汤、柴朴汤、柴胡桂枝汤	抗组胺药	减少西药的用量和嗜睡、口渴等副作用

续表

中药及中成药品种	宜联用或同服的西药	联用作用
木防己汤、真武汤、越婢加术汤、分消汤	利尿药	减轻因应用西药利尿药而导致的口渴等副作用
桂枝汤类、人参类方剂	皮质激素类药	减少激素的用量和副作用
八味地黄丸、济生肾气丸、人参汤	降血糖药	减轻糖尿病患者的性神经障碍和肾功能障碍
黄芪、人参、女贞子、刺五加、当归、山茱萸	化疗药	减少白细胞降低等不良反应
黄连、黄柏、葛根	抗生素类	减少抗生素的不良反应
黄精、骨碎补、甘草	链霉素	消除或减少链霉素引发的耳鸣、耳聋等不良反应
逍遥散	抗结核药	减轻抗结核药对肝脏的损害
含麻黄类中成药	巴比妥类药	减轻麻黄素导致的中枢神经兴奋的副作用
小柴胡汤、人参汤	丝裂霉素C	减轻丝裂霉素对机体的副作用
半夏泻心汤含漱	舒尼替尼	显著改善使用靶向药舒尼替尼治疗晚期肾癌导致口腔溃疡的患者因疼痛影响进食的状况
	阿法替尼	减轻严重腹泻
丹参注射液	庆大霉素	降低肾损害
木香、砂仁、黄芩	维生素B_{12}、灰黄霉素、地高辛	有利于药物吸收

（二）中西药不合理联用的例举

中西药不合理联用体现在：产生沉淀，降低药物疗效；产生络合物，妨碍吸收；产生毒性，引起疾病，危及生命。需掌握具体举例品种。

1.降低药物疗效

中药及中成药种类	不宜联用或同服的西药
含钙、镁、铁等金属离子的中药，如石膏、瓦楞子、牡蛎、龙骨、海螵蛸、石决明、赭石、明矾及其中成药	四环素类抗生素
	异烟肼
	左旋多巴
含雄黄类的中药	硫酸盐、硝酸盐、亚硝酸盐及亚铁盐类西药
碱性较强的中药、中成药，如瓦楞子、海螵蛸	胃蛋白酶合剂、阿司匹林
	四环素类抗生素、奎宁
	维生素B_1

中药及中成药种类	不宜联用或同服的西药
含生物碱类中药，如陈香露白露片、健胃片、安胃片、红灵散等	苯巴比妥、左旋多巴
含生物碱的中药，如黄连、黄柏、川乌、附子、麻黄、延胡索、贝母类	苯丙胺
酸性较强的中药，如山楂、五味子、山茱萸、乌梅、五味子糖浆、山楂冲剂	磺胺类药物 碱性较强的西药如氨茶碱、复方氢氧化铝、乳酸钠、碳酸氢钠
含有机酸的中药及其制剂	苯丙胺、罂粟碱
含鞣质较多的中药及其制剂，如五倍子、地榆、诃子、石榴皮、大黄	胃蛋白酶合剂、淀粉酶、多酶片 维生素B$_1$、维生素K 索米痛（去痛片）、酚氨咖敏片（克感敏）、酚氨咖敏颗粒 四环素类抗生素及红霉素、利福平、灰黄霉素、制霉菌素、林可霉素、克林霉素、新霉素、氨苄西林 麻黄碱、小檗碱、士的宁、奎宁、利血平、阿托品类药物 含金属离子的西药如钙剂、铁剂、氯化钴
含皂苷成分的中药，如人参、三七、远志、桔梗	酸性较强的药物 含金属离子的盐类药物如硫酸亚铁、碱式碳酸铋
含蒽醌类的中药，如大黄、虎杖、何首乌	碱性西药
炭类中药	多酶片、胃蛋白酶
金银花、连翘、黄芩、鱼腥草及其中成药	菌类制剂如乳酶生、促菌生
含槲皮苷和芸香苷的中药，如柴胡、桑叶、槐米、侧柏叶和山楂等	抗惊厥药硫酸镁
蜂蜜、饴糖等含糖较多的中药及其制剂	胰岛素、格列本脲等治疗糖尿病的西药

2. 产生或增加不良反应

中药及中成药种类	不宜联用或同服的西药	联用作用
含钙较多的中药及其制剂，如石膏、龙骨、牡蛎、珍珠、蛤壳、瓦楞子	洋地黄类药物	增加洋地黄类药物的作用和毒性
含汞类的中药及其制剂，如朱砂、轻粉、朱砂安神丸、仁丹、紫雪散、补心丹、磁朱丸	溴化钾、三溴合剂、碘化钾、碘喉片	导致药源性肠炎或赤痢样大便
	含苯甲酸钠的咖溴合剂、以苯甲酸钠作为防腐剂的制剂	药源性汞中毒
	硫酸亚铁、亚硝酸异戊酯	毒性增强
	巴比妥	药源性汞中毒

续表

中药及中成药种类	不宜联用或同服的西药	联用作用
含有机酸类的中药及其制剂	磺胺类西药	引起结晶尿、血尿，乃至尿闭、肾衰竭
含大量有机酸的中药及其制剂	呋喃妥因、利福平、阿司匹林、吲哚美辛	加重对肾脏的毒性
含水合型鞣质的诃子、五倍子、地榆、四季青等	四环素、利福平、氯丙嗪、异烟肼、依托红霉素	药源性肝病
含鞣质的中药，如虎杖、大黄、诃子、五倍子	磺胺类西药	中毒性肝炎
含碱性成分的中药及其制剂	氨基糖苷类西药	暂时或永久性耳聋
	奎尼丁	引发奎尼丁中毒
含颠茄类生物碱的曼陀罗、洋金花、天仙子、颠茄合剂	强心苷	增加毒性
含钙离子的中药，如石膏、牡蛎、龙骨		
含麻黄碱的中药及其制剂，如复方川贝精片、莱阳梨止咳糖浆、复方枇杷糖浆	强心药、降压药，如洋地黄、地高辛等	易致心律失常及心衰等毒性反应；使降压药作用减弱，疗效降低，甚至可加重高血压病患者的病情
	盐酸哌甲酯	可致失眠
含氰苷的中药，如苦杏仁、桃仁、枇杷叶	喷托维林	使呼吸功能受抑制
	巴比妥类药物如硫喷妥钠	加重呼吸中枢抑制作用
含强心苷的中药及其制剂，如罗布麻叶、夹竹桃、复方罗布麻片	噻嗪类利尿药	增加心脏对强心苷的敏感性，导致不良反应增强
海藻、昆布等含碘类中药及其制剂	治疗甲状腺功能亢进症的西药	使体内甲状腺素的合成增加，不利于治疗
含钾高的中药及制剂，如萹蓄、泽泻、白茅根、金钱草、丝瓜络	依拉普利以及保钾利尿剂螺内酯、氨苯蝶啶	有引起高血钾的风险
含乙醇的中成药，如各种药酒等	苯巴比妥、苯妥英钠、安乃近等镇静剂	引起呼吸困难、心悸、焦虑、面红等不良反应，严重者可致死亡
	阿司匹林、水杨酸钠等抗风湿药	增加对消化道的刺激性，严重者可导致胃肠出血
	三环类抗抑郁药丙米嗪、阿米替林、氯米帕明、多塞平	增强三环类抗抑郁药毒性，甚至导致死亡
	氯丙嗪、奋乃静、氟奋乃静、三氟拉嗪等吩噻嗪类西药	加重恶心、呕吐、头痛、颜面潮红等中毒症状
	胍乙啶、利血平、肼屈嗪、甲基多巴、妥拉唑啉等抗高血压药	引起体位性低血压
	对乙酰氨基酚	肝脏损害，甚至急性肾衰竭

续表

中药及中成药种类	不宜联用或同服的西药	联用作用
含乙醇的中成药，如各种药酒等	抗组胺药如氯苯那敏	导致熟练技能障碍、困倦
	胰岛素、磺酰脲类降糖药	导致严重的低血糖，或头晕、呕吐，严重者可出现昏睡等酪酊反应，甚至出现不可逆性神经系统症状等
	磺胺及呋喃类抗生素	出现酪酊反应，加重西药对中枢神经的毒性
	硝酸甘油等扩张血管类西药	导致血压明显降低
黄药子	利福平、四环素、红霉素、氯丙嗪	药源性肝病

考点6 含西药组分的中成药的合理使用★★★

1. 常用的品名和所含西药组分

（1）含对乙酰氨基酚或马来酸氯苯那敏类成分的中成药

所含西药组分	类别	中成药
含对乙酰氨基酚，不含马来酸氯苯那敏	抗感冒类药	精制银翘解毒片（胶囊）、强力感冒片、新复方大青叶片、抗感灵片
	儿科用药	临江风药、复方小儿退热栓
含马来酸氯苯那敏，不含对乙酰氨基酚	抗感冒类药	重感灵片、贯黄感冒颗粒、金羚感冒片
	止咳平喘化痰类药	芒果止咳片、咳特灵片（胶囊）
	五官科用药	鼻炎康片、康乐鼻炎片、苍鹅鼻炎片、鼻舒适片
既含对乙酰氨基酚，又含马来酸氯苯那敏	抗感冒类药	感冒清片（胶囊）、维C银翘片、感速康胶囊、速感宁胶囊、感冒安片、复方感冒灵片（胶囊，颗粒）、感特灵胶囊、治感佳胶囊

（2）含安乃近成分的中成药

所含西药组分	类别	中成药
安乃近	抗感冒类药	重感灵片
	儿科用药	小儿解热栓

（3）含咖啡因成分的中成药

所含西药组分	类别	中成药
咖啡因	抗感冒类药	复方感冒灵片（胶囊，颗粒）、感特灵胶囊、新复方大青叶片、感冒安片
	止咳平喘化痰类药	痰咳净片（散）

（4）含格列本脲成分的中成药

所含西药组分	类别	中成药
格列本脲	降糖类药	消渴丸、消糖灵胶囊

（5）含盐酸麻黄碱成分的中成药

所含西药组分	类别	中成药
盐酸麻黄碱	止咳平喘化痰类药	良园枇杷叶膏、痰咳清片、镇咳宁糖浆、安嗽糖浆、苏菲咳糖浆、舒肺糖浆、散痰宁糖浆、天一止咳糖浆、消咳宁片
	五官科用药	鼻炎通喷雾剂（鼻炎滴剂）

（6）含吲哚美辛成分的中成药

所含西药组分	类别	中成药
吲哚美辛	五官科用药	新癀片

（7）含氢氯噻嗪成分的中成药

所含西药组分	类别	中成药
氢氯噻嗪	消化系统用药	溃疡宁片
	心脑血管病用药	脉君安片
	降压药	珍菊降压片

（8）含阿司匹林成分的中成药

所含西药组分	类别	中成药
阿司匹林	抗感冒类药	金羚感冒片

（9）含盐酸小檗碱成分的中成药

所含西药组分	类别	中成药
盐酸小檗碱	清热解毒类药	牛黄消炎灵胶囊、复方牛黄消炎胶囊
	消化系统用药	谷海生片、连蒲双清片、肠康片、复方黄连素片
	外科用药	肛泰软膏、肛泰栓
	儿科用药	小儿肠胃康颗粒
	五官科用药	三黄片（丸）、障翳散

（10）含碳酸氢钠成分的中成药

所含西药组分	类别	中成药
碳酸氢钠	消化系统用药	复方陈香胃片、野苏颗粒、活胃胶囊（散）、复方田七胃痛片（胶囊）、神曲胃痛片（胶囊）、胃宁散（心痛口服液）、陈香露白露片
	心脑血管病用药	脉络通胶囊（颗粒）
	儿科用药	婴儿健脾颗粒（口服液）、婴儿散胶囊

（11）含芦丁成分的中成药

所含西药组分	类别	中成药
芦丁	心脑血管病用药	脉平片

（12）含维生素B₁成分的中成药

所含西药组分	类别	中成药
维生素B₁	补虚药	安神补脑液（片）、脑力静糖浆、维尔康胶囊

（13）含硫酸亚铁成分的中成药

所含西药组分	类别	中成药
硫酸亚铁	补虚药	新血宝胶囊、健脾生血片、维血康糖浆
	儿科用药	小儿生血糖浆

（14）含盐酸罂粟碱成分的中成药

所含西药组分	类别	中成药
盐酸罂粟碱	外科用药	肛泰软膏、肛泰栓

（15）含硼砂成分的中成药

所含西药组分	类别	中成药
硼砂	五官科用药	四味珍层冰硼滴眼液（珍视明滴眼液）、障翳散

（16）含樟脑成分的中成药

所含西药组分	类别	中成药
樟脑	外科用药	癣宁搽剂
	伤骨科用药	跌打镇痛膏、红药贴膏、克伤痛搽剂、云香祛风止痛酊、麝香跌打风湿膏、麝香舒活搽剂、祛伤消肿酊、关节止痛膏、麝香镇痛膏、按摩软膏、中华跌打丸、正骨水、麝香祛痛气雾剂（搽剂）、消肿止痛酊、通络祛痛膏
	治疗风湿痹证类药	天和追风膏、狗皮膏
	其他	复方牵正膏、消炎止痛膏、阿魏化痞膏

（17）其他

所含西药组分	类别	中成药
盐酸可乐定	降压药	珍菊降压片
盐酸异丙嗪	止咳平喘化痰类药	化痰平喘片、咳喘膏
盐酸依普拉酮	止咳平喘化痰类药	消痰咳片
甲氧苄啶	消化系统用药	痢特敏片、消炎止痢灵片
	止咳平喘化痰类药	消痰咳片
呋喃唑酮	消化系统用药	谷海生片

续表

所含西药组分	类别	中成药
碳酸钙	止咳平喘化痰类药	消咳宁片
	消化系统用药	珍黄胃片
	肝胆用药	复方五仁醇胶囊
	妇科用药	妇科十味片
碱式硝酸铋	消化系统用药	复方猴头颗粒、陈香露白露片

2. 使用注意事项　使用含有西药成分的中成药时，**不能再使用同种成分的西药**，不能随意加大该中成药剂量，以避免用药过量；注意与其他西药联用的药物相互作用，以防降低药物疗效和出现药物不良反应。

含西药成分	不良反应	使用注意
对乙酰氨基酚（扑热息痛）	①长期大量使用，尤其是肾功能低下时，可出现肾绞痛或急性肾衰竭、少尿、尿毒症 ②若与肝药酶诱导剂尤其是巴比妥类并用时，肝脏毒性反应危险增加 ③服用超量可出现恶心、呕吐、胃痛、胃痉挛、腹泻、多汗等症状	慎用人群：肝肾功能不全者
马来酸氯苯那敏（扑尔敏）	嗜睡、疲劳乏力	服药期间不得驾驶车船、登高作业或操作危险的机器
安乃近	①易致大汗淋漓，甚至虚脱 ②长期应用可能引起粒细胞缺乏症、血小板减少性紫癜、再生障碍性贫血	禁用人群：安乃近、氨基比林及阿司匹林类药物过敏者
		慎用人群：年老体弱者
		不能随意大量及长期使用
		不能再同时加用西药解热药
格列本脲	服用过量易致低血糖	禁用人群：磺胺过敏、白细胞减少者
		慎用人群：肝肾功能不全、体虚高热、甲状腺功能亢进者
		不宜使用人群：孕妇及哺乳期妇女
盐酸麻黄碱	①对前列腺肥大患者可引起排尿困难 ②大剂量或长期应用可引起震颤、焦虑、失眠、头痛、心悸、心动过速	禁用人群：甲状腺功能亢进症、高血压、动脉硬化、心绞痛患者
吲哚美辛	①胃肠道反应：恶心、呕吐、消化不良、腹泻、胃溃疡、出血 ②中枢神经系统反应：头痛、眩晕、困倦、周围神经痛、精神错乱 ③造血系统损害：粒细胞、血小板减少、再生障碍性贫血 ④过敏反应：皮疹、哮喘、呼吸抑制、血压下降 ⑤引起肝肾损害	禁用人群：溃疡病、哮喘、帕金森病、精神病患者，孕妇，哺乳期妇女
		慎用人群：老年患者，心功能不全、高血压、肝肾功能不全、出血性疾病患者
		14岁以下儿童一般不用
		不宜与阿司匹林、丙磺舒、钾盐、氨苯蝶啶合用

含西药成分	不良反应	使用注意
氢氯噻嗪	低血钾，使血糖升高	不宜服用：肝肾疾病、糖尿病患者，孕妇及哺乳期妇女
		避免重复用药

考点 7 中药注射剂合理应用基本原则 ★★

1.严格掌握适应证，合理选择给药途径。

2.辨证施药，严格掌握功能主治。

3.严格掌握用法用量及疗程。

4.严禁混合配伍，谨慎联合用药。

5.询问过敏史，过敏体质者慎用。

6.特殊人群和初次使用者慎重使用，加强监测。

7.加强用药监护。

考点 8 中药注射剂不合理使用例举 ★★

分类	中药注射液名称	不合理使用情形
药证不符	生脉注射液	益气养阴、敛汗生津，用于中医辨证属气阴两虚者。夹痰湿者不宜用
	鱼腥草注射液	清热解毒，消痈排脓，利尿通淋，适用于痰热咳喘、热痢、热淋、痈肿疮毒等症。不适于寒性病证
	川芎嗪注射液	对于心血瘀阻型的心脑血管疾病疗效较佳，但对痰浊壅塞型的疗效则差
	鱼腥草等清热解毒类注射液	用于体温升高。若用于属风寒束表或风寒束肺的患者，可使患者卫阳闭束、表寒不解，反而出现寒战、发热、体温上升的情况
	药性寒凉的注射液	对素体阳虚或脾胃虚寒的患者使用，则可致寒凝经脉气血，阳气受损，脾胃气机升降失调而出现腰痛、腹痛、呕吐等症
	补益类如参麦、黄芪等注射液	无体虚的患者使用，则会出现心悸、眩晕、血压升高等不良反应
超功能主治使用	参附注射液	适用于癌症术后出现惊悸、怔忡，无明显不适症状时使用参附注射液可导致速发型过敏反应
给药途径和（或）给药方式不当	野木瓜注射液	给药途径和方式为"肌内注射"。不能采用封闭注射方式
超剂量使用	注射用丹参多酚酸盐	单次用量为200mg，用量不宜过大
溶媒选用不当	参麦注射液	用5%葡萄糖注射液250~500ml稀释后应用。不与氯化钠注射液配伍使用
溶媒用量不足	艾迪注射液	成人一次50~100ml，加入0.9%氯化钠注射液或5%~10%葡萄糖注射液400~450ml中静脉滴注
配伍禁忌	清开灵注射液	不能与硫酸庆大霉素、青霉素G钾、肾上腺素、间羟胺、乳糖酸红霉素、多巴胺、山梗菜碱、硫酸美芬丁胺等药物配伍使用
配制不规范	黄芪注射液	①不宜在同一容器中与其他药物混用②宜用5%~10%葡萄糖注射液稀释后使用

第四节　特殊人群的中药应用

考点1 老年患者的中药应用

（一）老年患者合理应用中药的原则 ★★★

老年人因各脏器的组织结构和生理功能有不同程度的退行性改变，主要表现为"四少"现象，即细胞数减少、细胞内水分减少、组织局部血液灌流量减少、总蛋白减少。

1.治疗方案应尽量简单，尽量减少用药种类，防止多重用药和滥用药物。

2.选用适合老年人服用的药物剂型，特别是内服类中药剂型。

3.疗程要适当，停药要适时。

4.做好老年患者的病史与用药史记录。

5.重视老年患者对药物使用的依从性。

6.药物名称、用法与用量标记应简明醒目，包装开启方便。

（二）老年患者中药应用的注意事项 ★★★

1. 辨证论治，严格掌握适应证

所患病证	使用原则
疮疡日久、大失血患者（即使有表证）	慎用解表药
表虚自汗、阴虚盗汗者	禁用发汗力较强的解表药
实热证、津血亏虚者	忌用温里药

药物	适应证	不适宜情形
羚羊解毒片	外感风热	外感风寒（加重病情）
川贝止咳糖浆	风寒感冒咳嗽	肺热咳嗽（加重病情）

2. 熟悉药品，恰当选择应用　老年人对中枢神经抑制药物、降血糖药物、心血管系统药物反应特别敏感，在联合用药中应高度重视。

影响	类别	不宜联用药物	原因
功效累加	麝香保心丸与强心苷类	麝香保心丸（含蟾酥）与地高辛	拟似效应，诱发强心苷中毒
影响疗效	含黄酮类中药与抗酸药	复方丹参片、复方丹参滴丸、银杏叶片与法莫替丁片	产生络合效应
疗效降低	含糖皮质激素样物质中药与降糖药	含甘草、人参、鹿茸等的中成药如培元通脑胶囊、益心通脉颗粒、活血通脉片与二甲双胍、消渴丸、阿卡波糖、胰岛素等	甘草、人参、鹿茸等具有糖皮质激素样作用，导致降糖效果降低
加重不良反应	含糖皮质激素样物质中药与阿司匹林	甘草、鹿茸与阿司匹林	加重胃黏膜损伤

3. 选择合适的用药剂量　一般应从"最小剂量"开始。

（1）同一种中药饮片因剂量不同，作用可有所不同。根据需要，选择用量。

中药名	用量	作用
甘草	1～3g	调和药性
	5～15g	益气养心
	大量服用或小剂量长期使用	患者可出现水肿、低血钾、血压升高
大黄	1～5g	泻下
	0.05～0.3g	收敛
苏木	量小	和血
	量大	破血

（2）慢性患者若长期服用中药，注意会产生不良反应。

药物	不良反应	使用注意
含马兜铃酸的制剂	慢性肾功能衰竭	注意调节药物品种，避免不良反应
黄花夹竹桃（含强心苷）	洋地黄样蓄积中毒	
胖大海（长期泡服）	大便溏泻、饮食减少、脘腹痞闷、消瘦	
天王补心丸、朱砂安神丸、紫雪散、至宝丹	慢性汞中毒	

（3）老年人使用某些中药时应酌情减量。

中药名	药物特点	不宜久服多服原因	使用注意
阿胶、熟地黄、玄参	质厚滋腻	易滞胃脘	用量不宜过大
甘草、大枣、炙黄芪	甘味过重	使人气壅中满	
黄芩、黄连、黄柏	苦寒燥湿	易伤脾阳	
川芎	—	耗气	
红花	—	破血	
六神丸、牛黄解毒丸（片）	处方中雄黄含有硫化砷	含有毒物质	不宜久服、多服
牛黄清心丸、磁朱丸	处方中朱砂含硫化汞		
舟车丸	处方中轻粉含氯化亚汞		
疏风定痛丸、跌打丸	处方中马钱子含士的宁		
三物备急丸、三物白散、九龙丹、胃肠安丸	处方中巴豆含巴豆毒素		

（4）合理服用滋补药。老年人服用滋补药应严格遵照中医的辨证论治，按需行补，不需不补。

辨证	选择药物
肺阴虚（老年慢性支气管炎日久）	西洋参、沙参
阴虚	清补型滋补药，如大补阴丸

续表

辨证	选择药物
阳虚	温补型滋补药，如龟龄集
肾阴虚	六味地黄丸
心脾两虚	人参归脾丸

考点2 妊娠期、哺乳期患者的中药应用★★

（一）妊娠期患者的中药应用原则和注意事项

1.既要考虑用药所带来的风险，也要考虑不用药物所带来的风险。

2.《中国药典》对妊娠禁忌用药分为禁用、忌用和慎用。对《中国药典》标示有妊娠禁忌的药物必须遵照执行。

禁用药	妊娠期间绝对不用，如新癀片
忌用药	妊娠期间避免使用或最好不用
慎用药	根据孕妇体质及病情需要审慎使用，须严密监护病情变化及用药后反应

3.对《中国药典》未标示有妊娠禁忌的药物，或列出的妊娠禁忌等级偏低的药物，医师或药师仍可依据经验或其他文献报道作出更为严格的使用限制。

药品	药典标示	医师或药师使用限制	原因
舒筋活络酒	孕妇慎用	禁用	乙醇含量50%～57%
藿香正气水	未标识	慎重选择	乙醇含量40%～50%
柏子养心丸（片）	未标识	慎重选择	朱砂含量3.8%

（二）哺乳期患者的中药应用原则和注意事项

原则	哺乳期患者应慎用中药
能通过母乳影响新生儿的药物	①影响最大的是乳汁中浓度高于乳母血中浓度的药物，最好不用 ②其次是乳汁中浓度与乳母血中浓度相似的药物 ③再次是乳汁中浓度小于乳母血中浓度的药物
不易进入母乳的药物	加以选择应用
复方甘草口服液	含阿片酊，虽乳汁中量小，因哺乳量大，新生儿敏感，哺乳期患者应禁用

（三）妊娠期禁用、忌用、慎用的中药（中药饮片和中成药）

1.妊娠期禁用、忌用与慎用的中药饮片 《中国药典》（现行版）一部收录妊娠禁用、忌用和慎用药材和饮片共计97种。

妊娠禁忌类别	品种
妊娠禁用中药	丁公藤、三棱、干漆、土鳖虫、千金子、千金子霜、川乌、马钱子、马钱子粉、天仙子、巴豆、巴豆霜、水蛭、甘遂、朱砂、全蝎、红粉、芫花、两头尖、阿魏、京大戟、闹羊花、草乌、牵牛子、轻粉、洋金花、莪术、猪牙皂、商陆、斑蝥、雄黄、黑种草子、蜈蚣、罂粟壳、麝香

续表

妊娠禁忌类别	品种
妊娠忌用中药	大皂角、天山雪莲
妊娠慎用中药	人工牛黄、三七、大黄、川牛膝、制川乌、小驳骨、飞扬草、王不留行、天花粉、天南星、制天南星、天然冰片（右旋龙脑）、木鳖子、牛黄、牛膝、片姜黄、艾片（左旋龙脑）、白附子、玄明粉、芒硝、西红花、肉桂、华山参、冰片（合成龙脑）、红花、芦荟、苏木、牡丹皮、体外培育牛黄、皂矾、没药、附子、苦楝皮、郁李仁、虎杖、金铁锁、乳香、卷柏、制草乌、草乌叶、枳壳、枳实、禹州漏芦、禹余粮、急性子、桂枝、桃仁、凌霄花、益母草、通草、黄蜀葵花、常山、硫黄、番泻叶、蒲黄、漏芦、赭石、薏苡仁、瞿麦、蟾酥

2. 妊娠期禁用、忌用与慎用的中成药

妊娠禁用	七厘胶囊（散）、九气拈痛丸、九分散、三七血伤宁胶囊、小金丸（片，胶囊）、小活络丸、马钱子散、开胸顺气丸（胶囊）、天菊脑安胶囊、天麻祛风补片、天舒胶囊、木瓜丸、木香槟榔丸、比拜克胶囊、牛黄清宫丸、牛黄解毒丸（片，软胶囊，胶囊）、化癥回生片、丹桂香颗粒、丹蒌片、风湿定片、风湿骨痛片、风寒双离拐片、乌梅丸、心脑康胶囊、心通口服液、玉真散、平消片（胶囊）、瓜霜退热灵胶囊、冯了性风湿跌打药酒（禁内服，忌擦腹部）、再造丸、西黄丸、当归龙荟丸、血府逐瘀胶囊（丸，口服液）、血美安胶囊、壮骨关节丸、壮骨伸筋胶囊、庆余辟瘟丹、关节止痛膏、如意定喘片、妇炎康片、妇科千金胶囊、红灵散、花红胶囊、芪蛭降糖胶囊（片）、克咳片、克痢痧胶囊、苏合香丸、医痫丸、尪痹颗粒（片）、抗宫炎胶囊（片，颗粒）、利胆排石片（颗粒）、伸筋丹胶囊、伸筋活络丸、肛泰软膏、辛芩片（颗粒）、龟龄集、沈阳红药胶囊、尿塞通片、阿魏化痞膏、附桂骨痛片（胶囊，颗粒）、纯阳正气丸、肾炎康复片、肾衰宁胶囊、肾炎消肿片、金佛止痛丸、金黄利胆胶囊、金蒲胶囊、金蝉止痒胶囊、乳康颗粒、周氏回生丸、治伤胶囊、参附强心丸、茵芪肝复颗粒、按摩软膏、胃肠复元膏、骨友灵搽剂、骨折挫伤胶囊、骨刺丸、骨刺宁胶囊、骨痛灵酊、复方牛黄消炎胶囊、复方牛黄清胃丸、复方珍珠散、复方夏天无片、复方益肝丸、复方益母草胶囊、便通片（胶囊）、保妇康栓、脉络舒通丸（胶囊）、独圣活血片、养血荣筋丸、活血止痛散（胶囊，软胶囊）、活血壮筋丸、宫瘤清胶囊（片）、冠心苏合丸（胶囊）、祛伤消肿酊、神香苏合丸、速效救心丸、致康胶囊、脑心通胶囊、脑栓通胶囊（孕妇禁用，产妇慎用）、狼疮丸、益心丸、益母丸、益母草口服液（颗粒，膏，片，胶囊）、消肿止痛酊、消络痛片（胶囊）、消癥丸、调经止痛片、调经丸、调经活血片（胶囊）、通天口服液、通心络胶囊、通幽润燥丸、通窍镇痛散、通痹片（胶囊）、通窍耳聋丸、桑葛降脂丸、银屑灵膏、痔康片、清泻丸、清眩治瘫丸、颈舒颗粒、紫龙金片、紫雪散、暑症片、跌打丸、跌打活血散、跌打七厘片、筋痛消酊、舒筋活血定痛散、舒筋通络颗粒、痧药、痛经丸、强力枇杷露、暖脐膏、腰痛丸（片）、腰痛宁胶囊、腰痹通胶囊、瘀血痹胶囊（颗粒）、痹祺胶囊、痰饮片、新癀片、障翳散、豨红通络口服液、豨莶通栓丸（胶囊）、鲜益母草胶囊、熊胆救心丸、醒脑再造胶囊、藤丹胶囊、麝香通心滴丸、麝香风湿胶囊、麝香抗栓胶囊、麝香保心丸、麝香舒活搽剂、麝香镇痛膏、蠲哮片

妊娠忌用	二十七味定坤丸、十一味能消丸、十二味翼首散、十香返生丸、十滴水（软胶囊）、人参再造丸、九味肝泰胶囊、九制大黄丸、三七片、三七伤药片（胶囊，颗粒）、三两半药酒、大七厘散（忌服，但可外用）、大川芎口服液、大黄清胃丸、大黄䗪虫丸、山楂化滞丸、云南白药（胶囊）、云香祛风止痛酊、五味麝香丸、止咳宝片、止痛化癥胶囊（片）、止痛紫金丸、少腹逐瘀丸、中华跌打丸、牛黄至宝丸、牛黄消炎片、片仔癀（胶囊）、风湿马钱片、风湿骨痛胶囊、六味安消散（胶囊）、龙泽熊胆胶囊、六味香连胶囊、心宁片、心脑宁胶囊、心脑静片、心舒胶囊、玉泉胶囊（颗粒）、白蚀丸、地榆槐角丸、伤痛宁片、华佗再造丸、冠脉宁胶囊、血栓心脉宁胶囊（片）、安宫止血颗粒、妇科通经丸、坎离砂、芪冬颐心颗粒（口服液）、抗栓再造丸、利膈丸、补肾益脑丸、灵宝护心丹、国公酒、季德胜蛇药片、乳块消片（胶囊，颗粒）、乳疾灵颗粒、乳癖散结胶囊、治咳川贝枇杷露（滴丸）、荡石胶囊、保济口服液、追风透骨丸、恒古骨伤愈合剂、祛风止痛片（丸，胶囊）、桂枝茯苓胶囊（丸，片）、根痛平颗粒、唇齿清胃丸、脂康颗粒、脑立清丸（胶囊）、消渴灵片、消糜栓、消栓口服液（颗粒，肠溶胶囊）、消瘀康片（胶囊）、梅花点舌丸、控涎丸、得生丸、麻仁润肠丸、清宁丸、清脑降压片（胶囊，颗粒）、清淋颗粒、颈复康颗粒、紫金锭、舒筋丸、疏风定痛丸、槟榔四消丸（大蜜丸，水丸）、癫痫平片、礞石滚痰丸、颈痛颗粒、康莱特软胶囊、泻青丸
妊娠慎用	十香止痛丸、三妙丸、三黄片、万氏牛黄清心丸、万应胶囊、万应锭、山玫胶囊、川芎茶调丸（散，片，颗粒）、女金丸、马应龙八宝眼膏、马应龙麝香痔疮膏、天麻丸、木香分气丸、木香顺气丸、五虎散、少林风湿跌打膏、牛黄上清丸（片，软胶囊，胶囊）、牛黄清心丸（局方）、气滞胃痛片（颗粒）、分清五淋丸、丹七片、丹红化瘀口服液、风痛安胶囊、乌军治胆片、乌蛇止痒丸、心可舒片、心荣口服液、正心泰片（胶囊）、龙胆泻肝丸（水丸）、四方胃片、四妙丸、白癜风胶囊、朴沉化郁丸、当归拈痛丸、竹沥达痰丸、伤湿止痛膏、华山参片、血脂康片（胶囊）、灯台叶颗粒、安宫牛黄丸（散）、安宫降压丸、防风通圣丸（颗粒）、妇乐颗粒、妇炎净胶囊、妇科分清片、妇康宁片、妇宁栓、芪参益气滴丸、抗骨髓炎片、抗感口服液（颗粒）、利胆片、利鼻片、沉香化气丸、补脾益肠丸、附子理中丸（片）、枣仁安神胶囊（颗粒）、明目上清片、固本统血颗粒、乳宁颗粒、乳核散结片、乳康胶囊（丸，前3个月禁用）、乳增宁胶囊、乳癖消片（胶囊，颗粒）、京万红软膏、泻痢消胶囊、珍黄胶囊、参芍片（胶囊）、参芪五味子颗粒、荜铃胃痛颗粒、栀子金花丸、胃乃安胶囊、胃脘舒颗粒、胃康胶囊、骨仙片、复方大青叶合剂、复方川贝精片、复方丹参片（颗粒，滴丸，丸，胶囊，喷雾剂）、复方川芎片（胶囊）、复方血栓通胶囊、复方陈香胃片、复方青黛丸、复方珍珠暗疮片、复方蛤青片、复方滇鸡血藤膏、复方羊角片、复明片、保心片、胆石通胶囊、独一味胶囊（片）、独活寄生丸（合剂）、前列通片、养心氏片、活血止痛膏、活血通脉片、穿龙骨刺片、冠心生脉口服液、祛风舒筋丸、祖师麻片、桂附理中丸、速效牛黄丸、夏天无片、柴连口服液、积雪苷片、健胃片、健脑丸（胶囊）、脑脉泰胶囊、益心酮分散片（滴丸）、益脑宁片、消痤丸、消渴平片、消炎止痛膏、烫伤油、诺迪康胶囊、通关散、通脉养心口服液、黄疸肝炎丸、黄连上清丸（片，颗粒，胶囊）、麻仁滋脾丸、痔宁片、痔炎消颗粒、清肺抑火丸、清胃黄连丸（水丸）、清咽润喉丸、清膈丸、越鞠保和丸、跌打镇痛膏、喉疾灵片（胶囊）、舒心口服液（糖浆）、舒肝丸（浓缩丸）、舒肝平胃丸、舒胸片（胶囊，颗粒）、舒筋活络酒、舒泌通胶囊、痛风定胶囊、湿毒清（胶囊）、滑膜炎片（颗粒，胶囊）、强力枇杷胶囊、强肾片、疏痛安涂膜剂、疏风活络丸、稳心颗粒（片，胶囊）、鼻炎康片、鼻咽灵片、鼻咽清毒颗粒、镇心痛口服液、糖脉康颗粒（片，胶囊）、麝香祛痛气雾剂（搽剂）、麝香痔疮栓、麝香跌打风湿膏

考点 3 婴幼儿患者的中药应用 ★★

（一）婴幼儿患者的中药应用原则

1. 用药及时，用量宜轻。
2. 宜用轻清之品，慎用大苦、大辛、大寒、大热、攻伐和药性猛烈的药物。
3. 宜佐健脾和胃之品，如山药、山楂、陈皮、六神曲、麦芽、鸡内金、白术等。
4. 宜佐凉肝定惊之品，如蝉蜕、钩藤、僵蚕、地龙等。
5. 不宜滥用滋补之品，宜饮食调理。

（二）婴幼儿患者的中药应用注意事项

滋补药的对象应该是有虚证的儿童。健康小儿不必进补，尤其婴幼儿更不宜乱进补。

临床表现	辨证	治法	合理用药
口臭、便秘、舌苔黄腻	体虚夹湿热	先清热除湿，再调补	先用广藿香、黄芩、黄连、薏苡仁、陈皮等
平时易感冒、多汗	气虚	补气固表	黄芪、太子参、白术等
消瘦、面色萎黄、厌食、大便溏稀	脾虚	健脾和胃消食	山药、茯苓、白术、白扁豆、稻芽等
面色苍白、神疲乏力、夜寐不安、舌质淡	气血两虚	益气养血	黄芪、党参、当归、黄精、何首乌、大枣等
生长发育迟缓、尿频、面色苍白、舌胖	肾虚	补肾	补骨脂、菟丝子、肉苁蓉、熟地黄等

考点 4 肾功能不全者的中药应用 ★★★

（一）肾功能不全者的中药应用原则和注意事项

1. 明确疾病诊断和治疗目标。
2. 忌用有肾毒性的药物。
3. 注意药物相互作用，避免产生新的肾损害。
4. 坚持少而精的用药原则。
5. 定期检查，及时调整治疗方案。

（二）易引起肾损伤的中药品种及有关化学物质

植物类	含生物碱类	中药：雷公藤、草乌、益母草、蓖麻子、麻黄、北豆根等 中成药：雷公藤片、雷公藤多苷片、昆明山海棠片等
	含马兜铃酸类	马兜铃、天仙藤、寻骨风等
	含挥发油类	土荆芥、广藿香、茵陈、艾叶等
	含蒽醌类	大黄、番泻叶、芦荟等
	苷类	苍耳子、柴胡、番泻叶、苦杏仁等
	16种具有肾毒性风险的中成药	感冒清片（胶囊）、珍菊降压片、雷公藤制剂、维C银翘片、穿琥宁注射剂、双黄连注射剂、清开灵注射剂、莲必治注射液、含青木香的中药汤剂、冠心苏合丸、舒肝理气丸、二十五味松石丸、含广防己的中药汤剂、含朱砂莲的中药颗粒剂、感冒通（片剂）、龙胆泻肝丸

续表

植物类	其他引起肾损报道	壮骨关节丸、云南白药、中华跌打丸
动物类	斑蝥酸酐	斑蝥
	胆汁毒素	鱼胆
	雄激素	海马
	其他	中药：蜈蚣、蜂毒、蛇毒等 中成药：牛黄解毒片、安宫牛黄丸、蚂蚁丸、蛔虫散等
矿物类	含砷类	中药：砒石、砒霜、雄黄、红矾等 中成药：牛黄解毒片、安宫牛黄丸、牛黄清心丸、六神丸、砒枣散等
	含汞类	中药：朱砂、升汞、轻粉、红粉等 中成药：安宫牛黄丸、牛黄清心丸、朱砂安神丸、天王补心丸、安脑丸、苏合香丸、人参再造丸、大活络丸、七厘散、梅花点舌丸、一捻金（胶囊）等
中成药	可致肾损伤	八正散、甘露消毒丹、导赤散、口炎宁、冠心苏合丸、妇科分清丸、朱砂安神丸等
	肾功能不全者禁用	活血壮筋丸、白蚀丸、伸筋活络丸等
	肾功能不全者慎用	麝香通心滴丸、通痹胶囊、小儿肺热平胶囊、心脑静片等。急慢性肾脏病患者慎用牛黄解毒片

（三）药物性肾损伤的临床表现和防治措施

1. 注意用药剂量、疗程，用药期间严密监测尿酶、尿蛋白及肾功能。

2. 注意药物间的相互作用。

3. 注意煎煮时间和煎煮器具。

4. 长期服用应少量、间断服药。

5. 发现肾损害，应及时停药。

考点5 肝功能不全者的中药应用★★★

（一）肝功能不全者的中药应用原则和注意事项

1. 明确疾病诊断和治疗目标。

2. 忌用有肝毒性的药物。

3. 注意药物相互作用，避免产生新的肝损害。

4. 坚持少而精的用药原则。

5. 定期检查肝功能，及时调整治疗方案。

（二）易引起肝损伤的中药品种及有关化学物质

植物类	生物碱类	菊科的千里光属（如千里光、菊三七等）、款冬属、蜂斗菜属、泽兰属，紫草科的紫草属、天芥菜属等含吡咯双烷生物碱
	苷类	含皂苷：三七、商陆、黄药子（目前公认的肝脏毒性中药）等 何首乌（顺式二苯乙烯苷）、苍耳子（苍术苷）

续表

植物类	毒蛋白类	苍耳子、蓖麻子、望江南子、相思豆等
	多肽类	毒蕈伞（毒伞肽和毒肽）
	萜与内酯类	川楝子（萜类最典型）、黄药子、艾叶等
	鞣质类	五倍子、石榴皮、诃子等含可水解鞣质
动物类	类似蜂毒	蜈蚣（组胺样物质及溶血蛋白质）
	胆汁毒素	鱼胆
	蟾蜍毒素	蟾酥
	斑蝥素	斑蝥
	组胺类	猪胆（胆盐及氰化物）
矿物类	含汞矿物药	朱砂、银朱、红粉、轻粉、白降丹等
	含砷矿物药	砒石、雄黄、代赭石等
	含铅矿物药	铅丹、密陀僧等
中成药	可致肝损伤	复方青黛丸、壮骨关节丸、克银丸、雷公藤制剂、追风透骨丸、天麻丸、昆明山海棠片、腰痛宁胶囊、尪痹冲剂（片）、通络开痹片、复方雪莲胶囊、鼻炎康片、千柏鼻炎片、荷丹片、华佗再造丸、大活络丹等
	肝功能不全者禁用	仙灵骨葆胶囊、鼻渊片、活血壮筋丸、白蚀丸、伸筋活络丸、雷公藤片等
	肝功能不全者慎用	麝香通心滴丸、通痹胶囊、小儿肺热平胶囊、心脑静片等

（三）药物性肝损伤的临床表现和防治措施

1. 注意用药剂量、疗程，用药期间严密监测天门冬氨酸氨基转移酶、丙氨酸氨基转移酶、胆红素等肝生化指标。

2. 注意药物间的相互作用。

3. 注意炮制方法、煎煮方法、煎煮器具。

4. 长期服用应少量、间断服药。

5. 发现肝损害，应及时停药。

第五节　中药药学服务发展与健康促进

考点 1 用药咨询服务

（一）用药咨询服务方法★

咨询准备	①咨询场所宜紧邻门诊药房取药窗口或药店大堂的明显处 ②标识制作应美观大方，内容应清晰明了，摆放位置应相对固定、明显 ③环境舒适、安静、适当隐秘 ④辅助工具：参考资料、联网设备及药效监护或药效科普工具 ⑤服务制度：明确咨询药师的职责、工作记录方式及工作量等

续表

咨询方式	①窗口（或柜台）咨询：与患者进行面对面的交流是最常见的咨询方式 ②电话咨询 ③网络咨询：微博、微信公众号等 ④专题讲座 ⑤其他科普资源：药讯、合理用药图片、宣传手册、简报、光盘等

（二）服务的对象和内容★★

根据药物咨询的对象的不同，可以将其分为患者、医师和护士用药咨询。

患者用药咨询	①药品名称：包括通用名、商品名、别名 ②适应病证：药品适应病证与患者病情相对应 ③用药禁忌：包括配伍禁忌、妊娠禁忌、证候禁忌、饮食禁忌等 ④用药方法：各种剂型药物的正确使用方法、时间和用药前的特殊提示；如何避免漏服药物，以及漏服后的补救方法 ⑤用药剂量：包括首次剂量、维持剂量；每日用药次数、间隔、疗程 ⑥服药后预计疗效及起效时间、维持时间 ⑦药品的不良反应与药物相互作用 ⑧有否替代药物或其他疗法 ⑨药品的鉴定辨识、贮存和有效期 ⑩药品价格、报销，是否进入医疗保险报销目录等
医师用药咨询	①新药信息；②合理用药信息；③药品不良反应；④药物相互作用和禁忌证
护士用药咨询	药物的用法用量、药物不良反应/事件、特殊人群给药、注射剂的配伍禁忌、溶媒选择、注射剂浓度和输液滴注速度，以及输液药物的稳定性、配伍后的理化变化、药品的保管等信息

考点2 用药教育服务

中药汤剂和中成药的具体服法是中药用药教育的一大特色，执业药师在给患者做中药服法的用药教育时，须区别对待中成药与中药汤剂。

1. **服药剂量**　包括药物的首次剂量、维持剂量、每次服用剂量、每日服用剂量、服药频次、疗程等。

2. **服药时间**　中药服用的最佳时间应与自然界阴阳消长、疾病邪正盛衰和机体气血出入节律一致。中药服用（尤其是汤剂）的具体时间应根据病患具体情况个体化。

空腹服	包含饭前空腹服用、晨起空腹服用及晚睡前空腹服用三种情况。峻下逐水药空腹服可使药力直达病所，如十枣汤；驱虫药空腹服可使药效更佳；攻积导滞药空腹服可使泻下之力更强；一些活血化瘀药宜空腹服，如桃核承气汤
饭前服	病在膈以下，如鼓胀、淋证、阴肿等肝、肾脏病变；补益药，如六味地黄丸、参苓白术散等；制酸药，如乌贝散
饭后服	病在胸膈以上，如头痛、眩晕、目疾、咽痛等；对胃肠道有刺激的药物及苦寒伤胃之药，如皂角丸、羚羊角散；健胃消食药，如保和丸、大山楂丸
清晨服	利水蠲饮祛湿剂，如鸡鸣散；涌吐药，如常山饮、截疟七宝饮
清晨至午前服	凡需借助阳气扶正祛邪的方药，如发汗解表药，桂枝汤、麻黄汤、桂枝加葛根汤、九味羌活汤等；凡温补肾阳、温阳健脾等的方药，如金匮肾气丸、附子理中丸、右归丸

午后至夜晚服	具有滋阴潜阳、清热解毒、重镇固摄的中药
睡前服	安神药，如酸枣仁汤、朱砂安神丸、天王补心丸等；涩精止遗药；部分缓泻药；治疗夜间盗汗、夜半腹痛者
临近疾病急性发作时服	截疟药宜于疟疾发作前1～2小时服用；平喘药宜于哮喘发作前2小时服用
其他	急性病应立即服药；慢性病宜定时服药；调经药应于经前或经期服用；呕吐、惊厥、石淋、咽喉病须煎汤代茶饮者，均可不定时服药

3. 服用频次

分服	将一天的药量分次服用。汤剂通常采用一日2次的服法；年老体弱、久病体虚患者，可少量分为3～4次服用。此外由于治疗疾病的需要，部分药物可日三夜一服用
顿服	将一剂药量一次服完。服药量大力峻，起效较快，多用于正气未虚的急重症治疗，年老体虚患者慎用
频服	指少量多次，频频服用的方法。多用于病变在上焦者；止吐药宜小量多次频服；重病、急病可间隔4小时左右服药一次，昼夜不停
连服	是指在短时间内连续给予大剂量药物的服用方法。多用于急病和危重症的治疗

4. 服药温度

温服	一般汤剂、丸、散、胶囊、片剂等固体剂型
热服	解表药、寒证药
冷服	解毒药、止吐药、热证药、清热祛暑药

5. 服药方式

（1）丸剂、散剂、片剂、胶囊剂等固体剂型通常直接以温开水送服，其中大蜜丸可咀嚼服用，或搓成小丸服用。

（2）老人、儿童及吞咽困难的患者可将普通片剂等碾碎服用，但应注意缓控释制剂不可碾碎。

（3）含服剂（含片和舌下片）用药时需保持口腔湿润，放于舌下或口中，直至药物完全溶解。

（4）颗粒剂用开水冲服。

（5）口服液、糖浆剂可直接服用。

（6）胶剂可用水或黄酒加热熔化后服用，或兑入煎好的药液中加热烊化服用。

（7）茶剂用时以沸水泡汁或煎汁，不定时饮用。

6. 中成药特殊剂型的使用

外用剂型以及部分特殊剂型需要在临床使用时向患者特别交代使用方法和注意事项。

7. 中药安全性的用药教育

中药临床应用基本原则	必须在中医理论的指导下辨证用药、辨病辨证用药，"法随证立，方从法出"；中药的临床应用需要在临床医生的诊断和药师的指导下使用，不能仅根据西医诊断和个人理解选用药物
正确认识中药的毒性	加强对患者的宣传教育和指导，提醒患者注意服药方法；应特别注意特殊人群的用药宣教

续表

中药不良反应的认知与应对方法	这是用药教育中需要重点交代的部分。教育患者正确认识药物的不良反应，加强对可能出现的不良反应的监测，在发生不良反应后应及时处置，并在日常用药中加强对药物不良反应的预防

8. 应用药品的特殊提示★★

需特别提示的情形	①患者同时使用2种或2种以上含同一成分的药品时，或合并用药较多时 ②当患者用药后出现不良反应时，或既往曾发生过不良反应 ③当患者依从性不好时，或患者认为疗效不理想时，或剂量不足以有效时 ④病情需要，处方中配药剂量超过规定剂量时，处方中用法用量与说明书不一致，或非药品说明书中所指示的用法、用量、适应证时 ⑤患者正在使用的药物中有配伍禁忌或配伍不当时 ⑥第一次使用该药的患者 ⑦近期药品说明书有修改 ⑧患者所用的药品近期发现严重或罕见的不良反应 ⑨使用含有毒中药或有毒成分药品的患者 ⑩同一种药品有多种适应证或用药剂量范围较大或剂量接近阈值 ⑪药品被重新分装，而包装的标识物不清晰时 ⑫使用需特殊贮存条件的药品，或使用临近有效期药品时

考点 3　健康宣教服务内容★

药学宣教是药师所提供的健康宣教服务中最常见的内容。

宣教形式	①集中讲座宣教；②视频宣教；③网络宣教；④电话或电台访谈宣教；⑤科普文章宣教
宣教内容	①特殊药物的煎煮方法；②不同类型方剂的煎煮方法；③药物的贮存方法及条件；④药物的用法用量；⑤服用期间注意事项；⑥用药禁忌；⑦不良反应；⑧服药期间需要监测的指标

考点 4　中药处方点评★★★

中药处方点评是根据相关法规、技术规范，对中药处方书写的规范性及药物临床使用的适宜性进行评价，发现存在或潜在的问题，制定并实施干预和改进措施，促进临床药物合理应用的过程。中药处方点评是"医疗质量改进"和"药品临床应用管理"的重要组成部分，是提高药物治疗水平的重要措施。

（一）中药处方点评的依据和形式

点评依据	《中华人民共和国药典》、《药品管理法》、《处方管理办法》、《医院处方点评管理规范（试行）》、药品说明书、临床指南、教科书、合理用药的评价指标、国家制定的各项药物使用管理规范等
处方点评抽样办法	①医疗机构门急诊中成药处方抽样率不少于1‰，且每月点评总处方数不少于100张 ②医疗机构病房（区）中成药处方抽样率应不少于1%，且每月点评出院病历绝对数不少于30份 ③医疗机构门急诊中药饮片处方抽样率不少于0.5%，每月点评处方绝对数不少于100张，不足100张的全部点评 ④医疗机构病房（区）中药饮片处方抽样率不少于5%，且每月点评出院病历绝对数不少于30份，不足30份的全部点评 ⑤零售药店药师具体抽样方案由相关医疗管理部门或本店负责质量管理的药师确定，处方量较少的药店亦可将每月中药处方全部进行全部点评

（二）中药处方点评的内容和结果

中药处方点评的具体内容和结果判定可以参考《医院处方点评管理规范（试行）》及中华中医药学会颁布的《中药饮片处方审核与点评技术规范》的相关内容。处方点评结果分为合理处方和不合理处方，不合理处方包括不规范处方、用药不适宜处方及超常处方。

不规范处方	①处方的前记、正文、后记内容缺项，书写不规范或者字迹难以辨认 ②医师签名、签章不规范或者与签名、签章的留样不一致 ③药师未对处方进行适宜性审核 ④新生儿、婴幼儿处方未写明日、月龄 ⑤西药、中成药与中药饮片未分别开具处方 ⑥未使用药品规范名称开具处方 ⑦药品的剂量、规格、数量、单位等书写不规范或不清楚 ⑧用法、用量使用"遵医嘱""自用"等含糊不清字句 ⑨处方修改未签名并注明修改日期，药品超剂量使用未注明原因和再次签名 ⑩开具处方未写临床诊断或临床诊断书写不全 ⑪单张门急诊处方超过5种药品 ⑫无特殊情况下，门诊处方超过7日用量，急诊处方超过3日用量，慢性病、老年病或特殊情况下需要适当延长处方用量而未注明理由 ⑬开具麻醉药品、精神药品、医疗用毒性药品、放射性药品等特殊管理药品处方未执行国家有关规定 ⑭医师未按照抗菌药物临床应用管理规定开具抗菌药物处方 ⑮中药饮片处方药物未按照"君、臣、佐、使"顺序排列，或未按要求标注药物调剂、煎煮等特殊要求
不适宜处方	①适应证不适宜 ②遴选的药品不适宜 ③药品剂型或给药途径不适宜 ④无正当理由不首选国家基本药物 ⑤用法、用量不适宜 ⑥联合用药不适宜 ⑦重复给药 ⑧有配伍禁忌或者不良相互作用 ⑨其他用药不适宜情况
超常处方	①无适应证用药 ②无正当理由开具高价药 ③无正当理由超说明书用药 ④无正当理由为同一患者同时开具2种以上药理作用相同药物

考点 5 药物重整服务 ★

服务对象	①接受多系统、多专科同时治疗的慢性病住院患者 ②同时使用5种及以上药物的住院患者 ③医师提出有药物重整需求的住院患者
服务内容	①入院患者药物重整服务，采集既往用药史、药物及食物过敏史、药品不良反应等信息 ②转科、出院患者药物重整服务，根据转科或出院医嘱，对比正在使用的药物与医嘱的差异 ③建立用药档案或者撰写药历时，对患者既往用药或者出院用药资料进行收集、记录并分类整理

考点 6　药学监护服务 ★

药学监护是指药师应用药学专业知识为住院患者提供直接的、与药物使用相关的药学服务，以提高药物治疗的安全性、有效性与经济性。

重点服务对象	①病理生理状态存在脏器功能损害者、儿童、老年人、存在合并症的患者、妊娠及哺乳期患者 ②具体疾病常见重症感染、高血压危象、急性心衰、急性心肌梗死、哮喘持续状态、癫痫持续状态、甲状腺危象、酮症酸中毒、凝血功能障碍、出现临床检验危急值、慢性心力衰竭、慢性阻塞性肺疾病、药物中毒的患者等，既往有药物过敏史、上消化道出血史或癫痫史的患者等 ③应用治疗窗窄的药物、抗感染药物、抗肿瘤药物、免疫抑制剂、血液制品等，接受溶栓治疗，有基础病的患者围手术期用药，血药浓度监测值异常，出现严重药品不良反应，联合应用有明确相互作用的药物，联合用药5种及以上，接受静脉泵入给药、鼻饲或首次接受特殊剂型药物治疗 ④存在特殊治疗情况，如接受血液透析、血液滤过、血浆置换、体外膜肺氧合
监护过程	从确认患者为监护对象开始，至治疗目标完成、转科或出院为止
监护要点	用药方案合理性的评估、用药方案疗效监护、药品不良反应监护、药物治疗过程监护、患者依从性监护、药物基因检测及治疗药物监测等结果进行解读等
拟解决临床问题的归纳方法	①根据临床首次病程中制定的诊疗计划，归纳出患者整个疗程中拟解决的问题主线 ②根据患者现阶段存在的最急迫的问题，归纳出目前最需要解决的临床问题 ③现阶段存在多个问题时，根据病情发展的主线，分析问题发生的先后顺序，找出因果关系，归纳出最关键的临床问题
中药饮片处方全面分析	①根据处方的组成药物归纳出基本方剂 ②分析处方的君、臣、佐、使组方原则 ③将药物根据其药性进行分类，然后根据治则和治法进行分析 ④对中医药治疗方案的合理性进行评估，对选方、选药、剂型、服法等提出建议 ⑤对新的治疗方案从症状、体征（含舌象、脉象）、检验、检查结果等方面提出具体监测计划

考点 7　居家药学、药学门诊、互联网药学服务 ★

（一）居家药学服务

居家药学服务是指药师为居家药物治疗患者上门提供个体化、全程、连续的药学服务。一共有8条服务内容。

（二）药学门诊

药学门诊服务是指医疗机构药师在门诊或零售药店为患者提供的用药评估、咨询、教育、方案调整建议等专业化药学服务。一共有13条服务内容。

（三）互联网药学服务

互联网药学服务是指通过互联网平台，为消费者提供药物咨询、处方审核、用药指导等专业化服务。

第十三章　中药用药安全

第一节　中药安全应用和药物警戒

考点 药物警戒与药物不良反应监测的区别★

药物警戒：WHO定义为与发现、评价、认识和预防药品不良作用或其他任何与药物相关问题的科学研究和活动。

	中药药物警戒	中药不良反应监测
定义	指与中药用药安全性相关的一切科学研究与活动	指在中医药理论指导下应用合格中药预防、诊断、治疗疾病时，在正常用法用量下出现的与用药目的无关的有害反应的监测
监测对象	涉及不合格的中药，中药之间、中药和食物之间的不良相互作用等	合格的中成药或中药饮片
工作内容	①历史上：用药禁忌，药物的分级，配伍、炮制等减毒方法，有毒中药的用药剂量、使用原则、中毒表现及解救方法等 ②现代：中药临床用药安全性研究、中药的不良反应监测、中药毒理学研究、中药上市前后的安全性监测和再评价、中药安全使用的科普宣传活动等	仅对中药的不良反应进行监测 属药物警戒的工作内容之一

第二节　中药不良反应

考点1 基本类型和发生机制

（一）基本类型★★

1. 病因学分类

分类	定义	包括	特点	举例
与药物剂量有关的中药不良反应	由药物本身或其代谢物所引起，使固有药理作用持续和增强	①副作用 ②毒性作用 ③继发反应 ④首剂效应 ⑤后遗作用	剂量依赖性和可预测性，个体易感性差异大，并受年龄、性别、病理状态等因素影响，一旦发生，后果十分严重，甚至可导致死亡	苦杏仁 治疗量的苦杏仁苷产生少量的氢氰酸——对呼吸中枢轻度抑制——止咳；大量——抑制呼吸中枢而麻痹死亡

续表

分类	定义	包括	特点	举例
与药物剂量无关的中药不良反应	与药物固有的正常药理作用无关，而与药物变性（如药物有效成分降解产生有害物质）和人体特异体质（指患者的特殊遗传素质）有关	①特异质反应 ②变态反应（过敏反应）	与用药剂量无关，难以预测，经常规的毒理学筛选也很难发现，发生率虽较低，但危险性大，病死率较高	青黛 极少数高敏患者出现严重不良反应（头痛、水肿、红细胞减少、血小板减少、骨髓抑制）

2. 病理学分类

功能性改变	定义：药物引起人体的器官或组织功能发生改变 特点：多为暂时性，停药后可以恢复正常，无病理组织的变化
器质性改变	定义：药物引起人体器官或组织出现病理性器质改变 分类：炎症型、增生型、发育不全型、萎缩坏死型等

（二）发生机制（9点）★★★

分类	发生机制	举例
副作用	一种药物具有多种功效，治病时通常只利用其中一两种作用，其他作用就会成为副作用	大黄、麻黄
毒性作用	①用药剂量过大或时间过长引起，或由患者对该种药物的敏感性较高导致 ②分为急性毒性（用药后立即发生）和慢性毒性（长期用药蓄积中毒）	①急毒：乌头、附子 ②慢毒：朱砂、雄黄
变态反应	又称过敏反应，是一种病理性免疫反应，与药物的药理作用和剂量大小无关，难以预料	①中药材：五味子、虎杖、蟾酥、槐花、黄柏等 ②中药注射剂：清开灵注射液、双黄连注射液、参麦注射液、生脉注射液等
后遗作用	停止用药后遗留下来的生物学效应。分可逆和不可逆两种情况	①可逆：小金丸、西黄丸引起的皮肤红肿、瘙痒 ②不可逆：关木通引起的肾损害
特异质反应	服用某些药物后出现的一些与一般人群不同的反应，与患者的特殊体质和先天遗传有关	新鲜蚕豆
药物依赖性	分为精神依赖性和生理依赖性	生理依赖性：番泻叶 兼有生理依赖性和精神依赖性：罂粟壳及含有罂粟壳的中成药
致癌作用	发生机制与其含有的致癌成分有关	①细辛、土槿皮、桂皮、八角茴香：黄樟醚、细辛醚 ②槟榔：槟榔碱和水解槟榔碱 ③巴豆：巴豆油
致畸作用	①导致胚胎生长发育停止，引起胚胎死亡 ②影响胚胎的正常生长发育，导致畸形	含砷和砷化合物的药物
致突变作用	引起人体细胞内染色体及脱氧核糖核酸的变化，进而使某些器官在形态、功能上发生病变	雄黄、千里光

考点2 常见临床表现

（一）中药不良反应常见的临床表现★

系统分类		中毒表现	举例
皮肤症状		荨麻疹、血管性水肿、红斑性狼疮样反应、接触性皮炎、光敏性皮炎、大疱性表皮坏死松解症、各种药疹、注射局部红肿坏死、色素沉着、痤疮样疹等	①乳香、没药：皮肤丘疹、红肿等迟发型过敏反应 ②白芥子油：刺激皮肤黏膜 ③小金丸：皮肤过敏症状 ④生脉注射液：皮疹、剥脱性皮炎等
全身症状	消化系统	恶心、呕吐、食欲减退、腹痛、腹泻、呕血、便血、肝脏损害等	①生半夏、天南星、白附子：呕吐 ②甘遂、芫花、牛蒡子、番泻叶：腹泻或排便次数增多 ③使君子、藜芦等：呃逆 ④壮骨关节丸：恶心、呕吐、腹痛、腹泻、胃痛、肝功能异常、肝损害
	神经系统	麻木、眩晕、头痛、失眠、嗜睡、意识模糊、言语障碍、抽搐、惊厥、昏迷、呼吸抑制等	①马钱子：头痛、头晕，严重者可出现惊厥、痉挛抽搐，伴有意识模糊或意识丧失 ②珍菊降压片：头晕、视物模糊、运动障碍、麻木等
	心血管系统	心悸、胸闷、面色苍白、发绀、心率加快或减慢、心律失常、血压下降或升高、传导阻滞等	①大剂量服用乌头类中药：心律失常、房室传导阻滞等 ②蟾酥：刺激迷走神经或直接损害心肌，引起心动过缓或心律不齐等
	血液系统	贫血、出血倾向、溶血性贫血、血小板减少性紫癜、再生障碍性贫血等	①雷公藤：骨髓抑制，引起粒细胞、白细胞、血小板减少 ②葛根素注射液：急性血管内溶血，寒战、发热、腰痛、腹痛、黄疸和尿色改变（严重者呈酱油色）
	呼吸系统	呼吸急促、咳嗽咳痰、呼吸困难、急性肺水肿、呼吸衰竭或麻痹等	①罂粟壳：抑制延髓呼吸中枢、呼吸衰竭 ②鼻炎宁制剂：喉头水肿、呼吸困难、过敏性休克
	泌尿系统	少尿或多尿、蛋白尿、管型尿、血尿、腰痛或肾区叩击痛、肾功能降低或衰竭、氮质血症、酸中毒、电解质紊乱、尿毒症	①斑蝥：尿急、尿频、血尿等尿道刺激症状 ②莲必治注射液：急性肾功能损害，腰酸、腰痛，肌酐、尿素氮升高
	其他不良反应	眼、耳等五官功能障碍，如视力降低、复视、失明、耳聋、耳鸣、鼻痒、鼻塞、打喷嚏、咽痛、咽干等	①夏天无眼药水：眼压升高，眼部胀痛、急性充血性青光眼 ②旋覆花、枇杷叶等中药的绒毛：刺激咽喉，导致声音嘶哑、呼吸困难等

（二）肝、肾损害的临床表现★★

系统分类		中毒表现	举例
肝损害	全身表现	症状：纳差、乏力、恶心、厌油腻、尿黄、肝区疼痛等 体征：皮肤、巩膜黄染，肝脏压痛，肝肿大	①何首乌及其成方制剂：食欲不振、厌油、尿黄、目黄、皮肤黄染等症状，胆红素及氨基转移酶升高

续表

系统分类		中毒表现	举例
肝损害	急性肝损害	血清总胆红素升高、氨基转移酶异常升高；肝炎病毒检验全阴性；中毒性肝炎、肝萎缩等	②其他肝损害药物：黄药子、苍耳子、川楝子、雷公藤制剂
肾损害	急性肾功能衰竭	氮质代谢废物积聚和电解质紊乱、少尿或无尿，常伴有肾性糖尿、低渗尿、低比重尿等	①马兜铃：急性肾小管坏死，临床出现急性肾功能衰竭 ②其他可导致急性肾功能衰竭的药物：朱砂、鱼胆、雷公藤制剂
	慢性肾功能衰竭	早期临床症状不明显，血肌酐和尿素氮轻微升高。若继续使用肾毒性中药，则出现多尿、尿频和夜尿增多，并可出现轻度贫血等	

考点 3 引起中药不良反应发生的因素和防范措施

（一）药物因素（7点）★★

基原与品种	中药品种繁多，来源复杂，同名异物、同物异名等基原混杂现象较为普遍
药材产地	产自不同地方的中药材，由于其自然条件、生态环境的差别，其所含成分差异较大，从而导致其疗效和毒副作用也各有不同
采集时间	中药的采集时间与药材的质量有着密切的关系
炮制工艺	炮制不仅可以增强药效、改变药性，还能够消除或降低药物的峻烈之性和毒副作用
贮存条件	药物的贮存是否得当，对药物的疗效和毒副作用影响很大
药物的成分	含有毒性成分和重金属成分等，是造成不良反应的重要原因
药品质量	药材市场存在一些制假、掺伪、以次充好、不按规范炮制等问题，药材质量参差不齐

（二）患者机体因素（3点）★★

生理因素	特殊人群：少儿与老年人对药物的反应与一般成年人有区别
	性别：对药物作用的影响主要为性激素的作用
遗传因素	个体差异：由于人体的生物学差异，不同的个体对同一剂量的同一药物有不同的反应
	种族不同：不同种族对同一剂量相同药物的敏感度不同，产生的作用与反应也不同
病理因素	人体病理状态下，药物代谢、排泄会受到影响，如肝、肾功能减退时会延长中药在体内的停留时间，容易引起中药不良反应或蓄积中毒

（三）临床使用因素（4点）★★

剂量过大	大多数中药不良反应的发生，都与超剂量使用有关 如肉桂：血尿；麻黄：心率加快、血压升高、心律失常
疗程过长	中药具有疗效和毒性的双重性，长期使用引起中药不良反应或药源性疾病
辨证不准	临床因辨证失准，寒热错投，攻补倒置，引起不良反应或药源性疾病
配伍失度	中成药组方不合理、中药汤剂配伍不合理、中西药不合理联用，以及误服、乱用、给药途径不正确等常引发中药不良反应或药源性疾病

（四）不良反应的预防措施（3点）★★

强化药物使用管理	①用药安全与风险防范的宣传教育，药物不良反应的监测 ②加强对药物使用的风险管理 ③关注药物的迟发反应
关注患者用药安全	①了解患者的药物、食物过敏史 ②重点关注特殊人群用药 ③慢病用药患者应注意定期监测各脏器功能
重视用药安全监测	①加强药品的上市后监管 ②重点关注新药的用药安全 ③及时关注用药安全相关信息

考点 4 监测与报告

（一）药品不良反应监测方法★

监测方法	①自愿呈报系统。包括：登记处、委员会、监测中心 　优点：监测覆盖面大、监测范围广、时间长、简单易行；缺点：存在资料偏差和漏报现象 ②集中监测系统。包括：重点医院监测和重点药物监测 ③记录联结 ④记录应用

（二）监管系统★

监管系统	①国家药品不良反应监测中心 ②省级药品不良反应监测机构 ③市级、县级药品不良反应监测机构 ④药品生产、经营企业和医疗机构

（三）报告范围和程序★★★

报告范围	①国产药品：新药监测期内的国产药品应当报告该药品的所有不良反应；其他国产药品，报告新的和严重的不良反应 ②进口药品：自首次获准进口之日起5年内，报告所有不良反应；满5年的，报告新的和严重的不良反应 ③严重药品不良反应：是指因使用药品引起以下损害情形之一的反应：导致死亡；危及生命；致癌、致畸、致出生缺陷；导致显著的或者永久的人体伤残或者器官功能的损伤；导致住院或者住院时间延长；导致其他重要医学事件，如不进行治疗可能出现上述所列情况的 ④新的药品不良反应：是指药品说明书中未载明的不良反应
报告程序	药品生产、经营企业和医疗机构应通过国家药品不良反应监测信息网络报告；不具备在线报告条件的，通过纸质报表报所在地药品不良反应监测机构 ①应当主动收集、获知或者发现药品不良反应，填写《药品不良反应/事件报告表》并报告 ②发现或者获知新的、严重的药品不良反应应当在15日内报告，其中死亡病例须立即报告；其他药品不良反应应当在30日内报告 ③15日内完成死亡病例调查报告，报药品生产企业所在地的省级药品不良反应监测机构 ④境外发生的严重药品不良反应，30日内报送国家药品不良反应监测中心 ⑤个人发现新的或者严重的药品不良反应，可以向经治医师报告

（四）因果关系评价原则 ★★★

评价分级（6级）及评价原则	①	②	③	④	⑤
肯定	+	+	+	+	−
很可能	+	+	+	?	−
可能	+	+	±?	?	±?
可能无关	−	−	±?	?	±?
待评价	缺乏必须信息，需补充材料才能评价				
无法评价	缺乏必须信息，且无法获得补充资料				
评价原则说明	+表示肯定；−表示否定；±表示难以肯定或否定；?表示尚不明确 ①时间方面的联系：用药时间和可疑不良反应出现的时间有无合理的时间关系 ②是否为已知的ADR：所怀疑的不良反应是否符合该药已知的不良反应类型 ③去激发：停药或减量后，可疑不良反应是否消失或减轻 ④再激发：再次用药后，同样的不良反应是否再次出现 ⑤混杂因素：怀疑的不良反应是否可用并用药的作用、患者病情的进展或其他治疗的影响来解释				

考点 5 常用中药品种的不良反应案例介绍

（一）中药饮片的不良反应（15种）★★★

品种	不良反应表现
香加皮（含强心苷）	①消化系统：恶心、呕吐、腹泻 ②心血管系统：主要为心律失常，如心率减慢、早搏、房室传导阻滞等
蓖麻子（含蓖麻毒素）	①消化系统：口麻、咽部烧灼感、恶心、呕吐、腹痛、腹泻、出血性胃肠炎，黄疸以及中毒性肝病等 ②呼吸、循环系统：呼吸、循环衰竭 ③网状内皮系统：严重脱水、低蛋白血症、水肿、毒血症、高热 ④血液、泌尿系统：溶血；血便、血尿、少尿、尿闭等中毒性肾病 ⑤神经系统：四肢麻木、步态不稳、烦躁不安、精神错乱、手舞足蹈、昏迷、幻觉、癫痫样发作 ⑥有时可伴发过敏反应，如口唇青紫、荨麻疹
雷公藤（含雷公藤甲素与雷公藤醋酸乙酯）	①消化系统：腹痛、腹泻，恶心、呕吐，食欲不振，肝损害 ②血液系统：血小板、白细胞、血红蛋白减少，严重者可发生急性粒细胞减少、再生障碍性贫血等 ③生殖系统：对男性可导致精子数量减少，性欲减退，睾丸萎缩；对女性可导致月经紊乱，经量减少，卵巢早衰 ④神经系统：头晕、乏力、失眠、听力减退、嗜睡、复视、周围神经炎 ⑤泌尿系统：主要表现为急性肾功能衰竭 ⑥心血管系统：心悸、胸闷、心动过缓、气短、心律失常 ⑦皮肤黏膜损害：皮肤糜烂、溃疡、斑丘疹、荨麻疹
黄药子（含薯蓣皂苷、薯蓣毒皂苷、二萜内酯类成分）	①主要是肝毒性；其临床表现以混合性损伤为主，兼有肝细胞损伤和胆汁淤积的症状 ②血ALT、AST、STB等显著升高 ③乏力、纳差、尿黄、头晕、厌油腻

品种	不良反应表现
吴茱萸（含吴茱萸次碱）	腹痛、腹泻、视力障碍、错觉、脱发、胸闷、头痛、眩晕或皮疹、流产等症状
鸦胆子（具细胞原浆毒的水溶性苦味成分：鸦胆子苷、双氢鸦胆子苷）	①消化道症状：恶心、呕吐，食欲不振，腹痛、腹泻，便血，胃肠道充血 ②神经系统：头昏、乏力，体温增高，四肢麻木或瘫痪，昏迷、抽搐等 ③泌尿系统：尿量减少，双肾刺痛 ④心血管系统：心率增快，严重者可心律失常致死 ⑤其他：眼结膜充血；外用可引起过敏反应
白矾（急性中毒：金属离子的硫酸根电解质；慢性中毒：铝离子）	（1）急性中毒：大剂量内服可引起口腔、喉头烧伤，呕吐腹泻，虚脱，甚至死亡 （2）慢性中毒：白矾中的铝离子长期摄入导致的蓄积反应 ①神经毒性：痴呆和认知功能障碍 ②骨骼：骨软化和骨营养不良 ③肝肾功能损伤：动物试验证实铝蓄积可导致肝肾功能损伤 ④血液系统：非缺铁性的小细胞低色素性贫血等
胆矾（含硫酸铜）	①消化系统：流涎、恶心、呕吐、腹痛、腹泻、呕血、便血等，口涎、呕吐物、粪便多呈蓝绿色，口中有特殊金属味；黄疸、中毒性肝炎等症状 ②血液系统：溶血性贫血 ③泌尿系统：蛋白尿、血尿、少尿、无尿、氮质血症、急性肾功能衰竭或尿毒症等 ④循环系统：血管麻痹、血压下降。铜离子对心脏损害可引起中毒性心肌炎，表现心动过速、心律失常及心力衰竭 ⑤神经系统：头痛头晕、全身乏力，严重者出现脑水肿、痉挛、神经麻痹、谵妄、意识障碍等中毒性脑炎症状
蜈蚣（含组胺和溶血蛋白质）	①消化道症状：恶心、呕吐，腹痛、腹泻，十二指肠溃疡，黄疸、急性肝损害等 ②循环系统：胸闷、气短，心律失常，血压下降等 ③泌尿系统：急性肾功能损害，尿量减少等 ④血液系统：溶血性贫血，酱油尿、黑便等 ⑤神经系统：抽搐、面神经损害等 ⑥过敏反应：过敏性皮疹、口唇肿胀、鼻黏性分泌物大量流出、呼吸困难等，严重者可致过敏性休克
细辛（含挥发油——黄樟醚，直接作用于中枢神经系统）	①常见：头痛、呕吐、呼吸急促、脉数、瞳孔散大、体温血压均升高 ②个例：心慌、气短、胸闷、失眠，濒死感，面色萎黄灰暗，心动过速、心律失常 ③严重者：牙关紧闭、角弓反张、意识不清、四肢抽搐、尿闭，最后因呼吸麻痹而死亡
苍耳子（含苍术苷、羧基苍术甘或其衍生物）	①消化系统：恶心、呕吐，腹痛、腹泻，重者可见黄疸、肝肿大（肝损害）、消化道出血等 ②神经系统：头痛、头晕等 ③循环系统：胸闷、心慌气短、血压下降、心律失常、房室传导阻滞等 ④呼吸系统：呼吸困难、呼吸节律不整、肺水肿等 ⑤泌尿系统：水肿、少尿、尿闭、血尿、尿失禁、肾功能异常、急性肾功能衰竭等 ⑥其他：血小板减少性紫癜、神经性水肿、声哑、喉头水肿、喉梗塞等

续表

品种	不良反应表现
苦杏仁（含苦杏仁苷——产生氢氰酸）	①误服过量：发生氢氰酸中毒，使延髓等生命中枢先抑制后麻痹，引起组织窒息 ②临床表现：眩晕、心悸、恶心、呕吐 ③严重者：昏迷、惊厥、瞳孔散大、对光反应消失，最后因呼吸麻痹而死亡
罂粟壳（含吗啡）	①昏睡或昏迷，抽搐，呼吸浅表而不规则 ②恶心、呕吐、腹泻 ③面色苍白、发绀，瞳孔极度缩小呈针尖样，血压下降 ④罂粟碱中毒均体现在婴幼儿中
何首乌（含蒽醌）	①全身乏力 ②消化道症状：食欲不振、厌油 ③黄疸表现：尿黄、目黄、皮肤黄染 ④胆红素及氨基转移酶升高 ⑤肝损伤
马兜铃（马兜铃酸）	①临床表现：恶心、呕吐、心烦、头晕、蛋白尿、血尿、肾衰竭、出血性下痢、麻木、嗜睡、呼吸困难 ②短期大剂量服用：急性肾小管坏死 ③长期间断或持续小剂量服用：寡细胞性肾间质纤维化、慢性进行性肾功能衰竭、肾小管功能障碍

（二）中成药的不良反应（13种）★★★

品种	不良反应表现	用药指导
壮骨关节丸	皮疹、瘙痒，恶心、呕吐、腹痛、腹泻、胃痛、血压升高、肝损害、胆汁淤积型肝炎	①避免大剂量、长期连续用药；出现纳差、尿黄、皮肤黄染等症状应及时停药就医 ②肝功能不全、孕妇及哺乳期妇女禁用，定期检查肝功能 ③30天为一疗程，长期服用者每疗程之间间隔10～20天
克银丸	肝损害、剥脱性皮炎	①避免超剂量、长期服用 ②在治疗过程中注意肝功能监测 ③克银丸过敏史、肝功能不全患者禁用 ④特殊人群、对其他药物过敏者慎用
白蚀丸	肝损害	①严格掌握适应证和禁忌证 ②避免超剂量、长期服用；同时注意肝功能监测 ③儿童、老年人及哺乳期妇女慎用；孕妇、肝功能不全者禁用
痔血胶囊	肝损害	①避免大剂量、长期连续用药 ②用药过程中密切监测肝功能，肝功能异常或特异体质者慎用 ③服药期间勿食辣椒等刺激性食物
鼻炎宁颗粒	过敏性休克、全身过敏反应、皮疹	①有药物过敏史或过敏体质的患者避免使用 ②首次用药及用药后30分钟内加强用药监护，出现面色潮红、皮肤瘙痒等早期症状应引起重视并密切观察，必要时及时停药并对症治疗

续表

品种	不良反应表现	用药指导
雷公藤制剂	①药物性肝炎、肾功能不全 ②粒细胞减少、白细胞减少、血小板减少 ③闭经、精子数量减少 ④心律失常 ⑤严重者：肝肾功能异常、肾功能衰竭、胃出血等	①用药初期从最小剂量开始 ②一般连续用药不宜超过3个月 ③用药期间应定期随诊并注意检查血、尿常规，加强心电图和肝肾功能监测 ④儿童、育龄期有孕育要求者、孕妇和哺乳期妇女禁用；心、肝、肾功能不全者禁用；严重贫血、白细胞和血小板降低者禁用；胃、十二指肠溃疡活动期及严重心律失常者禁用。老年有严重心血管病者慎用
维C银翘片	①皮肤及附属器损害：全身皮疹伴瘙痒、严重荨麻疹、重症多形红斑型药疹、大疱性表皮松解症 ②消化系统损害：肝功能异常 ③全身性损害：过敏性休克、过敏样反应、昏厥 ④泌尿系统损害：间质性肾炎 ⑤血液系统损害：白细胞减少、溶血性贫血	①含马来酸氯苯那敏、对乙酰氨基酚、维生素C。对本品所含成分过敏者禁用，过敏体质者慎用 ②服药期间不得饮酒或含有酒精的饮料；不得同时服用与本品成分相似的其他抗感冒药 ③肝、肾功能受损者慎用；膀胱颈梗阻、甲状腺功能亢进症、青光眼、高血压和前列腺肥大者慎用；孕妇及哺乳期妇女慎用 ④服药期间不得驾驶机、车、船，不得从事高空作业、机械作业及操作精密仪器 ⑤避免超剂量、长期连续用药，用药后应密切观察，出现皮肤瘙痒、皮疹、呼吸困难等早期过敏症状应立即停药并及时处理或立即就诊；出现食欲不振、尿黄、皮肤黄染等症状应立即停药，及时就诊，并监测肝功能
珍菊降压片	①消化系统损害：肝功能异常、黄疸、胰腺炎等 ②精神神经系统损害：头晕、视物模糊、运动障碍、麻木 ③皮肤及附件损害：剥脱性皮炎、全身水疱疹伴瘙痒等 ④代谢和营养障碍：低钾血症、低氯血症、低钠血症 ⑤肾功能异常、心前区疼痛、心律失常、白细胞减少	①与含有盐酸可乐定、氢氯噻嗪和芦丁成分的药品联合使用时，避免药物过量 ②防止撤药反应，停用本品时应在2~4天缓慢减量
复方青黛丸（胶丸、胶囊、片）	①腹泻、腹痛、肝炎、肝功能异常、头晕 ②严重者：药物性肝损害和胃肠出血	①用药期间注意监测肝生化指标、血常规及患者临床表现，若出现肝脏生化指标异常、便血及腹泻等，应立即停药，及时就医 ②孕妇和对本品过敏者禁用，肝脏生化指标异常、消化性溃疡、白细胞低者禁用
仙灵骨葆胶囊	①恶心、呕吐、腹痛、腹泻、腹胀 ②皮疹、瘙痒 ③心悸、胸闷、肝功能异常、肝细胞损害 ④严重者：肝胆系统损害为主	①询问病史，避免同时使用其他可导致肝损伤的药品，有肝病史或肝生化指标异常的患者应避免使用 ②用药期间应定期监测肝生化指标 ③应当加强药品不良反应监测

续表

品种	不良反应表现	用药指导
感冒清片（胶囊）	①全身性损害：乏力、发热、寒战等 ②泌尿系统损害：血尿、少尿、多尿、眼睑及面部水肿 ③血液系统损害：急性粒细胞减少、血小板减少、贫血、出血倾向 ④消化系统损害：恶心、呕吐、口干、纳差、胃痛等 ⑤精神及神经系统损害：头痛、头晕、嗜睡、麻木、抽搐等 ⑥皮肤及其附件损害：皮疹、瘙痒等	①避免与含有乙酰氨基酚、马来酸氯苯那敏、盐酸吗啉胍成分或功效类似的药品联合应用 ②有使用非甾体类抗炎药诱发的哮喘、荨麻疹或其他过敏反应病史的患者禁用 ③消化道溃疡/出血的患者禁用 ④新生儿和早产儿、癫痫患者、接受单胺氧化酶抑制剂治疗者禁用
脑络通胶囊	①过敏反应：头晕、头痛、恶心、呕吐、腹痛、腹泻、皮疹、乏力等 ②其他不良反应：口干、便秘、肝生化指标异常、嗜睡、胸闷、呼吸困难、心悸、血压下降、肌肉疼痛、月经过多	①本品含盐酸托哌酮、甲基橙皮苷、维生素B_6，避免与含有相同成分或功效类似的药品联合使用 ②过敏者、孕妇、重症肌无力患者禁用 ③哺乳期妇女不宜使用；肝功能异常患者慎用
新复方大青叶片	①过敏反应，以皮肤过敏反应为主，表现为皮疹、瘙痒、多汗、紫癜、口唇及生殖器瘙痒、红肿及溃疡 ②消化系统损害：口干、恶心、呕吐、腹痛、腹泻、腹胀 ③精神神经系统损害：嗜睡、失眠、头晕、头痛、眩晕	①本品含对乙酰氨基酚、异戊巴比妥、咖啡因、维生素C，应避免与含有相同成分或功效类似的药品联合使用 ②注意监测肝功能 ③长时间使用可发生药物依赖，停药后易发生停药综合征 ④肝病患者、严重肺功能不全者、既往有哮喘史者、肾功能不全者、既往有血卟啉病史者、贫血者、血糖未控制的糖尿病患者禁用；抑郁症患者不宜使用

（三）中药注射剂的不良反应（14种）★★★

品种	不良反应表现	用药指导
清开灵注射液	①以过敏反应为主，过敏性休克、喉头水肿等 ②全身性损害：畏寒、寒战、发热等 ③呼吸系统损害：鼻塞、喷嚏、流涕、咽喉不适等 ④心血管系统损害：胸闷、胸痛、发绀等 ⑤消化系统损害：恶心、呕吐、腹胀等 ⑥神经精神系统损害：眩晕、头痛、烦躁、惊厥等 ⑦皮肤及其附件损害：皮肤发红、瘙痒、斑丘疹、荨麻疹等 ⑧血液系统损害：黏膜充血、紫癜、静脉炎等 ⑨其他损害：耳鸣、视觉异常、眼充血、低血钾症、血尿等	①过敏体质者及有家族过敏史者禁用 ②应单独使用，禁忌与其他药品混合配伍；谨慎联合用药 ③新生儿、婴幼儿、孕妇禁用；有低钾血症包括与低钾血相关的周期性麻痹病史者禁用 ④老年人、儿童、肝肾功能异常患者等应谨慎使用；加强用药监护，发现异常应及时停用，及时采取救治措施

续表

品种	不良反应表现	用药指导
双黄连注射液	①全身性损害：过敏性休克、过敏样反应、高热、寒战等 ②呼吸系统损害：呼吸困难、呼吸急促、喉头水肿等 ③皮肤及其附件损害：皮疹、荨麻疹、斑丘疹、红斑疹、皮炎等	①谨慎用药。除临床必须使用静脉输液外，尽量使用口服的双黄连制剂，或肌内注射 ②过敏体质的患者不宜使用。有咳喘病、心肺功能疾病、血管神经性水肿、静脉炎的患者禁用 ③4周岁及以下儿童、孕妇、严重心肺功能不全者禁用 ④建议单独使用，谨慎联合用药 ⑤不得超剂量、高浓度应用。加强用药监护，发现异常应及时停用，及时就医
参麦注射液	①过敏反应：荨麻疹样皮疹、面潮红、胸闷、心悸、全身无力、麻痹、头晕、头痛、静脉炎、过敏性休克、癫痫大发作、恶心、呕吐、黄疸等 ②严重不良反应：消化道出血、急性肝肾功能损害、心绞痛、过敏性休克等	①加强用药监护 ②对有药物过敏史或过敏体质的患者避免使用 ③孕妇及老年人慎用。新生儿、婴幼儿禁用 ④本品含人参，不宜与含藜芦、五灵脂的药物同时使用
穿琥宁注射液	①全身性损害：过敏性休克、过敏样反应、发热、寒战等 ②呼吸系统损害：呼吸困难、胸闷、气促等 ③皮肤黏膜损害：重症药疹等	①加强用药监护 ②有药物过敏史或过敏体质的患者避免使用 ③静脉输注时不应与其他药品混合使用，并应避免快速输注 ④孕妇、儿童慎用 ⑤忌与酸、碱性药物或含有亚硫酸氢钠、焦亚硫酸钠为抗氧剂的药物配伍
炎琥宁注射液	①全身性损害：过敏性休克、过敏样反应、高热、乏力等 ②呼吸系统损害：呼吸困难、窒息、呼吸衰竭等 ③皮肤及其附件损害：剥脱性皮炎、重症药疹等	①谨慎用药 ②不得超剂量应用，尤其是儿童患者 ③过敏体质的患者避免使用，加强用药监护 ④孕妇禁用，小儿用药酌减或遵医嘱；老年人慎用或遵医嘱 ⑤忌与酸、碱性药物或含有亚硫酸氢钠、焦亚硫酸钠为抗氧剂的药物配伍
生脉注射液	①全身性损害：发热、寒战、过敏性休克、过敏样反应等 ②呼吸系统损害：呼吸困难、胸闷、憋气、喉头水肿等 ③心血管系统损害：发绀、心律失常、血压下降或升高等 ④皮肤及其附件损害：皮疹、剥脱性皮炎 ⑤精神及神经系统损害：头晕、头痛、局部麻木、抽搐等 ⑥消化系统损害：恶心、呕吐、腹胀、腹痛、口干、口麻木等	①加强用药监护 ②孕妇、新生儿、婴幼儿禁用 ③对有药物过敏史或过敏体质的患者禁用 ④不宜与中药藜芦、五灵脂及其制剂同时使用，静脉输注时不应与其他药品混合使用，并避免快速输注

品种	不良反应表现	用药指导
香丹注射液	①全身性损害：过敏样反应、过敏性休克、发热、寒战、晕厥等 ②呼吸系统损害：呼吸困难、咳嗽、喉头水肿等 ③心血管系统损害：心悸、发绀等 ④中枢及外周神经系统损害：头晕、头痛 ⑤皮肤及其附件损害：皮疹、瘙痒等 ⑥胃肠系统损害：恶心、呕吐等	①加强用药监护 ②静脉输注时不应与其他药品混合使用，并避免快速输注 ③孕妇及哺乳期妇女禁用 ④首次用药开始30分钟，发现异常，立即停药施救 ⑤不宜与抗癌药如阿糖胞苷、环磷酰胺、氟尿嘧啶等合用；不宜与止血药合用，如维生素K、凝血酶等；不宜与抗酸药同用，如氧化镁合剂、复方氧化镁合剂、胃舒平、胃得乐片等；不宜与麻黄碱、山梗菜碱等合用；不宜与阿托品合用；不宜与盐酸利多卡因、肌苷注射液配伍合用
脉络宁注射液	①呼吸系统损害：呼吸困难、憋气、喉头水肿等 ②全身性损害：过敏样反应、寒战、发热、过敏性休克等 ③心血管系统损害：胸闷、发绀、低血压、高血压等	①加强用药监护 ②孕妇、有过敏史或过敏体质者禁用，有哮喘病史者慎用 ③静脉输注时不应与其他药品混合使用，并应避免快速输注
喜炎平注射液	①全身性损害：过敏样反应、过敏性休克等 ②呼吸系统损害：呼吸困难等 ③皮肤及其附件损害：全身皮疹等 ④心血管系统损害：发绀等	①对穿心莲类药物过敏者及孕妇禁用，过敏体质者慎用 ②加强用药监护 ③谨慎联合用药 ④用药过程缓慢滴注，首次用药开始30分钟应密切观察，发现异常，立即停药施救
红花注射液	①全身性损害：过敏样反应、过敏性休克 ②呼吸系统损害：呼吸困难、咳嗽等 ③心血管系统损害：心悸、心律失常、发绀等 ④中枢及外周神经系统：头晕、头痛、抽搐等 ⑤胃肠系统损害：恶心、呕吐 ⑥皮肤及附件损害：皮疹、瘙痒	①对本品或含红花的制剂有过敏或严重不良反应史者禁用 ②凝血功能不正常及有眼底出血的糖尿病患者禁用，孕妇、哺乳期妇女及儿童禁用 ③年老体弱者、心肺严重疾患者、肝肾功能异常患者等特殊人群和初次使用中药注射剂的患者慎用，加强监测 ④长期使用者应在每疗程间留有间隔时间 ⑤用药过程缓慢滴注，首次用药开始30分钟应密切观察，发现异常，立即停药施救
鱼腥草注射液	①严重过敏反应：过敏性休克，肺水肿，喉水肿，过敏性紫癜，大疱性表皮松解型药疹，剥脱性皮炎，重症多形性红斑等 ②皮肤黏膜损害：皮肤潮红，瘙痒，荨麻疹等 ③呼吸系统损害：胸闷，气急，喘鸣，憋气，发绀，呼吸困难等 ④消化系统损害：恶心，呕吐，腹痛，腹泻等 ⑤循环系统损害：心悸，出汗，面色苍白，肢冷，发绀等 ⑥意识方面：烦躁，头晕，头痛，意识不清等	①加强用药监护 ②对本品过敏者禁用；孕妇、儿童禁用；老年人、心脏病者慎用 ③静脉输注时不应与其他药品混合使用，并避免快速输注

品种	不良反应表现	用药指导
葛根素注射液	①皮疹、过敏（严重者可出现过敏性休克） ②寒战、发热、腰痛、腹痛、黄疸和尿色改变（严重者呈酱油色） ③急性血管内溶血：发病急、进展快，病情危重，如不及时发现、治疗，会危及生命	①加强用药监护 ②用药过程中仔细询问患者尿色变化，并定期监测胆红素、网织红细胞、血红蛋白及尿常规，一旦患者出现寒战、发热、黄疸、腰痛、尿色加深等症状立即停药 ③对本药过敏或过敏体质者禁用，对老年体弱患者，应注意血常规、肝、肾功能等方面的监测，并注意疗程不宜过长
莪术油注射液	①过敏反应：皮疹、胸闷，心前区不适，喉头发紧，恶心欲吐 ②严重者：呼吸困难、过敏性休克	①用药过程缓慢滴注，加强用药监护 ②对此药过敏者禁用，过敏体质者慎用、孕妇忌用 ③禁忌与头孢曲松、头孢拉定、头孢哌酮、庆大霉素、呋塞米配伍使用
细辛脑注射液	①全身性损害：过敏性休克、过敏样反应等 ②呼吸系统损害：呼吸困难、胸闷、喉头水肿等 ③心血管系统损害：心悸、心动过速、心律失常、发绀等 ④皮肤及其附件损害：面部水肿	①对此药过敏者禁用，过敏体质者慎用 ②建议6岁以下儿童慎用 ③不得超剂量使用 ④尽量单独用药

第三节　中药用药错误

考点 1 评估分级 ★★★

根据用药错误发生的程度和发生后可能造成危害的程度，将用药错误分为 A～I 九级，并归纳为四个层级。

归纳层级	分级	涵义
差错未发生	A级	客观环境或条件存在差错隐患
差错＋无伤害	B级	发生差错但药未发，或药已发未使用
	C级	药已用，但未造成伤害
	D级	药已用，需监测后果
差错＋伤害	E级	造成暂时性伤害，需采取措施
	F级	造成住院或延长住院时间
	G级	造成永久性伤害
	H级	造成生命垂危
差错＋死亡	I级	造成死亡

考点 2 中药用药错误防范

（一）发生用药错误的风险因素★

管理因素	管理制度落实不到位，缺少专职的管理机构和人员，未建立正确的用药安全文化
流程因素	医疗机构内部缺乏有效沟通，临床治疗和用药的各环节衔接不畅，易发生的用药错误在信息系统中没有提示
环境因素	工作空间狭小，药品或给药装置等堆放混乱，不同类别的药品未分开摆放，工作环境嘈杂拥挤，噪声污染大
人员因素	人力资源不足，人员知识结构欠缺且缺乏系统规范的培训，工作人员风险意识不强，未能严格遵守规章制度和标准化操作规程
药品因素	各听似、看似易混淆药品未分开摆放并设置特殊警示标识，特定剂型、特殊用法药品未与普通药品区分管理，近效期药品未及时更新，药品贮存条件不足

（二）用药错误的防范策略★

分为六个层级，其有效性由强到弱。

第一级	强制功能和约束	规范处方行为；明确药品调剂权限；使用特殊管理标识；开展处方前置审核
第二级	自动化和信息化	使用自动化机器和现代信息化技术进行流程维护和系统管理
第三级	标准化和协议	执行5R原则（正确的病人、药物、剂量、途径、给药时间）；制定标准化操作流程、指南、共识、技术规范
第四级	项目清单和复核系统	建立多重核对流程；建立PDCA循环制度
第五级	规章制度	制定标准化工作制度与流程；建立用药错误管理制度；进行合理人员配置；改善工作环境
第六级	教育/信息	改进和维护信息化系统；教育培训

第四节 医疗用毒性中药的中毒反应和基本救治原则

考点 1 乌头类药物★★★

乌头类中药材	川乌、草乌、附子、雪上一枝蒿
含乌头类药物的中成药	追风丸、追风透骨丸、三七伤药片、附子理中丸、金匮肾气丸、木瓜丸、小金丸、风湿骨痛胶囊、祛风止痛片、祛风舒筋丸、正天丸、右归丸
中毒表现	①神经系统：口舌、四肢及全身麻木，头痛，头晕，精神恍惚，语言不清或小便失禁，继而四肢抽搐、牙关紧闭、呼吸衰竭 ②循环系统：心悸气短、心律失常、血压下降、面色苍白、口唇发绀、四肢厥冷 ③消化系统：流涎、恶心、呕吐、腹痛、腹泻、肠鸣音亢进
中毒机制和原因分析	①中毒机制：毒性成分——乌头碱，中毒量为0.2mg，致死量为2~4mg。主要作用于神经系统，使其先兴奋后抑制，并可直接作用于心脏，产生异常兴奋，可致心律失常，甚至引起室颤而死亡 ②原因分析：过量服用为主要原因；用法不当，如煎煮时间太短或生用；泡酒服用；个体差异引起蓄积性中毒

中药学综合知识与技能

续表

中毒解救措施	①清除毒物，在无惊厥及严重心律失常情况下，反复催吐、洗胃 ②肌注阿托品，根据病情可注射数次。如未见症状改善或出现阿托品毒性反应，可用利多卡因静脉注射或静脉滴注 ③对呼吸衰竭、昏迷及休克等垂危患者，酌情对症治疗 ④绿豆、甘草、生姜、蜂蜜等煎汤内服

考点 2 马钱子及含马钱子的中成药 ★★★

含马钱子的中成药	九分散、山药丸、舒筋丸、疏风定痛丸、伤科七味片
中毒表现	①初期出现头晕、头痛、烦躁不安、面部肌肉紧张、吞咽困难 ②进而伸肌与屈肌同时做极度收缩，发生典型的士的宁惊厥、痉挛，甚至角弓反张，可因呼吸肌痉挛窒息或心力衰竭而死亡
中毒机制和原因分析	①中毒机制：毒性成分——番木鳖碱，即士的宁，毒性大。成人服用5～10mg即可中毒，一次服用30mg即可致死。番木鳖碱首先兴奋中枢神经系统，引起脊髓强直性痉挛，继而兴奋呼吸中枢及血管运动中枢 ②原因分析：误服或服用过量；服用炮制不当的马钱子
中毒解救措施	①患者需保持安静，避免声音、光线刺激（因外界刺激可引发惊厥、痉挛），吸氧 ②清除毒物，洗胃、导泻。较大量的静脉输液，以加快排泄 ③对症治疗，痉挛时可静注苯巴比妥钠 ④肉桂煎汤或甘草煎汤饮服

考点 3 蟾酥及含蟾酥的中成药 ★★★

含蟾酥的中成药	六神丸、六应丸、喉症丸、梅花点舌丸、麝香保心丸、麝香通心滴丸
中毒表现	①循环系统：胸闷、心律失常、脉缓慢无力、心电图显示房室传导阻滞等。严重时面色苍白、口唇发绀、四肢厥冷、大汗虚脱、血压下降、休克，甚至心搏骤停而死亡 ②消化系统：恶心呕吐、腹痛、腹泻
中毒机制和原因分析	①中毒机制：毒性成分——强心苷（蟾蜍毒素），还含有儿茶酚胺类化合物、肾上腺素、去甲肾上腺素等。蟾蜍毒素有洋地黄样作用，小剂量能使心肌收缩力增强，大剂量则使心脏停止于收缩期 ②原因分析：服用蟾酥制剂过量；外用蟾酥浓度过高；误食或过量食用蟾酥
中毒解救措施	①清除毒物，如洗胃、灌肠、导泻、较大量静脉输液。服用蛋清、牛奶保护胃黏膜并大量饮水或浓茶 ②对症治疗，如注射阿托品，服用颠茄合剂等 ③甘草、绿豆煎汤饮用，或以生姜捣汁、鲜芦根捣汁内服

考点 4 雄黄及含雄黄的中成药 ★★★

含雄黄的中成药	牛黄解毒丸（片）、六神丸、喉症丸、安宫牛黄丸、牛黄清心丸、牛黄镇惊丸、牛黄抱龙丸、牛黄至宝丸、追风丸、牛黄醒消丸、紫金锭（散）、六应丸、梅花点舌丸
中毒表现	①消化系统：口腔咽喉干痛、烧灼感，口中有金属味，流涎，剧烈恶心呕吐、腹痛腹泻，严重时类似霍乱 ②各种出血症状，如吐血、咯血、眼结膜充血、鼻衄、便血、尿血等 ③肝肾功能损害而引起氨基转移酶升高、黄疸、血尿、蛋白尿等 ④严重者因心力衰竭、呼吸衰竭而死亡 ⑤长期接触可引起皮肤过敏，出现丘疹、疱疹、痤疮样皮疹等

续表

中毒机制和原因分析	①中毒机制：毒性成分——二硫化二砷（As_2S_2）及少量的三氧化二砷（As_2O_3）。砷盐首先危害神经细胞，使中枢神经中毒，产生一系列中毒症状，并直接影响毛细血管通透性。也可使血管舒缩中枢麻痹，而导致毛细血管扩张，并可引起肝、肾、脾、心脏等血管的脂肪变性和坏死 ②原因分析：超量服用；饮雄黄酒易致中毒
中毒解救措施	①清除毒物，如催吐、洗胃、导泻、输液，服用牛奶、蛋清、豆浆、药用炭等吸附毒物，保护黏膜，必要时可应用二巯基丙醇类 ②对症治疗：纠正水液代谢和电解质紊乱，抗休克、肾透析 ③甘草、绿豆煎汤饮用，也可用中医对症治疗

考点5 含朱砂、轻粉、红粉的中成药 ★★★

含朱砂、轻粉、红粉的中成药	牛黄清心丸、牛黄抱龙丸、抱龙丸、朱砂安神丸、天王补心丸、安脑丸、苏合香丸、人参再造丸、安宫牛黄丸、牛黄千金散、牛黄镇惊丸、紫雪散、梅花点舌丸、紫金锭（散）、磁朱丸、更衣丸、复方芦荟胶囊
中毒表现	①消化系统：恶心呕吐、腹痛腹泻、口中有金属味、流涎、口腔黏膜充血、牙龈肿胀溃烂等 ②泌尿系统：少尿、蛋白尿，严重者可发生急性肾功能衰竭 ③神经系统及精神方面症状
中毒机制和原因分析	①中毒机制：毒性成分——汞，属汞中毒。机体吸收后迅速弥散到各个器官和组织，并可通过血-脑屏障进入脑组织，产生各种中毒症状 ②原因分析：超剂量或长期服用朱砂、轻粉、红粉；长期大量服用含朱砂、红粉、轻粉的中成药
中毒解救措施	①清除毒物，如催吐、洗胃、导泻、输液，服用牛奶、蛋清等。也可用二巯基丙醇类、硫代硫酸钠等解毒 ②对症治疗：纠正水液代谢和电解质紊乱，抗休克、肾透析 ③甘草、绿豆煎汤饮，或以土茯苓煎汤饮